執筆者一覧

監修者

葛西　猛　亀田総合病院救命救急科

編集者

不動寺純明　亀田総合病院救命救急科

執筆者（五十音順）

安間章裕　亀田総合病院感染症科
石川和弥　亀田総合病院医療技術部画像診断室
市河茂樹　亀田総合病院小児科
伊藤憲佐　亀田総合病院救命救急科
今本俊郎　亀田総合病院救命救急科
江本宜暢　杏林大学医学部付属病院 杏林アイセンター
大橋正樹　亀田総合病院救命救急科
奥脇和男　亀田総合病院看護部救急外来
越智篤　亀田総合病院耳鼻咽喉科
葛西猛　亀田総合病院救命救急科
北井勇也　亀田総合病院救命救急科
小石川比良来　亀田総合病院心療内科・精神科
今大輔　亀田総合病院放射線治療センター
近藤夏樹　亀田総合病院救命救急科
清水彰彦　亀田総合病院感染症科
鈴木信哉　亀田総合病院救命救急科
鈴木利直　亀田総合病院救命救急科
鈴木啓之　亀田総合病院感染症科
鈴木真　亀田総合病院産婦人科
田中研三　亀田総合病院救命救急科
中井智子　亀田総合病院救命救急科
中谷知薫　亀田総合病院整形外科
中山恵美子　亀田総合病院救命救急科
二宮宣文　亀田総合病院救命救急科
野田剛　亀田総合病院救命救急科
藤田浩二　亀田総合病院感染症科
不動寺純明　亀田総合病院救命救急科
細川直登　亀田総合病院感染症科
水沼直樹　亀田総合病院経営管理本部経営企画部経営企画室
南三郎　亀田総合病院救命救急科
山本良平　亀田総合病院集中治療科

初版・改訂第2版　執筆者一覧（五十音順・所属は執筆当時）

伊藤太一　亀田総合病院救命救急科
太田智明　亀田総合病院整形外科
葛西嘉亮　亀田総合病院救命救急科
梶川奈都子　亀田総合病院救命救急科
清水翔志　亀田総合病院救命救急科
相馬友和　亀田総合病院救命救急科
千葉拓世　亀田総合病院救命救急科
鴇田猛　亀田総合病院救命救急センター
中村隼人　亀田総合病院救命救急科
成田麻衣子　亀田総合病院救命救急科
西村信一　亀田総合病院耳鼻咽喉科
貫和奈央　亀田総合病院救命救急科
服部惣一　亀田総合病院救命救急科
林真也　亀田総合病院救命救急科
三沢尚弘　亀田総合病院救命救急科
村中清春　亀田総合病院総合診療・感染症科
毛利博久　亀田総合病院耳鼻咽喉科
弥永真之　亀田総合病院救命救急科
山田祥恵　亀田総合病院経営企画室本部企画部経営企画室
横山恭典　亀田総合病院眼科

KAMEDA

ER

3rd

亀田総合病院 KAMEDA-ERマニュアル

Kameda Medical Center

改訂第3版

監修 葛西 猛 亀田総合病院救命救急科　顧問

編集 不動寺 純明 亀田総合病院救命救急科　部長／救命救急センター長

since 1914 診断と治療社

改訂第3版によせて

「亀田総合病院　KAMEDA-ER マニュアル」の初版が2008年2月に発行されてから，2008年と2010年に2回にわたって増刷しております．「KAMEDA-ER マニュアル」は幸いにして好評を得たことから，3年後の2011年11月に改訂第2版が発行されました．

話題が変わりますが，当院では，2003年より有床型ER方式を採用しています．つまり，walk-inで来院される比較的軽症な患者から救急車，ドクターヘリやドクターカーで搬送される重症な患者の初期診療，トリアージを行うと同時に，外傷，熱傷，中毒などの外因性患者や呼吸不全，敗血症性ショックなどの重症内因性患者は集中治療室に入院させて継続診療を行っています．

「亀田総合病院 KAMEDA-ER マニュアル」は上記に述べた広範多岐にわたる救急患者の診断と治療を行ううえで，役立つようにhandyで内容も理解しやすいように作成しております．改訂第2版の発行以降，救急疾患の診断と治療のガイドラインがかなり変化してきたことから，改訂第2版から4年が経過した今日の時点で，改訂第3版を作成すべきではないかと考慮するに至った次第です．

改訂第2版では原発事故による放射線汚染，研修医が知っておくべき小外科，誤診のない画像の診断法，ERにおけるトリアージを新たに付け加えました．加えて，改訂第3版では災害医療と潜函病のなかでも減圧症の2項目を追加することにしました．いずれの項目も，現在当院で活躍している先生方に読者の目線で執筆していただきましたので，若い初期研修医や後期研修医にとっては一層理解しやすく，日常の診療上かなり参考になるマニュアルになったのではないかと自負しております．最後に，改訂第3版を上梓するにあたって，ご協力をいただきました診断と治療社の編集者の方々に深甚なる感謝を申し上げます．

2016年3月　亀田総合病院　救命救急科顧問

葛西　猛

改訂第２版によせて

「亀田総合病院　KAMEDA-ER マニュアル」が 2008 年 2 月に上梓されてから 3 年がたちました．この間，2008 年と 2010 年の 2 回にわたって増刷しております．

この 3 年の間に，多くの救急医療機関が，人材難，財政難などからその運営を危ぶまれるようになってきています．しかし地域の住民にとって，昼夜を問わず 365 日いつでも診療してくれる救急医療機関はなくてはならない存在です．

亀田総合病院では，2003 年より有床型 ER 方式を採用しています．つまり，独歩で来院される比較的軽症な患者から，救急車やドクターヘリで搬送される重症な患者まで，救急外来を受診される全ての患者の初期診療とトリアージを行うと同時に，外傷，中毒，熱傷，その他の外因性疾患および重症呼吸不全，重症感染症の患者を集中治療室に入院させ，それらの治療にもあたっています．

当施設では，幸いにして年々救急専従医師の人数は微増しており，日常の臨床以外にも教育，学会活動，院外診療など，活動範囲を拡張できるようになりました．このような状況下で，当施設の救急専従医師の知識や技術は向上してきていると認識しております．

今回は初版の内容を見直し，新たなガイドラインを参考にして改訂版を作成することにしました．加えて，改訂版では原発事故による放射能汚染，研修医でも知っておくべき小外科，ER での画像の撮影，誤診のない画像の読影法，トリアージなどを新たに付け加えました．いずれの項目も，現在 ER や集中治療室で活躍している救急専従医師により，患者の目線に立って記述してありますので，これから救急医療をめざす若い初期研修医や後期研修医にとって，かなり参考になるマニュアルであると自負しております．最後に，改訂版を上梓するにあたってご協力をいただきました診断と治療社の編集部のスタッフの皆様方に深謝致します．

2011 年 11 月　亀田総合病院　救命救急科部長
救命救急センター長　葛西　猛

初版　序文

今日，救急医療の必要性や重要性については誰しもが認めるところであります．しかしながら，ここ数年の間に財政難，医療訴訟の件数の増加や医師不足のために救急医療を縮小あるいは廃止している施設が少なくありません．当亀田総合病院・救命救急センターは 2003 年より，「有床型 ER 方式」つまり救急外来を受診されるすべての患者様の診療に対応すると同時に，救命救急科が得意とする外傷，熱傷，中毒，その他の外因的疾患や内因的救急疾患の患者様に対し，入院のうえ継続診療を行う方式に変更して，今日に至っております．

ところで，当科へのローテーションが決まった 2 年目初期研修医の皆さんは 3 カ月間，walk-in で来院される軽症な患者様から，救急車やドクターヘリで搬入される重症な患者様まで，さまざまな患者様について，KAMEDA-ER の救急専従医師のもとで研鑽を積むことになります．一方，指導する立場の救急専従医師も，より救命率を上げる効果的な医療を若い研修医の皆さんに身に付けてもらうため，医療技術の修練はもとより，最新情報の検索と検証にも日夜励んでおります．こうした実績を元に，救命救急科をローテートされる初期研修医と後期研修医のために「知っておくべき救急疾患 100」を出版させて頂きました（1997 年）．これは教科書に近い，膨大な内容を含む書でしたが，好評を頂き売行きも良かったと聞き及びます．そこで 2004 年には，ポケットに入るサイズをということで「研修医のための救急治療マニュアル」を出版させて頂きました．判が小さくなった分構成には苦労しましたが，どこへでも持ち歩けるハンディーさも手伝って重版することができました．

そしてこの度，救急診療で最も重要な ER における診断と初期診療に焦点を絞ったマニュアルを企画しました．執筆は日常診療に直接携わっている当科のスタッフにお願いしました．ER での診療に特化した内容は初期研修医，後期研修医の皆さんにとって直ちに参考になるマニュアルではないかと考えております．

最後に本書を上梓するにあたってご協力を賜りました診断と治療社の編集部スタッフの方々に深甚なる感謝を申し上げます．

2008 年 2 月　亀田総合病院　救命救急科部長
救命救急センター長　葛西　猛

Contents

I

心肺蘇生

1 2015AHA ガイドラインアップデートでの主な変更点

1 質の高い CPR がさらに強調され，胸骨の圧迫の速さと深さが変更された．

1）胸骨圧迫の適切なテンポは 1 分間に 100 ～ 120 回．

2）成人の胸骨圧迫の適切な深さは約 5 ～ 6 cm.

2 胸郭が完全に元に戻るよう，圧迫の間に胸郭にもたれない．

3 AED は心停止の目撃があってもなくても，使用できるようになり次第使用する．

4 高度な気道確保を伴う CPR では，6 秒に 1 回（1 分間に 10 回）の人工呼吸を行う．

5 心停止アルゴリズムからバゾプレッシンが削除された．

6 脳低体温療法ではなく，体温を 32 ～ 36℃に設定し，24 時間維持する目標体温管理を行う．

参考文献

・Kleinman ME, et al.: Part 5: Adult Basic Life Support and Cardiopulmonary Resuscitation Quality: 2015 American Heart Association Guidelines Update for Cardiopulmonary Resuscitation and Emergency Cardiovascular Care. Circulation 2015;132（18 Suppl2）:S414-S435

・Link MS, et al.: Part 7: Adult Advanced Cardiovascular Life Support: 2015 American Heart Association Guidelines Update for Cardiopulmonary Resuscitation and Emergency Cardiovascular Care. Circulation 2015;132（18 Suppl2）:S444-S464

・Callaway CW, et al.: Part 8: Post–Cardiac Arrest Care: 2015 American Heart Association Guidelines Update for Cardiopulmonary Resuscitation and Emergency Cardiovascular Care. Circulation 2015;132（18 Suppl2）:S465-S482

（不動寺純明）

2 心停止アルゴリズム（BLS および ACLS）

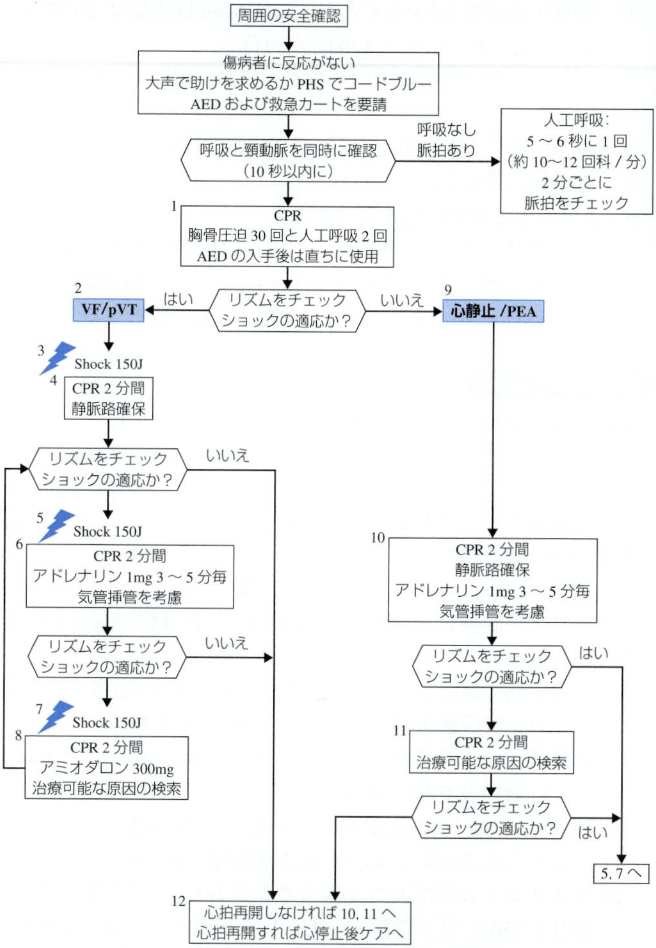

図 1　成人の心停止アルゴリズム—2015 アップデート

（Kleinman ME, et al.: Part 5: Adult Basic Life Support and Cardiopulmonary Resuscitation Quality: 2015 American Heart Association Guidelines Update for Cardiopulmonary Resuscitation and Emergency Cardiovascular Care.Circulation 2015; 132（18 Suppl2）: S414-S435 およびLink MS, et al. : Part 7: Adult Advanced Cardiovascular Life Support: 2015 American Heart Association Guidelines Update for Cardiopulmonary Resuscitation and Emergency Cardiovascular Care. Circulation 2015; 132（18 Suppl2）: S444-S464 より著者翻訳のうえ改変）

質の高い心肺蘇生法（CPR）

1 胸骨圧迫は強く(少なくとも 5 cm．6 cm 以上にはならないように)，速く(100 ~ 120 回 /分)行う．

2 胸郭が完全に戻るまで力を抜く．圧迫の間によりかからない．

3 胸骨圧迫の中断を最小限(10 秒以内)にする．

4 過換気は避ける．

5 2 分ごとに胸骨圧迫を交代する．

6 カプノグラフィーで P_{ETCO_2} < 10 mmHg のときや，動脈ライン挿入時に拡張期圧 < 20 mmHg のときは心肺蘇生法(cardiopulmonary resuscitation：CPR)の質を改善する．

治療可能な心停止の原因

1 Hypovolemia(循環血液量減少，出血性ショック)．
 1) 胸腔内腹腔内出血をエコーで検索，直腸診にて消化管出血を検索．
 2) 大量輸液または輸血を行う．

2 Hypoxia(低酸素症)．
 1) 窒息，溺水，小児の心停止の際に疑う．
 2) 酸素化が改善しない場合は，積極的に気管挿管が望ましい．

3 Hydrogen ion : acidosis(アシドーシス)．
 1) 心停止前に高度なアシドーシスがあった場合は治療を行う．
 2) メイロン®(炭酸水素ナトリウム)1 mEq/kg を静注．
 3) 心肺停止による乳酸アシドーシスの治療はメイロン®ではなく，適切な CPR である．

4 Hypokalemia / hyperkalemia(低・高カリウム血症)．
 1) 高カリウム血症による心停止は積極的に補正する．
 2) カルチコール®(グルコン酸カルシウム)，ブドウ糖－インスリン(50 % ブドウ糖 40 mL＋レギュラーインスリン 8 単位)，メイロン®など．

5 Hypothermia(低体温)．
 1) 保温した輸液や体外循環などで積極的に復温する．
 2) 除細動は通常に行うが，深部体温 < 30℃のときは薬物を控えることが多い．

6 Tension pneumothorax(緊張性気胸)．
 1) 身体所見上(気管偏位，頸動脈怒張，著明な皮下気腫，片側の呼吸音低下，胸壁の膨隆，打診で鼓音)があれば胸腔穿刺，胸腔ドレーン挿入を行う．

7 Tamponade cardiac(心タンポナーデ)．

1) エコーで心嚢液貯留があれば心嚢穿刺を行う．

8 Toxin(薬物中毒)．

1) トキシドローム(瞳孔，発汗などの症状)で疑い，長時間のCPR が必要である．

2) 場合によっては体外循環(extracorporeal CPR)が有効である．

9 Thrombosis, pulmonary(肺血栓塞栓症)．

1) 深部静脈血栓症の有無や右室拡大などで疑う．血栓溶解剤を用いる．

10 Thrombosis, coronary(急性冠症候群)．

1) 胸痛や心電図変化より疑う．積極的に経皮的冠動脈インターベンション(percutaneous coronary intervention：PCI)を考慮する．

高度な気道確保（気管挿管，声門上デバイス）を行った時の注意点

1 高度な気道確保とバッグバルブマスクで生存率の差はない．

2 気管挿管を行った時はカプノグラフィーでチューブの位置を確認する．

3 高度な気道確保後は胸骨圧迫とは非同期に 6 秒に 1 回の人工呼吸を行う．

波形表示付きカプノグラフィーの有用性

1 気管挿管した際のチューブの位置確認に用いる．

2 CPR 中に P_{ETCO_2} < 10 mmHg のときは CPR の質を改善する．

3 CPR 中に P_{ETCO_2} が急に上昇したときは心拍再開を考える．

(不動寺純明)

3 心拍再開後のケア

目標体温管理：(targeted temperature management：TTM)

G2010では心停止後の昏睡では低体温療法を推奨されていたが，体温36℃と33℃を比較した研究では両群に差はなく，32〜36℃のいずれかを目標体温に設定し，それを少なくとも24時間維持することが推奨された．少なくとも発熱は悪影響を及ぼすといわれている．

積極的な冠動脈造影（CAG）

心原性心停止が疑われ，心電図でST上昇が認められる院外心停止の患者は緊急に冠動脈造影(coronary angiography：CAG)を行うべきである．心原性が疑われるが，ST上昇が認められない患者に対すCAGは妥当である．

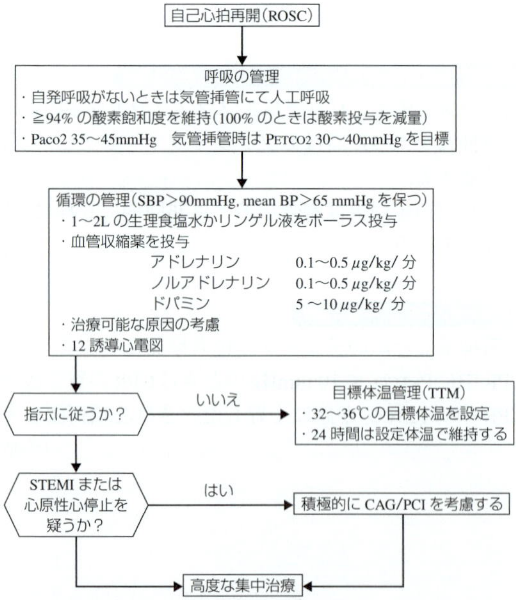

図1 心拍再開後アルゴリズム

(Callaway CW, et al.：Part 8: Post–Cardiac Arrest Care: 2015 American Heart Association Guidelines Update for Cardiopulmonary Resuscitation and Emergency Cardiovascular Care. Circulation 2015; 132(18 Suppl2): S465-S482より著者翻訳のうえ改変)

(不動寺純明)

4 ERでの気道確保

はじめに

ERでの気道確保は，以下の点で手術室における全身麻酔のための気道確保とは異なることを理解する必要がある．

- 患者が呼吸不全であることが多い．
- full stomachである．
- 頸椎保護が必要なことがある．
- 準備を秒から分単位で行う必要がある．
- 気道確保を延期できない．

したがって，考えられる状況をあらかじめ想定し行動することが求められる．

また，近年気管挿管に関わるデバイスの開発が進んだことにより，気管挿管の手段は多様化してきている．それぞれのデバイスの利点と欠点を十分に理解したうえで，患者特性に合わせた方法を選択することができればより安全で確実な気道確保が可能になる．

気道確保の実際

従来標準的な気道確保の方法として，rapid sequence intubation (RSI)があったが，当時と比較し薬剤もデバイスも変化したことで気管挿管がより安全に応用されるようになった．

1 RSIの原則．

1) 高濃度酸素投与下に，自発呼吸にて酸素化が保たれていればバッグ換気は行わない．
2) 挿管困難予測例以外は筋弛緩を行う．

2 RSIの7つのステップ(7つのP)．

1) 準備(Preparation)：記憶法"SOAP-ME"によって不足のないよう入念な準備を行う．この時，患者の頭部周囲にある点滴棒などを移動し，スペースを作り，患者の頭の位置，台の高さを手技者にとってもっとも行いやすい位置に調節し，より動きやすい環境を作っておくことも忘れてはいけない．

- S：Suction(吸引器)．
- O：Oxygen(酸素投与)．
  バッグバルブマスク：酸素がつながっていることを確認する．
- A：Airway equipment(気道管理物品)．
  挿管チューブ：事前にカフ漏れがないか確認し，スタイレットを留置しておく. サイズの目安は成人男性7.5 ~ 9.0 mm, 成人女性 7.0 ~ 8.0 mm.
カフ用シリンジ：10 mL.
チューブ固定用のテープや固定具.
喉頭鏡とブレード:ライトが点灯することを確認する. ブレードは通常 3 号だが体格の大きい場合は 4 号を準備しておく.

・ P：Pharmacology(薬剤) (3)Premedication 4)Paralysis with induction 参照)
・ ME：Monitoring Equipment(モニター管理).
患者に静脈ラインが留置され，心電図，SpO_2 モニター，血圧計が装着されているのを確認する.

2) 酸素化(Pre-oxygenation).
・ バッグバルブマスクをリザーバーマスクの代わりとして 100 % 酸素投与を 2 分以上(理想は 5 分)行い，肺内および血中をできるだけ酸素で満たす．補助換気なしでは酸素化が保てない場合は，輪状軟骨を押しつつ圧をかけないようバッグ換気を行う.
・ 酸素化を行っている間にその他の準備を並行して行う.

3) 前投薬(Premedication).
“ALU”に従って前投薬の投与を考慮する.
・ A:Atropine　アトロピン注 0.05 % シリンジ 0.01 ~ 0.02 mg/kg IV.
10 歳以下の小児に考慮するが，必ずしも必要ではない.
・ L：Lidocaine　リドカイン静注用 2 % 1.5 mg/kg IV.
気道過敏や頭蓋内圧上昇予防に対して投与が推奨されるが，その有効性はいまだに議論されている．しかし，有害事象もないことから喘息(気道抵抗上昇)患者や頭蓋内圧上昇患者への前投薬としては推奨される.
・ U：Ultrashort-acting opioid(超短時間作用方の麻薬)　フェンタニル 2 μg/kg IV．ただし血行動態の不安定な患者には投与すべきではない.

4) 筋弛緩薬と導入薬(Paralysis with induction).
・ まずは導入薬を投与し鎮静を得る.
ドルミカム®(ミダゾラム)0.1 ~ 0.3 mg/kg IV　健忘作用あり.
ディプリバン®(プロポフォール)1.0 ~ 2.5 mg/kg IV　即効性あり.
ケタラール®(ケタミン)1.0 ~ 2.0 mg/kg IV　血圧低下をお

表1 スキサメトニウムの使用禁忌

- 悪性高熱の既往，家族歴
- 脱髄が関与している神経筋疾患
- 筋ジストロフィー
- 72 時間以上経過した脳卒中
- 横紋筋融解症
- 72 時間以上経過した熱傷
- 高K血症

こしにくい．
以上のうちいずれか1つを選択する．

・ 次に筋弛緩薬を選択する．
挿管困難予測例には筋弛緩は行わない．また従来スキサメトニウムがゴールドスタンダードであったが，短時間作用で速やかに拮抗できるエスラックス®(ロクロニウム)に臨床は移行しつつある(表1)．

・ スキサメトニウム　1.0～2.0 mg/kg IV(作用まで約45秒)．
スキサメトニウム投与後，20～30秒で全身の筋れん縮を認めた後に筋弛緩がかかるので，顎関節が柔らかくなり筋れん縮が収まってからチューブ挿入を行う．

・ エスラックス®　0.6 mg/kg IV(作用まで約60秒)．

5) 輪状軟骨圧迫とポジショニング(Protection and positioning)

・ 筋弛緩がかかった後も2)の酸素化がしっかりされていればバッグ換気は避け，嘔吐誤嚥を防ぐ．その一つの方法として輪状軟骨の圧迫(Sellic法)が紹介されるが，これは食道を圧排することで逆流を防ぐとされている．しかし，挿管困難の原因にもなるといわれ，有害事象の報告もあり必須ではない．やむを得ずバッグ換気をするときに考慮するようといわれている．

・ 頸椎保護の必要がなければ，sniffing positionや肥満患者にはramp position(患者の横から見て耳孔と胸骨柄が一直線上)になるように頭部に枕やタオルを入れる．

6) チューブ挿入(Placement with proof)．

・ 口腔内，気道内を損傷しないように確実に気管内に挿管チューブを留置する．
・ 挿入の深さの目安は成人男性23 cm, 成人女性21 cmである．
・ 挿管チューブが気管内に適切に留置されているか確認する．
・ 5点聴取(心窩部・左右の上下肺野)：両側肺野で呼吸音が

聴取されるか.

・ $EtCO_2$：$EtCO_2$ モニターがあれば呼吸性に呼気二酸化炭素量が変動することを確認する. ない場合は探知機を用いる. 二酸化炭素が呼気中に含まれていれば, 紫から黄色に変わる.

7) 挿管後管理(Post management).

・ チューブの固定.
・ 必要に応じて人工呼吸器を設定し接続する.
・ 胸部X線検査にて挿管チューブと気管分岐部の位置を確認する. また, 陽圧換気にてもたらされうる変化を評価する.
・ その他, 前投薬の効果が遷延し低血圧になることや陽圧換気による合併症が起きることがあるため注意深く観察する.

テクニック

1 補助具の使用(図1, 2).

2 DAM(difficult airway management)デバイス(図3).
マックグラス, エアウェイスコープなどのビデオ喉頭鏡(図4), 気管支鏡, ラリンジアルマスク, ラリンジアルチューブ, 気管内チューブイントロデューサー〔ガムエラスティックブジー(GEB)〕など, 他にも様々なデバイスがある.

3 外科的気道確保：輪状甲状靱帯切開(図5). 12歳以下は禁忌.

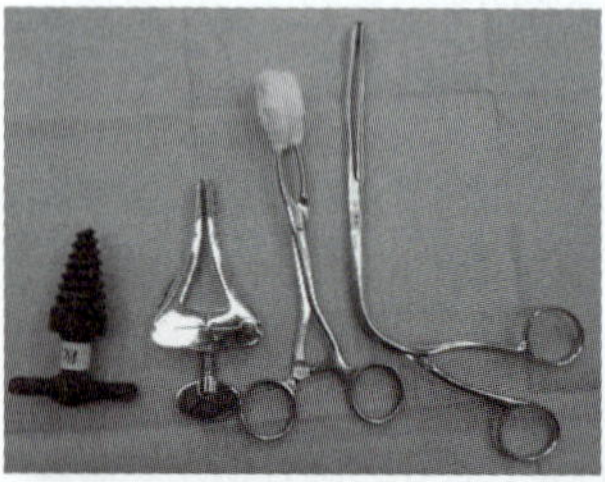

図1 挿管補助具
左から, エスマル開口器, ハイステル開口器, 舌鉗子, マギル鉗子.

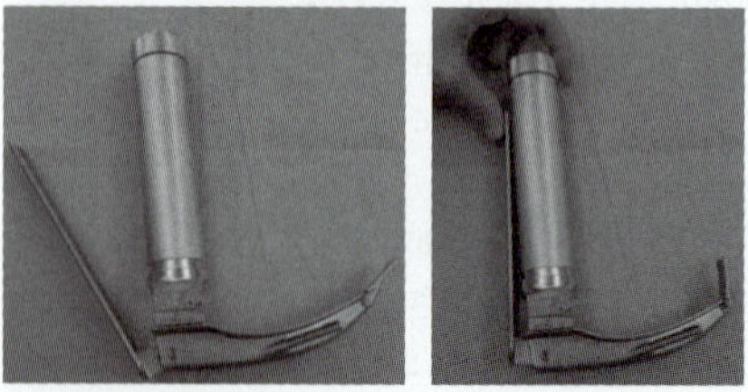

図2 マッコイ喉頭鏡
喉頭蓋が長い場合, 喉頭鏡の頭をあげることで声帯が見えやすくなる.

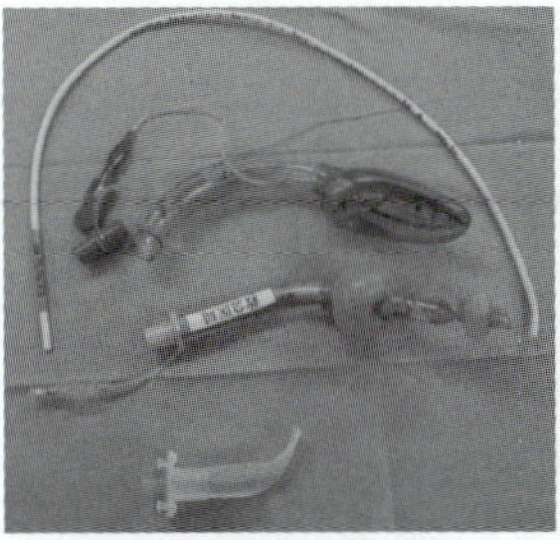

図 3 DAMデバイス

さまざまな挿管困難症例に対応すべく，多くのデバイスが開発されている．代替手段として有効であるが，初学者はまずは通常の喉頭展開での挿管ができることが必須である．

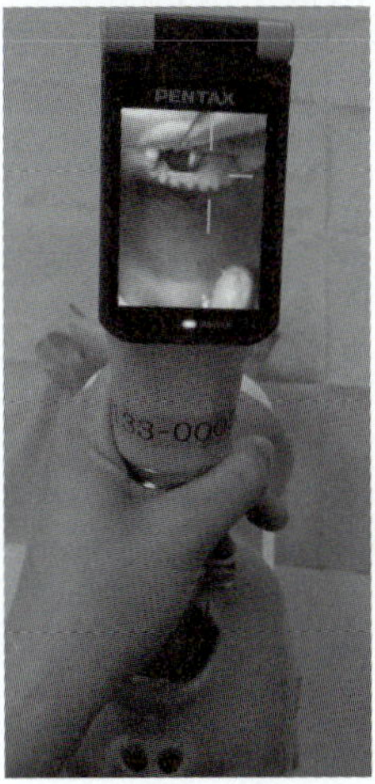

図 4 エアウェイスコープ

プラスチックブレードの中にカメラが通っており，直視下にチューブを挿入できる．チューブは画面の中の＋印に出てくる．喉頭蓋の下(通常の挿管では上)にブレードを入れる．
利点：頸部への負担が少ない，吸引も併用できる．
欠点：ブレードが大きいため十分な開口を要する．

輪状甲状靱帯直上に1 cmの横切開(同定困難であれば縦)をおき，ペアン鉗子で皮下組織を剝離していく．このとき浅前頸動静脈に注意する．輪状甲状靱帯(**図 6**)を同定できたらメスで穿刺し，エアーが漏れるのを確認する．ペアン鉗子で切開を広げ，鼻鏡を入れて気管後壁を直視しチューブを挿入する．

4 小児のチューブサイズ．
4＋年齢/4 mm，または患児の第5指の爪の幅と同じサイズを選ぶ．

(中山恵美子)

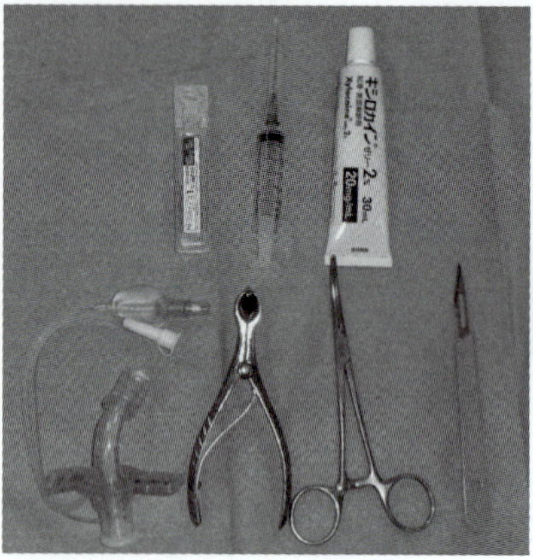

図5 輪状甲状靱帯切開セット

キシロカイン®注ポリアンプ1%，キシロカイン®ゼリー2%（リドカイン）：局所麻酔
シリンジ，23G針：局所麻酔
メス（11番），ペアン鉗子，チューブ（気切 or 挿管），鼻鏡．

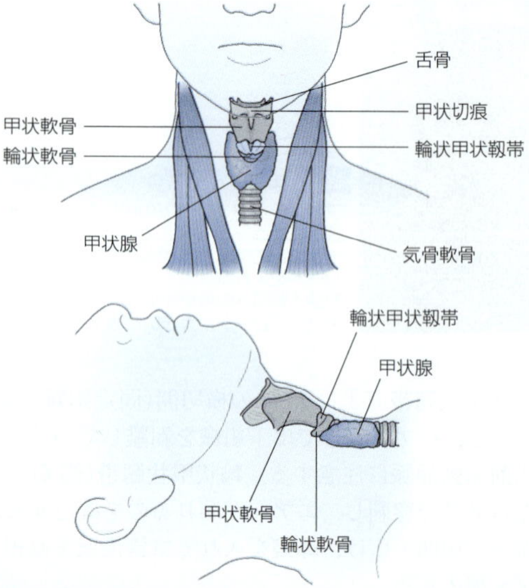

図6 輪状甲状靱帯切開に必要な解剖

甲状軟骨が「のどぼとけ」である．甲状軟骨の下部を触れていくと，輪状軟骨直上に凹みを感じる．これが輪状甲状靱帯である．

II

ERで よくみかける症候

1 意識障害

ポイント

①A・B・Cの安定化が第1目標.
②バイタルを安定化させてから原因検索.
③意識障害(表1, 2)がある患者よりも, 家族からの病歴聴取が役立つことも多い.

よくある疾患かつ見逃してはいけない疾患

AIUEOTIPS

Ⓐアルコール(alcohol)
Ⓘインスリン(insulin)
Ⓤ尿毒症(uremia)
Ⓔ電解質異常(electrolyte), 脳炎, 脳症(encephalopathy)
Ⓞ薬物中毒(opiate), 低酸素血症または一酸化炭素中毒
Ⓣ外傷(trauma), 腫瘍(tumor)
Ⓘ感染(infection)
Ⓟ精神疾患(psychiatry), ポルフィリン症
Ⓢてんかん発作(seizure), くも膜下出血(subarachnoid hemorrhage：SAH)

まず素早くチェックすること

1 A・B・C. 安定していなければ気管挿管を考慮, 心電図モニターと静脈ライン確保を行う.

2 すぐに治療できるものを除外する.
1) 低血糖(50 % ブドウ糖液を 40 mL IV).
2) てんかん発作(II－4 けいれん参照).
3) ベンゾジアゼピン中毒.
・長期間ベンゾジアゼピン系薬剤を投与されているてんかん患者(withdrawal seizure の危険).
・三(四)環系抗うつ薬を同時に服用している場合. ベンゾジアゼピンの効果低下に伴い, 三(四)環系抗うつ薬の中毒作用が増強する.
4) 麻薬中毒.
5) アルコール中毒：口臭, 病歴から判断.

3 致死的病態を除外する.
1) 脳圧亢進の症状(瞳孔左右差, 麻痺などの神経学的所見, 眼底乳頭浮腫など).
2) 感染性髄膜炎の可能性はあるか. 発熱, 頭痛, 頸部硬直,

表1 Glasgow Coma Scale (GCS)

開眼(E)	
4	自発的に
3	呼びかけにより
2	痛みにより
1	反応なし
最良の発語(V)	
5	見当識あり
4	会話混乱
3	言語混乱
2	理解不能な発声
1	反応なし
最良の運動反応(M)	
6	口頭指示に従う
5	疼痛刺激部に手を持って行く
4	疼痛刺激から逃げる
3	異常四肢屈曲反応(除皮質硬直)
2	四肢進展反応(除脳硬直)
1	反応なし

表2 Japan Coma Scale (JCS)

I	刺激しなくても覚醒している状態
1	大体意識清明だが，今ひとつはっきりしない
2	時・人・場所がわからない
3	自分の名前・生年月日が言えない
II	刺激すると覚醒する状態－刺激をやめると眠り込む
10	普通の呼びかけで容易に開眼する
20	大きな声または体をゆさぶることにより開眼する
30	痛み刺激を加えつつ呼びかけを繰り返すとかろうじて開眼する
III	刺激しても覚醒しない状態
100	痛み刺激に対し，払いのけるような動作をする
200	痛み刺激で少し手足を動かしたり，顔をしかめる
300	痛み刺激にまったく反応しない

点状出血(髄膜炎菌による髄膜炎の約50％で認める)，最近の感冒様症状の有無．

3) 致死的病態とは限らないが，羽ばたき振戦は重要な所見である．

4 精神疾患の可能性(ただし診断は慎重に)．

1) hand drop test(上肢を患者の顔面の高さまで持って行き，手を離すと上肢は顔を避けて落ちる)．
2) 呼吸のリズムも深さもバラバラである．
3) 閉眼している場合，開眼しようとすると強く抵抗する．

これで診断確定！

1 血算，電解質，BUN，Cr，血中NH_3濃度，肝機能検査，アルコール血中濃度，COHb濃度，動脈血ガス，可能であれば浸透圧(浸透圧ギャップの有無をチェックする．浸透圧ギャップについてはIV－3 中毒参照)．

2 頭部CT(頭蓋内病変の有無をチェックする)．

3 頭部CTで脳ヘルニアがなければ腰椎穿刺(髄膜炎を疑った場合)および髄液のグラム染色，血液培養2セットを行う．

4 長谷川式簡易知能評価(表3)を行う．

ERでの治療

1 ベンゾジアゼピン中毒が疑われる場合はアネキセート®(フ

表 3 改訂長谷川式簡易知能評価スケール（HDS-R）

質問内容	
1 お歳はいくつですか？ （2 年までの誤差は正解）	0 1
2 今日は何年の何月何日ですか？ 何曜日ですか？ （年，月，日，曜日が正解でそれぞれ 1 点ずつ）	年 0 1 月 0 1 日 0 1 曜日 0 1
3 私たちが今いるところはどこですか？ （自発的に出れば 2 点．5 秒おいて，家ですか？ 病院ですか？ 施設ですか？ の中から正しい選択をすれば 1 点）	0 1 2
4 これから言う 3 つの言葉を言ってみてください．あとでまた聞きますのでよく覚えておいてください． （下記系列のいずれかで，採用した系列に○をつけておく） 1：a）桜，b）猫，c）電車 2：a）梅，b）犬，c）自動車	a： 0 1 b： 0 1 c： 0 1
5 100 から 7 を順番に引いてください （100－7 は？ それからまた 7 を引くと？ と質問する．最初の答えが不正解の場合，打ち切る）	（93） 0 1 （86） 0 1
6 私がこれから言う数字を逆から言ってください． （6-8-2，3-5-2-9 を逆に言ってもらう．3 桁逆唱に失敗したら打ち切る）	2-8-6 0 1 9-2-5-3 0 1
7 先ほど覚えてもらった言葉をもう一度言ってみてください． （自発的に回答があれば各 2 点，回答がない場合，以下のヒントを与え正解であれば 1 点） a）植物，b）動物，c）乗り物	a： 0 1 2 b： 0 1 2 c： 0 1 2
8 これから 5 つの品物を見せます．それを隠しますので何があったか言ってください． （時計，鍵，タバコ，ペン，硬貨など必ず相互に無関係なもの）	0 1 2 3 4 5
9 知っている野菜の名前をできるだけ多く言ってください． （答えた野菜の名前をメモする．途中で詰まり，約 10 秒間待っても答えない場合にはそこで打ち切る）0 ～ 5＝0 点，6＝1 点，7＝2 点，8＝3 点，9＝4 点，10＝5 点	0 1 2 3 4 5
合計得点	

満点：30 点　20 点以下は認知症の疑いあり．
非認知症：24.45 ± 3.60 点　軽度認知症：17.85 ± 4.00 点　中等度認知症：14.10 ± 2.83 点　やや高度認知症：9.23 ± 4.46 点　高度認知症：4.75 ± 2.95 点
（加藤伸司，ほか：改訂長谷川式簡易知能評価スケール（HDS-R）の作成．老年精医誌 1991；2：1339-1347．より改変）

ルマゼニル）IV 0.2 mg ずつ．ただし以下の場合は禁忌．

1）長期間ベンゾジアゼピン系薬剤を投与されているてんかん患者（withdrawal seizure の危険）．

2）三（四）環系抗うつ薬を同時に服用している場合．ベンゾジアゼピンの効果低下に伴い，三（四）環系抗うつ薬の中毒作用が増強する．

2 麻薬中毒が疑われる場合は，ナロキソン 0.2 ～ 0.4 mg IV を行う．

3 口臭，病歴からアルコール中毒が疑われる場合は，補液を入れる前にサイアミン〔アリナミン®F(フルスルチアミン)〕100 mg IV を行う．補液は必ず 5 % ブドウ糖液 500 mL など，糖分を含んだものにする．

4 頭蓋内病変があれば，脳神経外科医にコンサルトする．

5 細菌性髄膜炎が強く疑われる場合は，ただちに抗菌薬投与を開始する．治療開始後 4 時間以内であれば，髄液検査の結果は影響を受けない．加えて，投与開始直前または同時にデカドロン®(デキサメタゾン)0.15 mg/kg DIV，6 時間毎，2 ～ 3 日間投与する．

Pitfall

①急性アルコール中毒患者に注意する．
アルコール中毒患者は夜中に ER を受診することが多く，トラブルが生じやすい．とくに医療従事者の態度，患者への姿勢がトラブルにつながることも多く，注意が必要である．また，意識障害に伴う転倒や打撲による外傷やくも膜下出血など，アルコール中毒以外に意識障害をきたす疾患が合併していることもある．

②薬物中毒に注意する．
意識障害の鑑別疾患として，必ず薬物中毒を頭の片隅に入れておかねばならない．患者の経歴，生活習慣から毒物が連想される場合(農業と有機リン，塗装業とシンナーなど)はその可能性を考えること．

③外傷に注意する．
意識障害をおこすほどの頭部外傷の場合は，体の他の部位にも外傷があることが多い．頭部ばかりに気をとられないよう注意しなければならない．

(田中研三)

2 頭痛

ポイント

①生命に関わる頭痛が除外できるまでは迅速に診察する.
②経口鎮痛薬に反応したからといって，器質的疾患は否定できない.
③意識消失を主訴に来院する，くも膜下出血に注意する.
④ 50 歳以上の初発の頭痛は，症状の度合いにかかわらず帰宅までに頭部 CT を行うべきである.

よくある疾患	見逃してはいけない疾患
片頭痛	くも膜下出血
筋緊張性頭痛	その他の脳血管障害
副鼻腔炎	髄膜炎，脳炎
三叉神経痛	一酸化炭素中毒
うつ病	閉塞隅角緑内障
	側頭動脈炎

まず素早くチェックすること

1 A・B・C.
2 痛みの程度(人生最悪の痛みか).
3 頭痛の出現からもっとも増悪するまでの時間：くも膜下出血の場合，急速に悪化する.
4 具合が悪そうか：具合が悪そうな印象を受ければ，脳圧亢進が存在する可能性が高い(陽性尤度比 18.8).
5 jolt accentuation：頭を左右に数回振り，頭痛が増悪すれば陽性．髄液細胞増多症には感度 97 %．髄膜炎に限れば感度 100 % である.
6 頸部硬直：他動的に頸部を前屈させ，抵抗があれば陽性．くも膜下出血では 25 % にみられるのみともいわれる.
7 neck flexion test：患者自身で顎を胸につけてもらう．つかなければ陽性．髄膜炎における感度は 81 % である.
8 結膜の充血および Mid-dilated pupil の有無：閉塞隅角緑内障では，瞳孔の固定または中途半端な散瞳を認める.
9 眼底所見.
10 顔面および頭部の触診：副鼻腔，側頭動脈，三叉神経の圧痛.
11 すべての神経学的所見.

これで診断確定！

1 くも膜下出血．

1）頭部 CT．

・感度は 91 ～ 98 % である．

・発症から 1 日経つごとに，8 ～ 10 % ずつ感度が落ちる．

2）頭部 CT で所見がなく，それでもくも膜下出血が疑わしい場合は，腰椎穿刺，MRI，血管造影を行う．

2 髄膜炎，脳炎：意識障害，巣症状，眼底所見の異常を認めれば，頭部 CT を行ってから腰椎穿刺．髄液一般検査およびグラム染色を行う．

3 一酸化炭素中毒：病歴から疑う．一酸化炭素ヘモグロビン（COHb）の測定．

4 閉塞隅角緑内障：病歴および身体所見から疑った時点で眼科医にコンサルトしてもよいが，余裕があれば眼圧を測定し，21 mmHg 以上ならば眼圧亢進とする．

ER での治療

1 くも膜下出血が疑われ，血圧が 200 mmHg 以上のときは，ペルジピン®（ニカルジピン）（1 mg）1 ～ 2 mL IV を繰り返し，収縮期血圧を 140 mmHg 未満に維持する．

2 くも膜下出血が疑われ，激しい頭痛があるときは，ソセゴン®（ペンタゾシン）15 mg IV を行う．

3 片頭痛があるときは，イミグラン®（スマトリプタン）3 mg SC または 50 mg 1T PO（ただし，虚血性心疾患や脳血管障害があれば禁忌）．

筋緊張性頭痛があるときは，［ロキソニン®（ロキソプロフェン）（60 mg）3 T＋ミオナール®（エペリゾン）（50 mg）3 T］分 3 PO，またはプリンペラン®（メトクロプラミド）10 mg IV or IM を行う．

群発性頭痛があるときは，酸素 7 ～ 10 L/分を 15 分間投与＋イミグラン® 3 mg SC を行う．

（田中研三）

3　めまい

ポイント

①問診と身体所見(とくに眼振)がもっとも重要である.
②血液検査で診断できるめまいは 1% 以下.
③めまい(dizziness)には4種類存在する:回転性めまい(vertigo), クラクラする感じ(lightheadedness), 前失神(presyncope), 平衡感覚異常(disequilibrium).
④回転性めまいとは, 自身または周囲が動いていないのに動いていると感じることである(回転しているとは限らない).
⑤良性発作性頭位めまい症(benign paroxysmal positional vertigo : BPPV), Ménière(メニエール)病, 前庭神経炎が回転性めまいの 93% を占める.

よくある疾患

急性内耳炎
BPPV
Ramsay Hunt(ラムゼイ・ハント)症候群
Ménière(メニエール)病
外リンパ瘻
片頭痛

見逃してはいけない疾患

聴神経腫瘍
椎骨脳底動脈領域の出血または梗塞(小脳出血など)
消化管出血などの循環血液量減少

まず素早くチェックすること

1　問診によって回転性めまいなのか, その他のめまいなのか判断する:「頭がクラクラする感じですか?　それとも周りや自分が動いている感じですか?」
2　回転性めまいなら, 中枢性めまいか末梢性めまいかを判断(表1).
3　頭痛があれば, 小脳出血か片頭痛を疑う.
4　4 D〔diplopia(複視), dysphagia(嚥下障害), dysarthria(構音障害), dysesthesia(異常錯感覚)〕の存在は中枢性を示唆する.
5　耳の症状がなく症状の持続時間が 1 分以内なら, BPPV を疑い Dix-Hallpike(ディックス・ホールパイク)法を行う. BPPV に対する Dix-Hallpike 法は, 陽性予測値 83 %, 陰性予測値 52 % である.
6　眼振(可能であれば Frenzel(フレンツェル)眼鏡を使用), 指鼻試験, 膝踵試験を行う.

表 1 中枢性めまいと末梢性めまいの鑑別

手がかり	中枢性	末梢性
難聴や耳鳴	通常なし	時に随伴
歩行可能か	不可能	可能
眼振の方向	多方向または回旋	頭位によらず一定かつ水平方向
BPPV を疑った際の Dix-Hallpike 法の所見		
眼振の潜時	なし	2 ～ 30 秒
眼振の持続時間	1 分以上	1 分以内に消失
安静で症状が軽減するか	しない	する
体位変換を繰り返すと症状軽減	しない	する

これで診断確定！

1 Dix-Hallpike 法(図 1).

2 眼振(図 1). 頭位変換で眼振が逆転するのが特徴.

3 頭部 CT, MRI.

ER での治療

1 7 % 重炭酸ナトリウム 20 ～ 40 mL＋プリンペラン®(メトクロプラミド)1 A を生理食塩水 100 mL とともに DIV.

2 トラベルミン®(ジフェンヒドラミン・ジプロフィリン) 1 mL 1 A IM.

3 帰宅時処方：メリスロン®(ベタヒスチン)6 mg 3 T 分3 PO.

4 BPPV の治療には Epley 法(図 2)が有効. BPPV が疑われた場合は Epley 法を行う. 症状が改善した場合は, その日は就寝まで臥位になることを禁じ, 急激な頭位変換(お辞儀など)は避けるように説明する.

参考文献

- Hanley K, et al.: A systematic review of vertigo in primary care. *Br J Gen Pract* 2001; 51: 666-671
- Baloh RW: Vertigo. *Lancet* 1998; 352: 1841-1846
- Hanley K, O' Dowd T: Symptoms of vertigo in general practice: a prospective study of diagnosis. *Br J Gen Pract* 2002; 52: 809-812

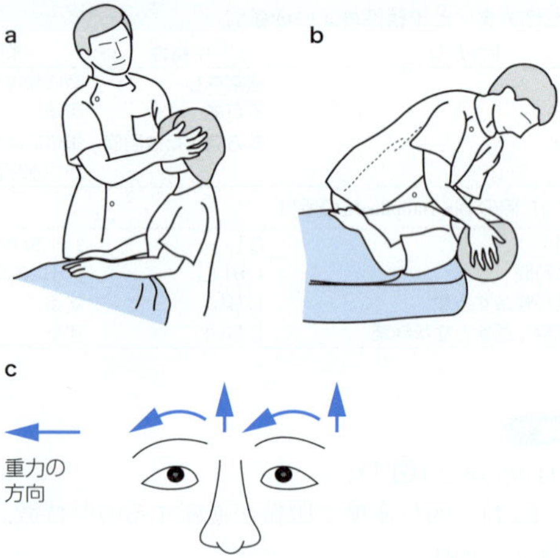

図1　BPPVで右側に障害がある場合のDix-Hallpike法

a：座位で被検者の頭部を水平に45°回旋させる．
b：そこから懸垂頭位に落とし込む．頸椎損傷や環軸関節亜脱臼の危険があるため，関節リウマチ患者には禁忌．
c：BPPVでは眼振は地面の方向に出現する．
（Furman JM, et al.: Benign paroxysmal positional vertigo. *N Engl J Med* 1999; 341: 1590-1596）

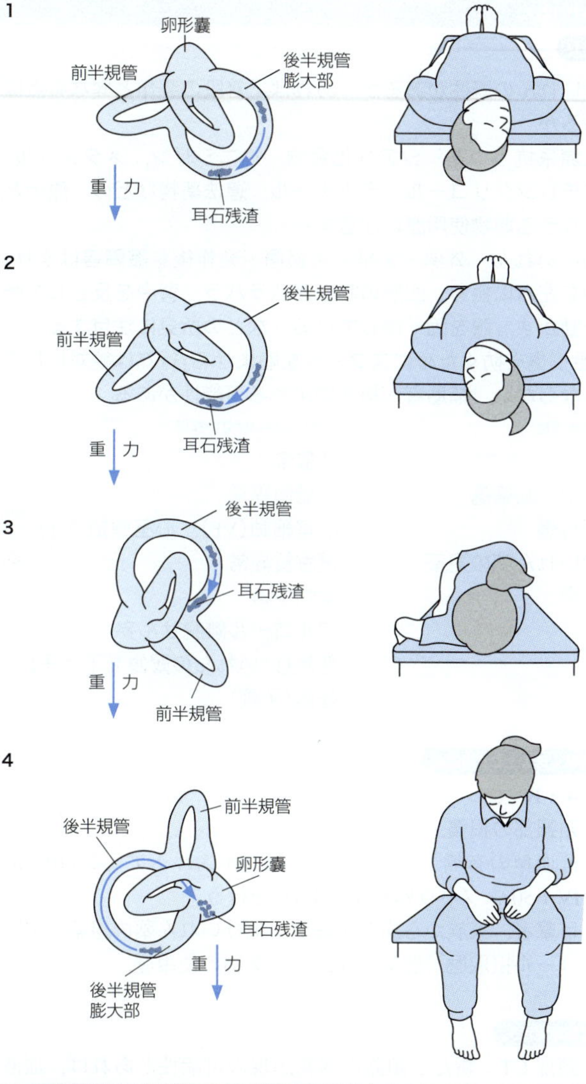

図2 BPPVの治療にはEpley法が有効

1：懸垂頭位のまま患側に45°頸部捻転.
2：懸垂頭位を保って徐々に健側に90°回旋.
3：頸部捻転を保って身体を健側に90°回旋し維持.
4：頭部をわずかに前屈しながら座位.

（田中研三）

4 けいれん

ポイント

①けいれんの既往があるか．あれば，普段の発作と異なる点はあるか．
②三環系抗うつ薬，シアン化合物，ペニシリン，メタノール，エチレングリコール，ラボナール，違法薬物などの，原因となりうる薬物使用歴に注意する．
③偽けいれん：外傷・失禁・舌損傷・発作後意識障害はまれ．頭を左右に振る，四肢の動きがバラバラ，背中を反らして腰を動かす，眼を固く閉じている，などの所見に注目する．
④「舌損傷を防ぐためにスプーンを噛ませる」行為は絶対にしてはならない．補助者が指を噛まれる可能性がある．

よくある疾患

脳炎
脳卒中，脳腫瘍
頭部外傷
抗けいれん薬の退薬
腎不全

見逃してはいけない疾患

低酸素
血糖値異常
心室細動(VF)，心室頻拍(VT)
電解質異常
薬物中毒
アルコール離脱せん妄
発熱(けいれんの閾値を下げる)
妊娠(子癇)

まず素早くチェックすること

1 A・B・C.
2 頭頸部の損傷.
3 低血糖の有無：アリナミン® F(フルスルチアミン)100 mg IV＋50 % ブドウ糖液 40 mL IV を行う.
4 目撃者，家族から病歴を聴取：抗けいれん薬の退薬，アルコール摂取歴，感染徴候，違法薬物の使用歴.

これで診断確定！

1 頭部 CT：新たな頭蓋内病変出現の可能性があれば，血液ガス，電解質，腎機能，肝機能，アンモニア，薬物中毒迅速診断キットをチェックする.
2 腰椎穿刺：ルーチンで行う必要はないが，発熱，激しい頭痛，遷延する意識障害があるときに考慮する.

ERでの治療

1 まずはけいれんを止める．ホリゾン®（ジアゼパム）5 ～ 10 mg IV または IM.

2 けいれんを止めた後，予防薬としてアレビアチン®（フェニトイン）5 ～ 10 mg/kg を 50 mg/分を超えないスピードで DIV．投与中は不整脈や低血圧の出現に注意し，混濁を避けるため投与ラインは生理食塩水のみの単独ラインとすること．この投与量は海外の文献よりもかなり少なめであるが，副作用の出現を避けるため，日本の多くの施設で投与されている量である．

3 けいれんが止まらなければ，気管挿管の準備をしたうえで
1）フェノバール®（フェノバルビタール）2 ～ 5 mg/kg IM.
2）ドルミカム®（ミダゾラム）3 ～ 10 mg IV.
3）ラボナール®（チオペンタール）1 ～ 5 mg/kg IV.

入院適応

1 意識レベルが改善しきっていない．
2 感染症に伴うけいれん．
3 50 歳以上で新たに発症したけいれん．
4 症候性てんかんで原因疾患の入院加療が必要なけいれん．

帰宅可能

意識レベルが完全に回復し，かつ抗けいれん薬の血中濃度が治療域より低い場合はローディングを行って帰宅可能だが，抗けいれん薬の量の調節は神経内科医にコンサルトしてよい．

専門医にコンサルト

入院が必要な場合：初発のけいれん，抗けいれん薬の血中濃度が十分であるにもかかわらずけいれんをおこした場合．

（田中研三）

5　失神

ポイント

①心原性，迷走神経反射性や褐色細胞腫などの自律神経異常，血液量減少性，脳血管性の4つに分類される．
②本当に意識消失であったのか．舌損傷など，けいれんの所見はないか．
③救急外来で原因がはっきりするのは20～50％程度．
④心電図では何らかの疾患を特定できる確率は低いが，侵襲性がなくほぼ全例で行うべき検査である．
⑤若年者で，突然死の家族歴，違法薬物使用歴，心血管疾患がなく，運動中の意識消失でない場合はリスクが低い．
⑥患者は状況を覚えていないため，目撃者，家族からの病歴聴取が重要である．
⑦頭部CTは，病歴や身体所見でとくに頭蓋内病変を疑う所見がない場合は行う必要はない．

よくある疾患	見逃してはいけない疾患
迷走神経反射	虚血性心疾患
状況失神	大動脈弁狭窄症（aortic stenosis : AS）
身体表現性障害	大動脈解離
	肺塞栓症
	くも膜下出血
	致死的不整脈
	出血（消化管，大動脈瘤破裂）
	QT延長を伴う薬剤，血管拡張薬，降圧薬など
	Brugada（ブルガダ）症候群

まず素早くチェックすること

1　A・B・C・D．
2　血糖値．
3　詳細な病歴聴取（失神する前の生活と普段の生活の違い）．
4　起立時に眼前暗黒感が出現，または心拍数が30以上上昇した場合は，血液量減少，自律神経異常，薬剤性を示唆する．

これで診断確定！

1　直腸診．

2 心電図.

3 胸部X線検査.

4 必要に応じて心エコー.

5 採血で失神の原因が分かることはまれ. ただしヘマトクリット30%以下は高リスクである.

帰宅可能か？

1 高リスクの患者は入院させるべきである.
 1) 心不全の徴候または既往.
 2) 60歳以上.
 3) 心臓の構造的疾患.
 4) 虚血性心疾患の既往.

2 安全に帰宅できる基準に関しては, エビデンスが不十分でありはっきりした答えはない.

3 35歳以下の運動中における失神は, 循環器内科医に外来フォローまたは入院をコンサルトする.

4 San Francisco Syncope Ruleがよく使われるが, 絶対的なものではない.

<CHESS>

- Congestive heart failure（うっ血性心不全）の既往と所見.
- Ht（ヘマトクリット）30%未満.
- ECG：心電図の変化, または洞調律でない.
- Shortness of breath（息切れ）.
- Systolic BP（収縮期血圧）：90 mmHg未満.

いずれかが陽性であれば, 7日以内に重大なイベントがおこるリスクについて, 感度96.2%, 特異度61.9%で予測できる.

ERでの治療

各疾患に応じて行う.

参考文献

- Huff JS, et al.: Clinical Policy : critical issues in the evaluation and management of adult patients presenting to the emergency department with syncope. *Ann Emerg Med* 2007; 49: 431-444

（田中研三）

6 胸痛・背部痛

ポイント

①除外されるまでは，致死的な徴候として診療を迅速に進める．
見逃してはならない疾患を常に念頭におく．

②心電図だけでは急性冠症候群は診断できない．
1回の心電図検査で急性心筋梗塞と診断できるのは55％に過ぎない．心筋梗塞の20％と不安定狭心症の37％では，心電図は正常である．

③非典型的な症状を呈する急性心筋梗塞に注意する．
高齢者，糖尿病患者，女性は非典型的な症状を呈しやすい．

よくある疾患	見逃してはいけない疾患
肺炎，胸膜炎	急性冠症候群
逆流性食道炎	大動脈解離
胃十二指腸潰瘍	肺塞栓症
急性胆嚢炎	緊張性気胸
急性膵炎	心タンポナーデ
肋骨骨折，胸椎圧迫骨折	特発性食道破裂
（外傷機転がない病的骨折に注意）	縦隔炎
帯状疱疹	心外膜炎
パニック発作	

その他の鑑別診断

Mondor（モンドール）病，Tietze（ティーツェ）症候群，肋軟骨炎

まず素早くチェックすること

1 患者は安定しているか．
気道→呼吸→循環→意識の順で評価しながらバイタルサインを把握する．異常があるときには酸素投与，心電図，SpO_2などのモニター，静脈ラインを確保する．確定診断よりも蘇生を優先する．

2 12誘導心電図と胸部X線検査．
来院から10分以内に心電図検査を行い評価する．初回の心電図検査で明らかな異常所見がなくとも，疑わしい症例に対しては繰り返し行う．心臓超音波で心収縮，上行大動脈径，心嚢液貯留の有無，右室負荷所見の有無を素早く確認する．胸部X線検査では気胸や縦隔の拡大などを確認する．

3 焦点を絞った迅速な問診．

1）発症様式と持続時間．

・突然発症する痛みでは，「裂ける」「破れる」「詰まる」疾患を疑う．
・急性に発症する痛みでは，急性冠症候群や肺塞栓症等を疑う．

2) 胸痛の性状（胸痛をその性状で3つに分類する）．
・「胸壁痛」とは胸壁に圧痛がある局在が明瞭な胸痛で，体表から触診できる筋骨格の疼痛（肋骨骨折，肋軟骨炎，胸鎖関節炎，筋肉痛）である．
・「胸膜痛」とは呼吸運動で変動し，誘発される胸痛で，呼吸運動する臓器の疼痛（肋骨骨折，胸膜炎，肺炎，気胸，肺塞栓症）である．
・「内臓痛」とは局在がはっきりしない鈍痛で，圧痛も呼吸変動もはっきりしない疼痛（急性冠症候群，大動脈解離，肺塞栓症，食道破裂，縦隔炎）である．

3) 放散痛や随伴症状の有無．
放散痛，冷汗，悪心・嘔吐などの症状は，急性冠症候群にしばしば随伴する．

4) 虚血性心疾患の危険因子．
年齢（男性45歳以上，女性55歳以上），冠動脈疾患の家族歴，高血圧，糖尿病，脂質異常症，喫煙歴，肥満，慢性腎臓病，精神的・肉体的ストレス．

これで診断確定！

12誘導心電図，心筋逸脱酵素測定，BNP，D-ダイマー，超音波（心臓，腹部，下肢静脈），大動脈CT，肺動脈CTなどを疑う疾患に応じて選択する．各検査の有用性と限界を知り，結果を解釈する．

ERでの治療

1 急性冠症候群：III－2－A 急性冠症候群を参照．
2 大動脈解離：III－2－B 胸部大動脈解離を参照．
3 心筋炎：III－2－C 心筋炎を参照．

参考文献

・Pope JH, et al.：Clinical features of emergency department patients presenting with symptoms suggestive of acute cardiac ischemia：a multicenter study. *J Thromb Thrombolysis* 1998; 6: 63
・虚血性心疾患の一次予防ガイドライン（2012年改訂版）．

（北井勇也）

7 動悸

ポイント

①些細なショック徴候を見逃さない.
ショック徴候があれば，2本以上の末梢静脈ラインを確保し除細動器を準備する．不整脈の心電図診断よりも，循環動態の評価と安定化が重要である.
②めまいや失神を伴う動悸では心室頻拍を疑う.
迅速に胸痛や呼吸苦などの危険な随伴症状を聞き出す.
③不整脈の原因検索と原因に対する治療を忘れない.
輸液による脱水補正，電解質補正，内視鏡下の止血術，経皮的冠動脈インターベンション(percutaneous coronary intervention：PCI)などを迅速に行う.
④致死的な不整脈のリスク因子を知る.
既往歴：陳旧性心筋梗塞，弁膜症，拡張型心筋症，閉塞性肥大型心筋症.
家族歴：不整脈，失神，突然死.

よくある疾患	見逃してはいけない疾患
発熱　脱水　疼痛	心室性不整脈
ストレスや不安	急性冠症候群
精神科疾患(パニック障害，身体表現性障害，うつ病)	肺血栓塞栓症
嗜好品(アルコール，ニコチン，カフェイン)	甲状腺機能亢進症
薬剤(ジギタリス製剤，テオフィリン，抗コリン薬，交感神経作用薬，血管拡張薬)	褐色細胞腫
	電解質異常(腎機能とK，Ca，Mgを評価する)
	急性出血性貧血(見落とされがちな消化管出血に注意する)

※見落としがちな原因として低血糖，アナフィラキシー，覚醒剤やコカインなどの違法薬剤にも注意する.

まず素早くチェックすること

1 循環動態.
1）ショック徴候の有無を評価しつつ必ず脈の触診を行う.
2）バイタルサインを把握し，必要に応じて酸素，静脈ライン確保，除細動器を準備する.

2 焦点を絞った迅速な問診が必要である.
1）発症様式，持続時間，動悸の性質(表1).
2）随伴症状の有無(胸痛，呼吸苦，冷汗，失神など).

表 1 動悸の性状と考えられる不整脈

突然脈がとぶ	期外収縮
突然ドキンとする	期外収縮
不整なリズムで突然ドキドキする	心房細動，心房粗動，多源性心房性頻拍
整なリズムで突然ドキドキする	発作性上室性頻拍，心室頻拍
起立直後にドキドキする	起立性低血圧に対する洞性頻脈
深呼吸や気張るとドキドキが止まる	発作性上室性頻拍

3）誘発因子の有無(カフェイン，アルコール，運動など).
4）既往歴(心疾患，甲状腺疾患，低血糖，貧血など).
5）家族歴(不整脈，失神，突然死など).
6）内服薬(常用薬の確認と近日中の内容・用量の変更など).
※ 循環動態が不安定であれば，手短に問診を済ませ蘇生を優先する.

これで診断確定！

1 自問自答する，4 つの 12 誘導心電図解析のポイント.

1）リズムの規則性：RR 間隔と PP 間隔の規則性と脈拍数をみる.
2）P 波の有無：II 誘導で P 波が上向きでなければ洞調律ではない.
3）QRS 群の幅：QRS 群の幅を評価し，上室性不整脈か心室性不整脈かを判断する.
- QRS 群の幅＜ 0.12 秒であれば上室性不整脈.
- QRS 群の幅≧ 0.12 秒であれば心室性不整脈と考えるが，変行伝導と脚ブロックに注意(判断に迷うときには心室性不整脈として，躊躇することなく治療を進める).

4）P 波と QRS 群との関連.
- P 波と QRS 群が 1 対 1 の房室伝導であるかを評価する.
- 心電図上のすべての PR 間隔を測定し，房室ブロックの有無と型を評価する.

2 非発作時の心電図解析のポイント.

1）PR 間隔短縮(デルタ波)：Wolff-Parkinson-White(ウォルフ・パーキンソン・ホワイト)(WPW)症候群(図 1)や Lown-Ganong-Levine(ラウン・ギャノン・レヴァイン)(LGL)症候群(図 2)などの上室性頻拍の可能性を示唆する所見.
2）QT 間隔延長：多形性心室頻拍や房室ブロックなどの不整脈の可能性を示唆する所見.
3）ST-T 変化と異常 Q 波：心筋虚血とそれによる心室性不整

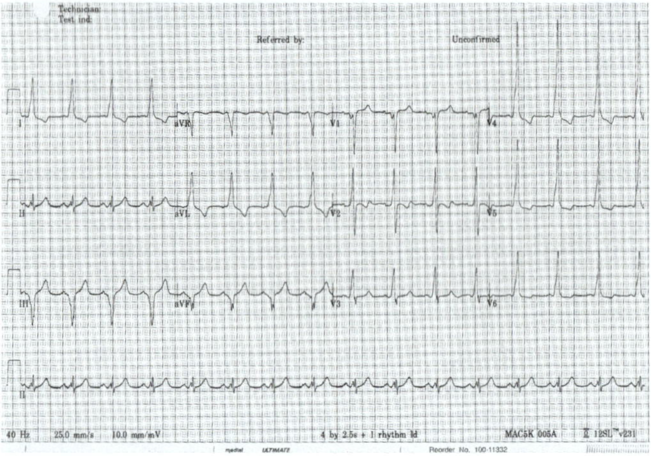

図1 Wolff-Parkinson-White（WPW）症候群の心電図所見

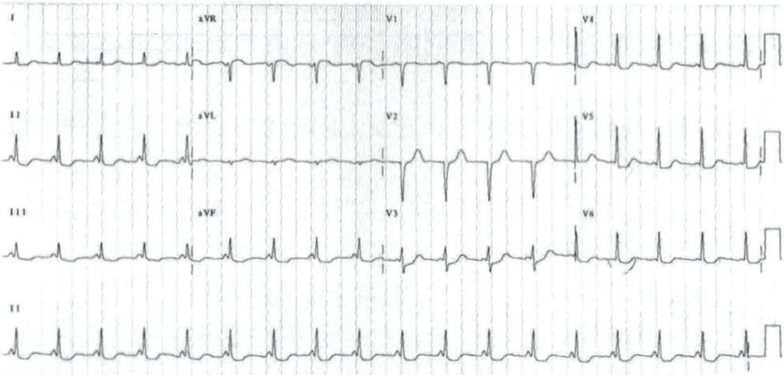

図2 Lown-Ganong-Levine（LGL）症候群の心電図所見

脈の可能性を示唆する所見.

4）右脚ブロックパターンで，V_1 と V_2 で ST-T 変化：心室頻拍や心室細動を誘発する Brugada（ブルガダ）症候群（図3）の特徴的な所見.

ERでの治療

患者の循環動態に従い治療の流れが大きく異なる．詳細は III－3 動悸を参照.

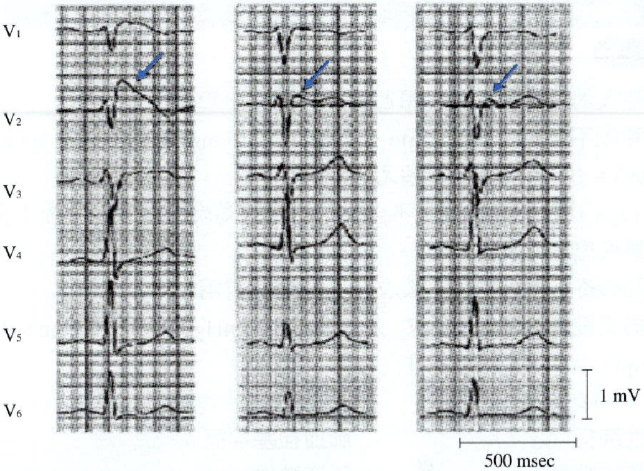

図 3　Brugada 症候群の心電図所見

参考文献

- American Heart Association：ACLS プロバイダーマニュアル（日本語版）AHA ガイドライン 2010 準拠．シナジー，2010
- Ken Grauer, et al.：不整脈判読トレーニング．医学書院，2001
- Marx JA, et al. : Rosen's Emergency Medicine - Concepts and Clinical Practice, 2-Volume Set, 7th ed. Elsevier, 2009
- Zimetbaum PJ: Overview of palpitations in adults. UpToDate（http://www.uptodate.com/contents/overview-of-palpitations-in-adults）

（北井勇也）

8 呼吸困難

ポイント

①呼吸困難をきたす疾患と鑑別の要点を知る．
②呼吸不全の病態が type I（$PaCO_2$ が 45 mmHg 以下）か type II（$PaCO_2$ が 45 mmHg を超える）か．
③ type I（低酸素性呼吸不全），type II（高炭酸ガス性呼吸不全）の原疾患を考える．
④肺の炎症性疾患に喀痰グラム染色は有用である．
⑤酸素投与の目安として，$PaO_2 > 60$ mmHg，$PvO_2 > 35$ mmHg，$SpO_2 > 90$ % を目指す．

よくある疾患	見逃してはいけない疾患
急性肺炎	肺血栓塞栓症
気管支喘息	気道熱傷
うっ血性心不全	有毒ガス吸入
慢性閉塞性肺疾患	緊張性気胸

まず素早くチェックすること

1 現病歴．
1）急性か慢性か．
2）発症は今日か，昨日か，1 週間前か，1 カ月前か．
3）日内変動，好発の時期，季節変動，周囲の環境，今までに同様の症状があったか，その時どのような処置をしたか．
4）他に既往歴，家族歴，現在の服用薬，治療薬など．

2 バイタルサイン．
1）一般的に，呼吸困難のときは血圧が上昇し頻脈になる．呼吸数が 35 回/分を超えるときは呼吸不全の前兆である．
2）意識レベル，会話の仕方，姿勢，チアノーゼの有無，頸静脈怒張，Hoover（フーヴァー）徴候（横隔膜を平板化させる肺内，胸腔内病変），浮腫，奇脈なども重要である．

3 呼吸様式により病変を推測する．

4 呼吸不全の病態把握．
1）ガス交換不全による低酸素血症（I 型）．
2）換気不全による高炭酸ガス血症（II 型）．

5 呼吸困難の程度（Hugh-Jones（ヒュー・ジョーンズ） 分類）（表 1）．

これで診断確定！

1 胸部単純 X 線検査．

表1 Hugh-Jones 分類

I	同年齢の健常者と同様の労作ができ，歩行，階段昇降も健常者並にできる．
II	同年齢の健常者と同様に歩行できるが，坂道・階段は健常者並にはできない．
III	平地でも健常者並に歩けないが，自分のペースでなら1マイル(1.6 km)以上歩ける．
IV	休み休みでなければ50 m以上歩けない．
V	会話・着替えにも息切れする．息切れのため外出できない．

1) I型呼吸不全(ガス交換不全，低酸素血症)では肺野に異常陰影を認めることが多いが，II型(換気不全，高炭酸ガス血症)の場合は異常陰影を認めないことが多い．
2) 例外として肺血管障害の場合，I型では異常陰影を示さないこともあり，II型でも喘息や慢性閉塞性肺疾患(chronic obstructive pulmonary disease：COPD)のときはビア樽状であったり，肺炎合併していることもある．
3) 気胸，気道狭窄(気道異物など)のときは吸気と呼気の撮影が必要である．
4) 緊張性気胸は，原則として胸部単純X線検査を行う前に，胸腔ドレーン挿入による治療が必要である．
5) 胸水のチェック：胸膜炎のときは胸水が貯留する．胸水の量によっては穿刺が必要となる．
6) 無気肺はCOPDの急性増悪などで高頻度にみられる．

2 心電図：心疾患，肺血栓塞栓症の診断に有用．この場合，心エコー（心室の壁運動，僧帽弁および大動脈弁の閉鎖不全および狭窄，右室負荷，心嚢液貯留などの所見に注目する)が非常に役立つ．

3 胸部CT：縦隔条件および肺野条件の両方が得られれば，より情報は多くなる．

4 血液検査：動脈血酸素分圧(静脈血ガスでの代用可)，パルスオキシメーターによる酸素飽和度，血算，生化学，トロポニンI&Tなど．

5 喀痰検査：グラム染色が重要である．喀痰の培養と細胞診を行う．

6 経気管支肺生検(transbronchial lung biopsy：TBLB)による組織診断〔ニューモシスチス肺炎(カリニ肺炎)など〕，気管支肺胞洗浄(broncho-alveolar lavage：BAL)液の培養と細胞診は入院後行う．

ERでの治療

1 酸素投与：低酸素血症，酸素消費量増大，酸素運搬能低下．

1）一般に各組織での低酸素血症は診断できないので，混合静脈血を参考にする．$PvO_2 < 35$ mmHg で組織の低酸素血症をおこすといわれる．

2）酸素投与量の目安として，$PaO_2 > 60$ mmHg で $PvO_2 > 35$ mmHg，$SpO_2 > 90$ % を保つようにする．

3）CO_2 がもともと貯留しているようなII型呼吸不全では，$PaO_2 > 50$ mmHg で $PvO_2 > 33$ mmHg といわれ，目標の PaO_2 は低めに設定できる．

低流量酸素の投与法（表2）

酸素中毒，CO_2 ナルコーシス，100 % 酸素投与による無気肺に注意する．

①酸素中毒は $FiO_2 > 50$ % で出現するので，高濃度酸素の投与時間はできるだけ短くする．

② CO_2 ナルコーシスは慢性呼吸不全患者に出現しやすいため，CO_2 が蓄積されるようなら必要最低限の低流量 O_2 でよい．

2 人工呼吸管理（ER → ICU に移動後の管理）．

1）人工呼吸の適応：無呼吸，高炭酸ガス血症（$PaCO_2 > 60$ mmHg）の進行，ベンチュリーマスクなどで高濃度の酸素を投与しても $PaO_2 > 60$ mmHg を保てないとき．

目的は低酸素血症を防ぐことであり，以下に注意する．

①気胸や縦隔気腫などの圧損傷（barotrauma）を防ぐため，最大気道内圧を 40 cmH_2O 以下にする．できれば 35 cmH_2O 以下が望ましい．

プラトー（plateau）圧は 30 cmH_2O 以下が望ましい．

② $PaCO_2$ の上昇にはこだわらない：許容限度内高炭酸ガス血（permissive hypercapnia）の概念は，$PaCO_2 < 80$ mmHg であれば許容範囲とする．

→ $PaCO_2$ を 40 mmHg に保とうとすると1回換気量が増加し，barotrauma を招きかねない．

→ PaO_2 は 80 mmHg 以上に酸素濃度を設定する．FiO_2 はできるだけ早期に 50 % 以下にし，酸素中毒による肺障害を防止する．

③自発呼吸をできるだけ残すようにする．近年は volume

表2 低流量システムの概算値

100 % O_2 流量(L)	FiO_2	100 % O_2 流量(L)	FiO_2
鼻カニューレ・鼻腔カテーテル		酸素マスク	
1	0.24	5～6	0.40
2	0.28	6～7	0.50
3	0.32	7～8	0.60
4	0.36	貯気バッグ付マスク	
5	0.40	6	0.60
6	0.44	7	0.70
		8	0.80
		9	0.80＋α
		10	0.80＋α

control より pressure control が再度見直されつつある．
呼吸器モード例：
CPAP(Continuous Positive Airway Pressure)＋PSV(Pressure Support Ventilation)
PS(Pressure Support)＋SIMV(Synchronized Intermittent Mandatory Ventilation)
A/C(Assist Control)など．

3 抗菌薬投与：肺炎に対して．

4 利尿薬，血管拡張薬：左心不全に対して．

5 気管支拡張薬，ステロイドの投与：気管支喘息，COPD 急性増悪に対して．

6 胸腔ドレーン留置：自然気胸，血胸，胸水に対して．

(大橋正樹)

9 喀血・血痰

ポイント

①喀血と吐血を鑑別する(表1).
②喀血は気管や呼吸器系から出血し，口から出る．ほとんどが血液である．血痰は固まった血液が痰に混ざったもので，血液は少量である.
③表2に示すように喀血・血痰は，気管・気管支の血管の破綻や粘膜の損傷，あるいは肺実質の血管の損傷によって生じる．出血性素因も関係する.
④少量であっても患者の精神的ダメージは大きい．可能なら若干の挙上位を保つ.
⑤大量喀血(100 mL 以上)の場合は，診断より治療が優先される.

よくある疾患	見逃してはいけない疾患
肺結核	非定型抗酸菌症
気管支拡張症	びまん性細気管支炎
肺挫傷	肺真菌症
うっ血性心不全	血液疾患(白血病，血友病など)
肺癌	膠原病

まず素早くチェックすること

1 バイタルサイン.
2 出血量は正確に確認しにくいため，血圧により判断する.
3 本当に喀血なのか.
 1) 吐血は口腔内からの出血でショックを呈しやすい.
 2) 吐血は吐物からも判断できる．鼻腔内に血痕あれば，鼻出血のたれ込みのこともある.
 3) 喀血，血痰は咳と一緒に出る.
4 進行性か．繰り返し出血しているか.
5 発症状況：突然の喀血か，その経過.
6 既往歴.
7 他にどんな症状があるか：嗄声，発熱，易疲労性など.

これで診断確定！ (図1)

1 胸部単純X線検査：必須.
2 呼吸状態が安定していればCT.
3 喀痰細胞診，一般および抗酸菌喀痰培養検査，Ziehl-Neelsen(チール・ニールゼン)

表1 吐血と喀血の鑑別

項目	喀血	吐血
排出状況	咳とともに喀出	嘔吐とともに吐出
色調	鮮紅色	暗赤色
性状	泡沫液状，痰混入	凝血塊状，食物残渣混入
反応	アルカリ性	酸性
自覚所見	呼吸困難，胸痛，発熱	悪心，心窩部不快感，胸焼け
他覚所見	喘鳴，水泡性ラ音	心窩部圧痛，冷汗
既往歴	肺疾患，心疾患	胃・十二指腸疾患，肝疾患

表2 血痰・喀血をきたす疾患

1)外傷
- 交通事故
- 医原性(各種穿刺・生検など)

2)呼吸器疾患
- 肺結核：微熱，易倦怠感，体重減少，盗汗
- 非定型抗酸菌症
- 気管支拡張症：起床時に大量の痰排出を伴う咳，男性に多い
- 肺癌
- 肺真菌症
- 肺炎，肺化膿症：悪寒を伴う発熱，多量の膿性痰
- 気管支炎，(びまん性)細気管支炎
- 肺吸虫症，肺胞虫症，肺分画症
- 肺水腫

3)心・血管系疾患
- 左心不全：ピンク色の泡沫状痰
- 肺血栓塞栓症：長期臥床，呼吸困難，胸痛，深部静脈血栓症
- 肺動静脈瘻：連続性雑音，肺野球状陰影
- 肺高血圧症
- 大動脈瘤破裂による気管への穿通

4)全身性疾患
- 膠原病(SLE，PN，PSS など)
- 血液疾患(白血病，血友病，紫斑病などの出血素因)
- Goodpasture 症候群：貧血，急激に進行する糸球体腎炎
- Wegener 肉芽腫：上気道の破裂性肉芽腫.
- 全身壊死性血管炎
- 糸球体腎炎

5)気管内異物
- 異所性子宮内膜症代償性月経

(好酸菌)染色，(ガフキー)3 連痰検査で結核なども鑑別する.

4 血液検査(血算，生化学，血液ガス，凝固時間，出血時間，膠原病関連).

5 気管支鏡：病変部位や性状の診断と治療.

6 選択的肺動脈あるいは気管支動脈造影：病変部位や性状の

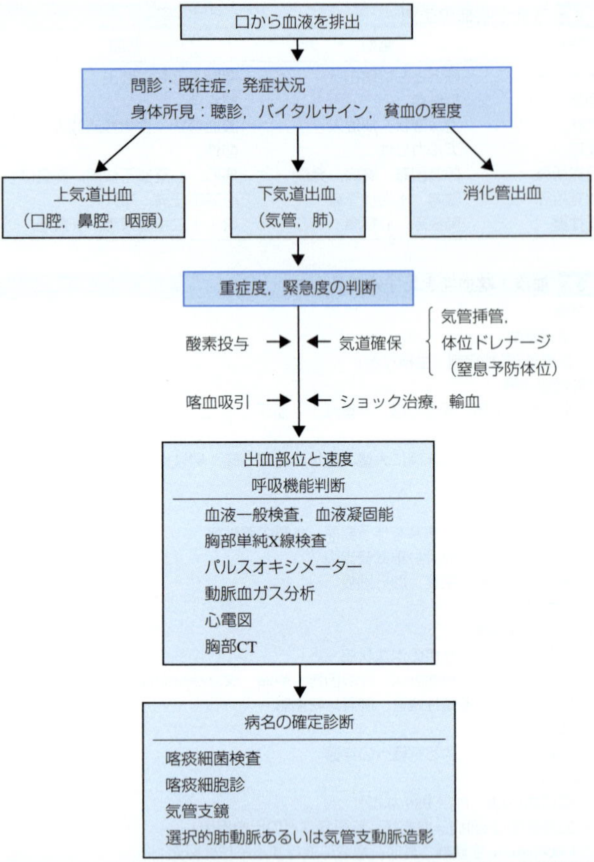

図1 喀血の検査と診断手順

診断と治療．

ERでの治療

1 大量喀血により，胸部単純X線検査で一側のみに血液誤嚥の所見を認めるときは，健側肺の窒息を防いで換気を維持するために，側臥位でTrendelenburg（トレンデレンブルグ）体位とする（図2）．

1) 換気能が低下している場合，血圧が保てれば坐位の方が患者は楽である．
2) ショックバイタルの場合は仰臥位とする．

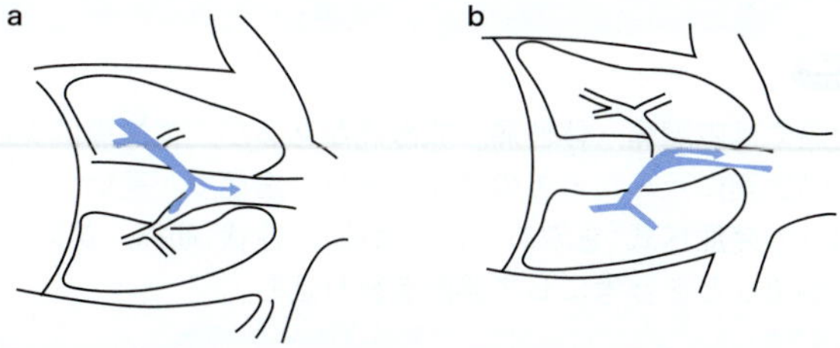

図2 大量喀血時の体位

a：患側を上にすると血液が健側にも流入し両側が傷害される(不適切).
b：患側を下にすると血液は健側に流入せず，機能は保たれる(適切).

2 A・B・Cの確保(呼吸循環動態の安定化).

1) 気道確保(A)：必要ならば気管挿管.
- 可能であればダブルルーメンチューブを挿入.
- すぐにダブルルーメンチューブがないことが多く，その場合はできれば8 mm以上のチューブを健側に入れて片肺換気する.
- 健側を換気し，患側気管支を凝血塊で充満し，圧迫止血する.
- 気管分岐部より中枢側の場合は，気管支鏡で出血部を確認し，カフを移動させ圧迫止血する(カフ圧をあげすぎることで，気管裂傷を起こし，縦隔気腫を併発することがあるので注意).

2) 呼吸の安定(B)：酸素投与し，SpO_2を少なくとも90％以上に保つ→挿管時は喀痰の吸引および十分な換気を行う.

3) 血圧の安定(C)：リンゲル液(細胞外液補充液)あるいは生理食塩水を輸液する．ショックバイタルの際は全開投与あるいはポンピングしながら投与→輸血の準備をする.

3 気管支鏡で出血部位の確認，可能ならば止血(可視下では冷生食散布, 5,000倍ボスミン®散布, トロンビン散布など).

4 人工呼吸器管理下にて：20 cmH2Oのhigh-PEEPで出血を押し込み圧迫止血する.

5 止血困難な場合は経カテーテル動脈塞栓術(transcatheter arterial embolization：TAE)か開胸手術となる.

(大橋正樹)

10 腹痛

ポイント

①腹痛には内臓痛，体性痛，放散痛があるが，体性痛は炎症が壁側腹膜に及んだときの所見であり，重症度が高い．
②痛みの発症様式（急激あるいは緩徐），性状（疝痛，鈍痛），発生部位などを参考にして診断を絞り込む．

よくある疾患	見逃してはいけない疾患
虫垂炎，憩室炎	PID
胆石症，尿路結石	大動脈瘤後腹膜破裂
胃・十二指腸潰瘍	穿孔性腹膜炎
腸閉塞	絞扼性イレウス
急性胆嚢炎，急性胆管炎	上腸間膜動静脈血栓
卵管膿腫，卵巣嚢腫茎捻転	虚血性腸炎，NOMI

PID：骨盤内炎症性疾患（pelvic inflammatory disease）
NOMI：非閉塞性腸管虚血（non-obstructive mesenteric ischemia）

まず素早くチェックすること

1 バイタルサインは安定か不安定か．
2 いつから，どこに，どのような痛みが発生し，それは徐々に増強しているか．
3 痛みは局在性か広範性か．
4 痛みの局在性，性質，発症様式などから疾患とその緊急性，重症度を推定することができる．
5 腹部理学的所見：疼痛部位よりもっとも離れた部位から触診を始める．乱暴な触診は避け，丁寧に優しく触診を進める．反跳痛（rebound tenderness）や筋性防禦（muscle guarding）がみられるときは臓器周囲膿瘍，穿孔，絞扼，阻血（虚血）などの重大な病態を疑う．
6 咳をさせたときや足踏みをさせたときの関連痛も診断の参考になる．
7 便通異常，奇異性下痢（paradoxical diarrhea），血便，粘血便などがみられるときは下部腸管の異常を考える．
8 若い女性をみたら妊娠を疑う．妊娠周期，最近の性交の有無，渡航歴などを聴取する．

これで診断確定！

1 疼痛の性状（局在性，発症状況，発症様式，時間の経過による痛みの変化)をよく観察する.

2 随伴症状：便通異常，妊娠歴，左肩痛(Kehr 徴候)，血尿などに注意する.

3 腹部理学的所見:圧痛，反跳痛，筋性防禦が重要．ただし，胆嚢炎でみられる Murphy 徴候，胆管炎でみられる Charcot 3 徴，Reynolds 5 徴なども重要な徴候である.

4 肛門指診：肛門内に右示指を静かに挿入して，Douglas 窩の圧痛，膨隆，前立腺の圧痛，子宮頸部の圧痛の有無などを調べる.

5 血液検査：白血球増多(好中球＞ 80 %)，CRP の上昇がみられるときは炎症性の疾患を考える．ただし，重度敗血症のときは白血球が 4,000/mm^3 以下のこともある．アミラーゼは急性膵炎の特異的検査ではないが，経時的に上昇するときは有用である．肝胆道系酵素は急性胆嚢炎，胆管炎の鋭敏な検査である.

6 画像診断.

1) 腹部単純 X 線検査：立位と臥位あるいは左側臥位と臥位の 2 枚の写真を撮る.

2) 腹部エコー：Morrison 窩，脾腎窩，Douglas 窩，傍結腸溝の液体貯留の有無，胆嚢炎による壁肥厚，胆嚢結石による石灰化，尿管結石による腎盂拡張，腸管拡張やキーボードサインなどの検索ができる.

3) 腹部 CT:可能ならば造影 CT を行う．腹腔内臓器に加えて，エコーの弱点の 1 つである後腹膜臓器の異常も描出できる．とくに腹腔内血管の異常の検索に優れている.

ERでの治療

1 低容量性ショック，敗血症性ショックに対する処置：高濃度の酸素投与，細胞外液補充液投与による血管内容量の維持．カテコラミン〔ノルアドレナリン®，DOA(ドパミン)，DOB(ドブタミン)など〕の投与.

2 疼痛対策：モルヒネ塩酸塩 5 ～ 10 mg SC または IV，ペンタジン®(ペンタゾシン)15 ～ 30 mg SC または IM，フェンタニル 0.1 ～ 0.2 mL/kg を緩徐に IV など.

3 予防的抗菌薬の投与を行う.

(葛西　猛)

11　悪心・嘔吐

ポイント

①悪心・嘔吐はほぼすべての臓器が原因となる共通の症状.
②消化器疾患の原因に留意し，鑑別を進める.
③妊娠に伴う悪心・嘔吐（つわり症状）では通常，腹痛はない.
④嘔吐による合併症に注意する（脱水，低K血症，代謝性アルカローシス，Mallory-Weiss（マロリー・ワイス）症候群，Boerhaave（ブールハーフェ）症候群，誤嚥性肺炎）.

よくある疾患		見逃してはいけない疾患
胃腸炎	尿路結石	腸閉塞　虫垂炎・腸管穿孔を含む
消化性潰瘍	尿路感染症	急性腹症
便秘	めまい	急性閉塞性化膿性胆管炎
胆石発作	片頭痛	急性膵炎　急性肝炎　髄膜炎
胆管炎		脳出血　緑内障発作　心筋梗塞
		糖尿病性ケトアシドーシス（diabetic ketoacidosis：DKA）
		尿毒症　妊娠　薬剤性（テオフィリン・ジゴキシン）
		上腸間膜動脈塞栓症

まず素早くチェックすること

1　A・B・C，気道確保，静脈ラインの確保，心電図・SpO_2などのモニター.
2　随伴症状（臓器を思い浮かべながらの問診と診察）.
3　高リスクのケースや高齢者では，脳卒中，敗血症，急性冠症候群，急性腹症を常に考える.

これで診断確定！（図1）

1　心エコー，心電図：心筋梗塞を検索する.
2　腹部エコー：キーボードサイン，to and fro sign，水腎症，腸管浮腫.
3　腹部X線検査（立位か左側臥位）：ニボー，便塊の様子.
4　腹部単純CT：腸閉塞，虫垂炎，腸管穿孔，尿路結石，水腎症，膵炎.
5　腹部造影CT：肝胆道系評価（肝内胆管，胆嚢の造影効果），臓器虚血.
6　頭部CT，MRI：脳出血，脳梗塞，脳腫瘍.

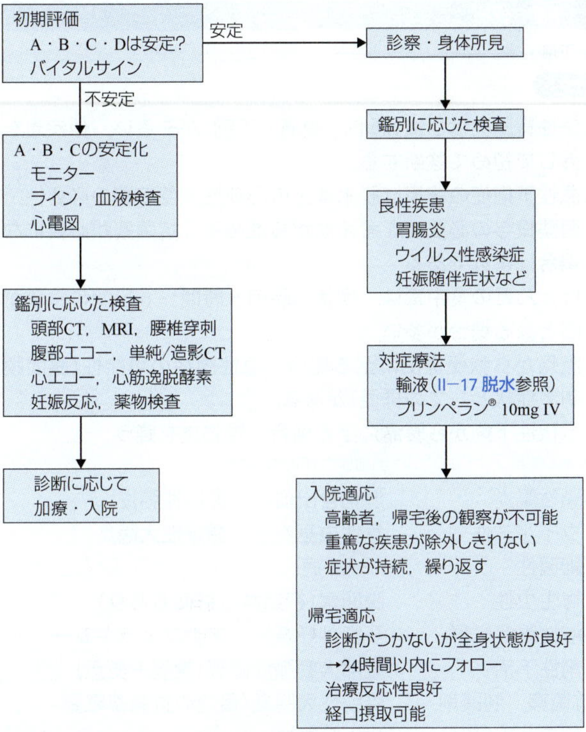

図1 診断のアルゴリズムと治療方針

7 上部消化管内視鏡検査：上部消化管疾患.

8 妊娠反応，尿検査，血算，肝胆道系酵素，腎機能，電解質.

9 血液ガス，薬物血中濃度，尿中薬物検査.

ERでの治療

1 脱水：脱水・電解質補正のため生理食塩水DIV(年齢によって速度・量は調節).

2 悪心・嘔吐：①プリンペラン®(メトクロプラミド)10 mg IV.
②プリンペラン® 5 mg 6T 分3 PO.
※機械性イレウスではプリンペラン®は禁忌！

3 胃腸炎：ガスター®(ファモチジン)(20 mg)2T 分2 PO.

(近藤夏樹)

12 下痢・便秘

A 下痢

ポイント

①急性胃腸炎は3徴(悪心，腹痛，下痢)がそろい，他疾患を除外して初めて診断する.
②急性下痢症の診療は脱水補正の必要性，便培養の必要性，抗菌薬投与の必要性を考えながら進める．抗菌薬が必要になる場合はまれである.
③ほとんどの食中毒は，症状出現前6時間～6日間の食事が原因となる場合が多い.
④腹痛から軟便排便に至る場合，急性腹症の可能性(腸間膜の刺激症状としての排便)がある.
水様性下痢から腹痛に至る場合，胃腸炎を疑う.

よくある疾患	見逃してはいけない疾患
感染性腸炎 　ウイルス性 　細菌性 　寄生虫性 過敏性腸症候群 薬剤性下痢 (抗菌薬，制酸剤，下剤の乱用など)	消化管出血　虚血性腸炎 急性虫垂炎　潰瘍性大腸炎 Crohn(クローン)病 腸閉塞(初期なら排便もあり) 子宮外妊娠　アナフィラキシー 腹部大動脈瘤破裂(腹痛＋便意) 偽膜性大腸炎(最近の抗菌薬曝露や入院歴) 中毒(重金属，CO，ジゴキシン，有機リン) 副腎不全　甲状腺機能亢進症 糖尿病

まず素早くチェックすること (図1)

1 A・B・C．必要なら静脈ラインの確保，心電図・時間尿量などのモニター.

2 急性腹症かどうか腹部所見を確認する．腹膜刺激症状を見逃さない.

3 急性(症状持続期間＜7日)か，慢性(＞7日)か．慢性であれば炎症性腸疾患，寄生虫などワークアップを要する.

4 血性下痢，4日以上持続する下痢，高度脱水，HIV罹患者を含めた免疫抑制状態，高齢者，38.5℃以上の発熱，意識障害・変容，旅行歴がある患者，食物を取り扱う職業では，便培養を含めた検査を行う.

急性下痢

消化器疾患以外の可能性を常に考慮．重篤な致死的疾患を示唆する症状や徴候があれば，その鑑別・加療を優先する．

①全身状態および随伴症状を確認する．全身状態不安定・循環動態不安定・発熱≧38.5℃，バイタル変化，腹痛，血液混じりの下痢，脱水，筋痛，頭痛．

②高リスク群か？　高齢者・乳幼児・免疫不全・重篤な基礎疾患（+）．

発症状況は？　旅行者・抗菌薬使用歴・地域の流行状況・HIV感染・生ものを食べる・食事内容・性交渉・入院歴・長期療養施設への入所歴・有毒物質への曝露．

条件		方針
① 症状・徴候	② 高リスク	
(+)	(+)	入院適応ありと判断，緊急性の高い疾患の除外診断を行う 疾患が判明するまでは対症療法を行う 輸液，抗菌薬（適応に応じて） 止痢薬（適応に応じて） 便培養・血液培養を採取する 便寄生虫検査（病歴に応じて）を行う 疾患が判明すれば適切な加療を開始する
(+)	(−)	非感染性下痢も考慮する
(−)	(+)	便培養・寄生虫検査を状況に応じて行う 成人では抗菌薬投与を考慮する シプロキサン®（シプロフロキサシン）200 mg 4T分2 3～5日間 補液（経口補液も考慮） 止痢薬を考慮する 治療への反応により帰宅可能性を判断する
(−)	(−)	対症療法，必要に応じて止痢薬投与 抗菌薬は不要 非感染性も考慮する 退院可能

図 1 下痢対処のアルゴリズム

5 集団発生が疑われるときは専門医へコンサルトする．

これで診断確定！（表 1）

1 培養：細菌性腸炎を疑ったとき（まず素早くチェックすること 4），大腸型（血便，粘血便，強い腹痛，テネスムス，発熱）で，便塗抹染色の便中白血球陽性のとき，集団発生を疑うときは培養を採取する．

2 *Campylobacter* は微好気性培養が必要なので，検査室に連絡する．

表1 急性下痢症の原因微生物概要

随伴症状	原因微生物	潜伏期間	関連する食物など
嘔吐	*Staphylococcus aureus*(毒素型)	1〜6 h	おにぎり，出来合いの総菜
	Bacillus cereus(毒素型)	1〜6 h	チャーハン，冷やご飯
水様下痢	*Clostridium perfringens*(毒素型)	8〜16 h	肉料理
	毒素原性大腸菌(ETEC)	1〜3 d	旅行歴，汚染された食物
血便・高熱	*Campylobacter spp.*	2〜5 d	鶏肉，未殺菌乳
	Salmonella	1〜3 d	生卵，鶏肉，肉料理
	赤痢菌	1〜3 d	旅行歴，汚染された食物
	Vibrio vulnificus	2〜48 h	生の魚介類
	腸管出血性大腸菌(EHEC)	3〜5 d	焼き肉，生肉，汚染された食物

h：時間，d：日間
ETEC：enterotoxigenic *Escherichia coli*　EHEC：enterohemorrhagic *Escherichia coli*
〔亀田メディカルセンター 感染症ガイドライン 12. 急性下痢症(http://www.kameda.com/ja/general/files/kameda_ja_general/medi_personnel/infectious_disease/pdf/12.pdf)より抜粋〕

3 *Salmonella typhi*，*Vibrio vulnificus* では菌血症を起こすことがあり，全身状態が悪い場合は血液培養を採取する．

4 発熱のない血便や溶血性尿毒症症候群(hemolytic uremic syndrome：HUS)を疑う例では，腸管出血性大腸菌感染を考慮し，志賀毒素検査を提出する．

ERでの治療

1 緊急性のある疾患が除外できれば対症療法(補液，整腸薬)を行う．

2 抗菌薬は基本的に不要である．

1) 適応：旅行者下痢症で入院するほどの重症例，高齢者，免疫抑制患者．
クラビット®(レボフロキサシン)(500 mg)1T 分1 3〜5日間．
キノロン耐性 *Campylobacter spp.* を疑うときは，ジスロマック®(アジスロマイシン)250 mg 2T 分1 PO.

2) 腸管出血性大腸菌感染が疑わしいときは投与しない．

3 止痢薬：発熱・血便ともにないとき，ロペミン®(ロペラミド)1 〜 2 mg 分1 PO.

B 便秘

ポイント

急性便秘では腸閉塞を除外すること.

よくある疾患	見逃してはいけない疾患
宿便 薬剤性(向精神薬, 抗コリン薬, オピオイド, NSAIDs, Ca 拮抗薬, 抗ヒスタミン薬, 鉄剤, 利尿薬) 慢性的な瀉下薬投与 腸疾患, 過敏性腸症候群	閉塞性疾患(大腸癌, 腸捻転, ヘルニアなど) 甲状腺機能低下症 低 K 血症, 高 Ca 血症 馬尾症候群

まず素早くチェックすること

1 A・B・C.
2 腹膜炎や腸閉塞の有無.
3 高リスク群(40 歳以上, 急性発症, 悪心・嘔吐, 腹痛, 腹部膨隆, 血便, 体重減少, 腹部手術歴)では, ポイントの**見逃してはいけない疾患**に注意する.

これで診断確定!

1 急性便秘で高リスク群である場合, 血液検査(血算, 電解質, 必要に応じて甲状腺機能検査).
2 胸部立位, 腹部立位単純 X 線写真(立てないときは臥位, 側臥位)で遊離ガス, ニボー, 糞便の量を確認する. 腸閉塞のリスクが高い患者, 嘔吐, 腹部膨隆, 腹痛があるときは腹部造影 CT を考慮する.
3 外傷歴, 担癌患者では下肢のしびれや麻痺, 会陰部の感覚消失の有無を確認する.

ER での治療

1 器質的疾患が否定的なときは対症療法を行う.
1) ER でグリセリン浣腸 60 ~ 150 mL で反応をみる.
2) 外来処方:マグミット®(酸化マグネシウム)(330 mg)3T 分 3 PO. 腎機能障害があるときは注意する.
2 高リスク群では外来フォローを検討する.

(近藤夏樹)

13 吐血・下血

ポイント

①大量吐血では気道確保をためらわない(気道閉塞の危険, ショック).

②ショックの際は細胞外液補充液, 輸血を使用し, 血行動態を安定化させ, 止血する.

よくある疾患

上部消化管
- 胃・十二指腸潰瘍
- 食道炎・胃炎
- 胃・食道静脈瘤
- Mallory-Weiss(マロリー・ワイス)症候群

下部消化管
- 上部消化管出血の流入
- 痔核
- 憩室出血
- 虚血性腸炎

見逃してはいけない疾患

上部消化管
- 大動脈十二指腸瘻
- 悪性腫瘍からの出血
- Dieulafoy(デュラフォイ)潰瘍

下部消化管
- 潰瘍性大腸炎
- Crohn(クローン)病
- 悪性腫瘍
- 大動脈S状結腸瘻

まず素早くチェックすること

1 A・B・C. 気道吸引, 静脈ラインの確保, 心電図・SpO_2などのモニター.

2 血行動態を評価し, 介入する(頻脈, 低血圧などショック徴候をキャッチ). 細胞外液補充液の投与, 輸血の準備・投与.

3 吐血の内容(鼻出血や喀血ではないか, コーヒー残渣様か鮮血か).

4 既往症(肝硬変, 食道静脈瘤, 潰瘍, 大動脈疾患, 心機能).

5 アスピリン, NSAIDs, ステロイド, 抗凝固薬の内服歴, 大量飲酒の有無.

6 貧血の程度.

これで診断確定!

●上部消化管出血

1 食道静脈瘤の可能性が低ければ経鼻胃管を挿入し, 出血源を同定する. 陰性でも否定はできない.

2 経鼻胃管で上部消化管出血が確認できれば内視鏡検査を行い, 止血する.

表 1 Blatchford スコア

BUN(mg/dL)	スコア	来院時 sBP(mmHg)	スコア
18.2 〜 22.3	2	100 〜 109	1
22.4 〜 27.9	3	90 〜 99	2
28.0 〜 69	4	＜ 90	3
70 ＜	6	その他	
Hb(g/dL)男性，女性		HR ≧ 100 bpm	1
12 〜 13，10 〜 12	1	黒色便あり	1
10 〜 12	3	失神あり	2
＜ 10	6	肝不全合併	2
		心不全合併	2

合計が 2 点以下の場合は低リスクであり，緊急内視鏡が必要ないと判断できる．スコアが高ければ高いほどリスク・緊急性が高まる．
(Stanley AJ, et al. : Outpatient management of patients with low-risk upper-gastrointestinal haemorrhage: multicentre validation and prospective evaluation. *Lancet* 2009; 373: 42-47)

3 経鼻胃管で出血が確認できない場合，胸腹部造影 CT 検査や上部消化管内視鏡で出血源を確認する．

4 Blatchford スコア(表 1)等を用いて緊急内視鏡の適応を評価する．

●下部消化管出血

1 直腸診，肛門鏡にて直腸や肛門周囲からの出血，腫瘤や痔核の有無を確認する．

2 腹部造影 CT を撮影し，大腸ファイバースコープで出血源を確認する．

ER での治療

1 気道閉塞の危険がある場合，気管挿管する．

2 十分な輸液・輸血に反応しないショックの場合も挿管を検討する．

3 細胞外液補充液 2,000 mL を投与し，血行動態が不安定または Hb ＜ 7.0 g/dL であれば輸血を行う．凝固能異常がある場合，新鮮凍結血漿(fresh frozen plasma：FFP)も準備する．必要であればケイツー®(メナテトレノン)を用いてリバースをする．

4 オメプラール®(オメプラゾール)20 mg IV.

5 診断に応じた止血術．

1) 上部消化管出血：上部消化管内視鏡的止血術が第 1 選択である．止血困難であれば経カテーテル動脈塞栓術(transcatheter arterial embolization：TAE)(放射線科)，手術

(外科)を検討する．肝硬変患者の消化管出血例では予防的抗菌薬投与(キノロン，キノロン＋βラクタム系，セフェム系)も検討する．

2) 下部消化管出血：下部消化管出血でショックを呈したり，緊急止血を要する場合はまれである．小腸出血が疑わしいときは消化器内科医へコンサルトしながら血管造影，出血性シンチグラフィ，Meckel(メッケル)憩室シンチグラフィなどの施行を検討する．

3) 大動脈十二指腸瘻を疑う場合：心臓血管外科医へコンサルトする．

(近藤夏樹)

14 血尿

ポイント

①本当に血尿か確認する(尿沈渣で赤血球＞4個/HPF).
②悪性腫瘍，腹部大動脈瘤などの致死的疾患，急速に腎不全になる疾患を見逃さない.
③原因：感染，外傷，結石が最多である.

よくある疾患(表)	見逃してはいけない疾患
尿路結石 尿路感染症 泌尿器系悪性腫瘍(膀胱，前立腺，尿道，腎) 前立腺肥大症(benign prostatic hyperplasia：BPH) 尿路の外傷	腹部大動脈瘤(abdominal aortic aneurism：AAA)，感染性心内膜炎(infective endocarditis：IE) 腎損傷，腎梗塞 横紋筋融解症，糸球体性〔IgA腎症，連鎖球菌感染後糸球体腎炎(poststreptococcal glomerulonephritis：PSGN)など〕

まず素早くチェックすること (表1)

1 A・B・C，バイタルサイン.
2 ショック徴候(AAA，腎損傷，敗血症).
3 全身症状(発熱，体重減少，盗汗)や皮疹，関節痛，塞栓症状(IE).
4 血尿後の乏尿・無尿(コアグラタンポナーデ).
5 膀胱刺激症状(頻尿，残尿感，排尿時痛)や発熱や季肋部痛〔尿路感染症(urinary tract infection：UTI)〕.
6 尿路結石の既往や，背部～側腹部にかけて移動する疼痛(尿路結石).
7 心房細動の既往(腎梗塞)
8 40歳以上，喫煙，染料などの職業曝露，鎮痛薬多量使用(泌尿器系悪性腫瘍).
9 先行感染(IgA腎症：数日前の上気道感染，PSGN：1～2週前の咽頭炎や皮膚感染).

これで診断確定！

1 AAA：拍動性腫瘤，進行性腹部膨満，腹腔内液体貯留.
2 IE：新出心雑音，説明がつかない発熱・悪寒戦慄，塞栓症状，出血斑，弁の疣贅，弁逆流・閉鎖不全→血液培養3セット.
3 コアグラタンポナーデ：膀胱内に充満する血塊，水腎症，

表1 年齢と性別でみた血尿の原因

0～20歳	急性糸球体腎炎，UTI，先天的な尿路異常
20～60歳	UTI，膀胱癌，尿路結石
60歳以上（女性）	UTI，膀胱癌
（男性）	UTI，BPH，膀胱癌

（Restrepo NC, et al. : Evaluating hematuria in adults. *Am Fam Physician* 1989 ; 40: 149-156 およびGillenwater JY（ed）: Adult and Pediatric Urology. CV Mosby, 1987 より改変）

腎機能低下．

4 腎損傷・腎梗塞：造影CT．

5 尿路結石：水腎症，単純CTで石の大きさや膿瘍の有無を確認．

6 肉眼的血尿は下部尿路由来が多く，多量凝血塊の存在は腎悪性腫瘍を考慮する．

7 凝血塊の存在は非糸球体性病変を，スポット尿で尿中蛋白/クレアチニン比＞0.3，または尿沈渣で破砕赤血球・円柱は糸球体病変を疑う．

8 血尿のタイミングと病変の推定．
初期：泌尿生殖隔膜より遠位尿路，終末：膀胱頸部～尿道前立腺部，全期間：膀胱より上部尿路．

ERでの治療

1 尿流出路閉塞：フォーリーカテーテルを挿入し膀胱洗浄，または3 wayカテーテルで持続灌流し泌尿器科医へコンサルトする．尿閉解除後の多尿に伴う電解質異状，血圧低下に注意．

2 腎損傷：緊急手術や経カテーテル動脈塞栓術を考慮する．

3 膀胱・尿道損傷：前立腺高位がないことを確認しカテーテル挿入，抵抗あれば無理せず泌尿器科医へコンサルト．

4 横紋筋融解症：等張液容量負荷で尿量確保し，脱水状態を避ける．

5 尿蛋白，赤血球円柱や有棘赤血球，持続する低補体血症がある時は腎生検，病理診断で治療が必要かの判断が必要のため腎臓内科へコンサルト．

6 尿路結石：鎮痛は腎機能を確認し，非ステロイド性抗炎症薬（NSAIDs）を投与する．発熱，膿瘍形成，直径＞5 mmの結石の場合は，すぐに泌尿器科医へコンサルトする．

（南　三郎）

15 尿閉

ポイント

①原因同定が重要である．
②尿流出路閉塞があれば泌尿器科医にコンサルトする．
③尿閉解除後の血圧低下，電解質異常に注意する．

よくある疾患	見逃してはいけない疾患
前立腺肥大	前立腺癌，膀胱癌を含む骨盤内腫瘍
カテーテル閉塞	感染症〔膀胱炎，前立腺炎，尿路感染症，骨盤内炎症性疾患(pelvic inflammatory disease：PID)〕
神経因性膀胱(中枢神経疾患，糖尿病，術後後遺症，外傷)	尿道狭窄(感染や外傷による)
薬剤性尿閉	骨盤臓器脱
ADL 低下	

まず素早くチェックすること

1 尿閉の症状(表1)．
2 エコーにて，膀胱の尿貯留およびカテーテルの閉塞，コアグラタンポナーデの有無．
3 腎盂の拡張や腎機能低下．
4 腰痛や下肢神経障害(馬尾症候群)．
5 抗コリン薬，抗ヒスタミン薬，α 刺激薬，非ステロイド性抗炎症薬，三環系抗うつ薬の内服歴．
6 神経因性膀胱の基礎疾患(脳梗塞，外傷，Parkinson(パーキンソン) 病，Guillain-Barré(ギラン・バレー) 症候群，第 3 期梅毒，糖尿病)．

これで診断確定！

1 膀胱より上位の尿路閉塞では側腹部痛，遠位の閉塞では外陰部への放散痛がある．
2 慢性に経過すると溢流性尿失禁として現れ，痛みはないか少ない．
3 尿意，直腸診で括約筋トーヌスを確認し，ともにない場合は神経因性膀胱を疑う．
4 膀胱直腸障害や末梢神経障害の有無を確認する．

表1　尿閉の症状（symtoms of Urinary Retention）

閉塞の症状（obstructive symptoms）	
	尿切迫，排尿時の負荷，尿の勢いの減少，排尿中途での途絶え，残尿感，以前の尿閉エピソード
刺激性の症状（irritative symptoms）	
	頻尿，尿意切迫（urinary urgency），排尿障害（感染に伴う），夜間尿・夜間の失禁

（Lapides J: Fundamentals of Urology. WB Saunders, 1976 より改変）

ERでの治療

1. エコーで膀胱に尿が貯留：フォリィカテーテル留置．
2. 困難であれば，8 Frのカテーテルを閉塞部手前まで挿入し，カテーテルを通してキシロカイン®ゼリー2%（リドカイン）5 mLを尿道内に注入，5分後にカテーテルを進める．
3. あるいはチーマンカテーテル（先端が屈曲しており前立腺部を通りやすい）を挿入する．
4. カテーテル挿入が困難であれば，泌尿器科医にコンサルトする．コンサルトが困難であれば，エコーガイド下で経皮的に膀胱穿刺（エコーガイド下・清潔操作で22 Gのスパイナル針を用い，正中線上・恥骨結合の二横指上を肛門に針先を向けるような形で穿刺）や膀胱瘻の形成．両側尿管の閉塞なら経皮的腎瘻作成を行う．
5. 尿閉解除により，血圧低下や電解質異常，塩類喪失性腎症（長期閉塞状態にあった場合）になることがあり，尿量に注意する．カテーテル留置後，4時間の経過観察が必要であり，200 mL/時 以上の尿流出がある場合は，入院のうえ血圧・Naの監視を行う．
6. 感染徴候，腎機能低下，神経学的異常，カテーテル挿入に伴う合併症があるときは泌尿器科医にコンサルトする．

（南　三郎）

16 下肢痛

ポイント

①急性動脈閉塞は時間との勝負(golden time は 6 時間以内).
② 4 時間以内の血行再建を目指す.

よくある疾患	見逃してはいけない疾患
蜂窩織炎	深部静脈血栓症(deep venous thrombosis : DVT)
表在性静脈炎	急性動脈閉塞症
根症状(椎間板ヘルニアなど)	急性動脈解離
筋骨格系の疼痛	壊死性筋膜炎
	コンパートメント症候群

まず素早くチェックすること

1 A・B・C, バイタルサイン.

2 OPQRST で病歴を把握(突然発症は急性動脈閉塞, 脳血管障害, 脊髄障害, 動脈解離を考える).

O：Onset(発症様式)

P：palliative/provocative factor(増悪・寛解因子)

Q：quality/quantity(症状の性質)

R：region/radiation/related symptom(場所・放散の有無, 関連症状)

S：severiry(強さ)

T：remporal characteristics(時間経過, 日内変動)

3 5 P[pain(疼痛), pallor(蒼白), pulselessness(脈拍喪失), paresthesia(感覚異常), paralysis(麻痺)]の有無.

4 全身の動脈を触診する. 両側上腕・橈骨・大腿・後脛骨・足背動脈をそれぞれ触知し, 0～3+のスコアリングを行う.

5 間欠性跛行はないか：休息によって改善する下肢痛があれば, 慢性的な閉塞性動脈硬化症(ASO)を疑い, 前屈にて改善する場合は脊柱管狭窄を疑う.

6 心房細動, 心筋梗塞, 脳梗塞, 一過性脳虚血発作, 動脈炎, 感染性心内膜炎などの既往はないか.

7 DVT のリスクファクター(Virchow(ウィルヒョー) 3徴)はないか：凝固亢進(悪性腫瘍, エストロゲン使用など), 長期臥床, 血管内皮傷害.

8 壊死性筋膜炎を疑う所見はないか：ショックバイタル, 水疱, 握雪感, 発赤部位以外の疼痛, 知覚鈍麻. 病変進行の

早さなどの 'out of proportion' な印象.

9 下腿に 5 P のいずれかが存在するとき，あるいは印象に釣り合わない強い疼痛がある場合，コンパートメント症候群を疑う[特に足趾の受動伸展時の疼痛(pain with passive extension of digits)が高感度].

10 痛みの局在(皮膚, 筋肉, 骨の痛みなのか, 分布はデルマトーム，末梢神経どちらに一致するのか)をはっきりさせ，腱反射も参考に原因を考える.

これで診断確定！

1 DVT.

1) スコアリングにより検査前診断の確立を予測する(表 1).

2) D- ダイマー：72 時間以内での血栓の形成を示す．ELIZA 法では感度 97 ～ 99 % であるが，Latex 法では感度が 80 % まで低下する.

3) ドプラエコー，造影 CT.

2 急性動脈閉塞症.

1) ABI(ankle-brachial index test)：足首のレベルと上腕動脈のレベルにてそれぞれの収縮期血圧を比較する．仰臥位にて外果より近位部でカフを膨らませ，後脛骨動脈あるいは足背動脈で圧を計測する(ドプラプローブを使用した方がよい)．正常では 90 % 以上であるが，70 ～ 90 % では軽度，50 ～ 70 % では中等度，50 % 以下では重度の動脈不全で

表 1 DVT のスコアリング

臨床所見	スコア
活動的な悪性腫瘍(6 カ月以内に治療された，ないしは緩和的な治療を受けている)	1
麻痺ないし不全麻痺，ないし最近行われた下肢の固定	1
最近の 3 日間ベッド上安静あるいは12 週間以内に行われた全身麻酔ないし局所麻酔による手術	1
深部静脈の走行に沿った局所的な圧痛	1
下肢全体の腫脹	1
下腿の腫脹(脛骨粗面から 10 cm 下を測定)健側よりも 3 cm 大きい	1
患側に限局する圧痕浮腫(pitting edema)	1
表在静脈の側副血行(静脈瘤ではない)	1
以前指摘された DVT の既往	1
DVT と同じくらいの可能性がある他の診断	−2

＜2 のスコアでは DVT の可能性は低いことを示す.

(Wells PS, et al. : Value of assessment of pretest probability of deep-vein thrombosis in clinical management. *Lancet* 1997; 350: 1795-1798 より引用改変)

ある．

2）血管造影：動脈閉塞が強く疑われれば，専門医と相談のうえで行う．

3 コンパートメント症候群：筋区画内圧測定で30 mmHg以上．

ERでの治療

1 DVTがあれば，抗凝固療法を開始（ヘパリン80 IU/kg IVまたはIM後，20,000 IU/日 DIV）．循環器内科医へコンサルトする．

2 虚血性変化を認めればすぐに血管外科医にコンサルトする．塞栓症に対してはフォガティーカテーテルで血栓除去術を，血栓症に対してはバイパス術を選択するが，組織がいまだviableであれば抗凝固療法を行うこともある．

3 蜂窩織炎が疑われれば，壊死性筋膜炎やガス壊疽を否定し（どちらも急速に進行する），血液培養を採取した後，グラム陽性球菌をターゲットに抗菌薬治療を開始し患肢を挙上する．壊死性筋膜炎では迅速なデブリードマンと抗菌薬投与が重要である．

4 コンパートメント症候群では，早期の減張切開を行う．

5 表在性静脈炎は，保存的加療（圧迫・患肢挙上・疼痛コントロール）を行う．

（南　三郎）

17 脱水

ポイント

①脱水＝脱「水」＋脱「Na」
＝dehydration＋volume depletion＝hypovolemia（循環血液量減少症）
②すべて循環動態が優先する．
③治療によって変化する．tonicity（張度）も考慮する．輸液による1日の血中Na濃度の補正は10 mEq/日を超えないこと．

よくある疾患	見逃してはいけない疾患
嘔吐，下痢	熱傷
腸閉塞	膵炎（重症急性膵炎）
腸炎	長期利尿薬投与
発汗過多（熱中症）	尿崩症
腹膜炎	高血糖

まず素早くチェックすること

1 A・B・C：適切な気道確保，酸素投与，静脈ライン，心電図，時間尿量のモニター（最低尿量の確保 0.5 ～ 1 mL/kg/時以上）．
2 Dの異常：血糖異常の有無確認．
3 合併する電解質異常の確認（VI－8 電解質異常参照）．

これで診断確定！

1 細胞外液量減少を示唆する病歴・身体所見の確認：
脱「Na」＝Na量の不足．
2 血液検査でのNa値異常にて3つに区分する（表1）：
脱「水」＝水「分子」の不足．
高張性脱水（dehydration），等張性脱水（volume depletion），低張性脱水．

表1 脱水症の種類

	喪失される液体	水の移動	症状	病態
高張性脱水	Na＜＜水	細胞内→細胞外	口渇強い・循環動態は比較的保たれやすい	細胞内脱水
等張性脱水	Na＝水	なし	循環動態影響強い	細胞外液脱水
低張性脱水	Na＞＞水（Na＜＜水の輸液による医原性が多い）	細胞内←細胞外	循環動態影響強い	細胞外液脱水 細胞内浮腫

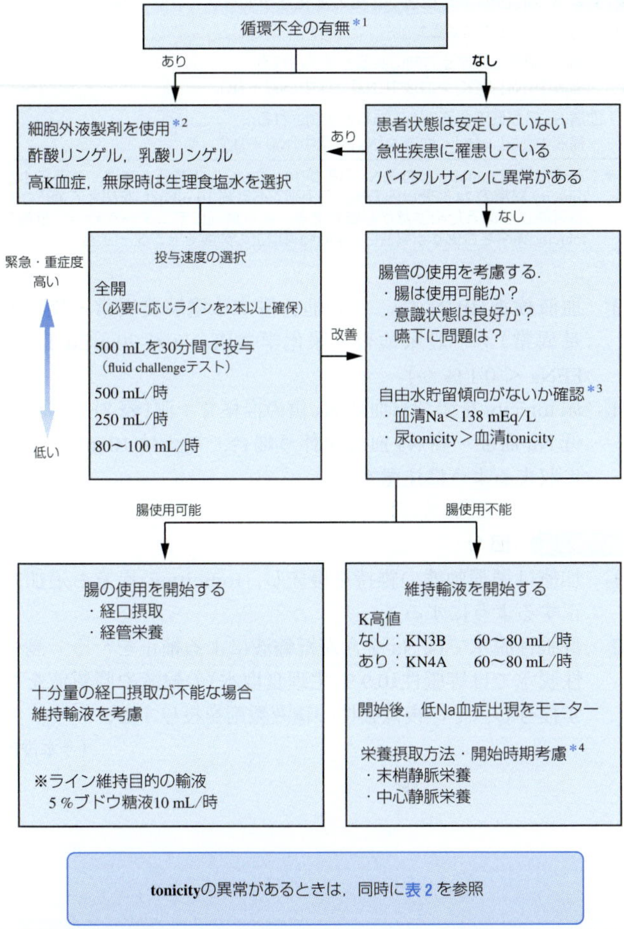

図1 輸液のアルゴリズム

＊1：腎不全・心不全の存在下でも循環不全のときは fluid challenge をまず行うことにより，hypovolemia の有無を確認することが必要である．

＊2：colloid（膠質液）が crystalloid（晶質液）より優れているのは特発性細菌性腹膜炎の加療時および肝硬変患者の大量腹水穿刺排液時のみである．第1選択は crystalloid（晶質液）と考える．

＊3：自由水貯留傾向（血清 Na ＜ 138 mEq/L）が疑われる患者で，低張輸液を開始することを決定した場合は十分なモニターを行うこと．低 Na 血症を増悪させる可能性がある．

＊4：栄養摂取は入院後 24 ～ 48 時間以内に経腸で投与できないか考える．

表2 尿 tonicity より血清 Na 値の変化を予測

tonicity の変化を予測する＊

・血清 Na 値が上昇する方向にあると予測される.
補液中[Na]＋[K]＞血液中[Na]＞尿中[Na]＋[K]

・血清 Na 値が低下する方向にあると予測される.
補液中[Na]＋[K]＜血液中[Na]＜尿中[Na]＋[K]

＊：とくに輸液 tonicity と血清 Na の差が 10 mEq/L 以上あるときは，輸液により tonicity 異常の 24 時間以内の補正の上限である約 10 mEq/L を超えて補正される可能性があるため注意が必要である．より頻回にモニターを行う．重篤な tonicity 異常を合併する場合は，4 時間毎以上の頻度でモニターする．

3 血液検査(BUN/Cr，その他合併する電解質異常・酸－塩基異常)：一般尿検査・尿化学検査(Na ＜ 20 mEq/L か，FENa ＜ 0.1 % か)

4 尿 tonicity を確認し血液 Na 値の推移を予測(表2)：
低 Na 血症・高 Na 血症を伴う場合，補正は 10 mEq/日内に収まるように注意する．

ERでの治療（図1）

1 加療は循環動態の維持を優先し，tonicity の異常も追加補正するようにする．

2 低張性脱水では Na を含んだ輸液による補正を行う．高張性脱水では等張性(0.9 % 生理食塩水)の輸液や膠質液をまず投与し，その後低張性の輸液製剤を投与する．

（今本俊郎）

18　筋力低下

ポイント

①初期対応：A・B・C の管理．鑑別はその後で行う．
②診断：病歴と神経診察で障害部位を絞り込む．
③経過：進行する病態を確認する．

よくある疾患・見逃してはいけない疾患：脱力は神経解剖学的に考える

- 呼吸抑制をきたしうる疾患はとくに重要であり，見逃してはいけない．下表で*を付した．
- 脳梗塞・脳出血の診断をつける前に低血糖は必ず否定する．
- 中枢神経感染症は脱力だけでなく，多彩な症状で来院する．
- 神経疾患以外で脱力を主訴とするものに，敗血症，心血管疾患(急性冠症候群，心不全など)，内分泌疾患〔糖尿病性ケトアシドーシス(DKA)，副腎クリーゼ，甲状腺クリーゼ〕がある．いずれも緊急治療を要する．
- 小児では常に潜在性感染症や乳児ボツリヌスを疑う．
- 高齢者では潜在性感染症に加えて，代謝性疾患，中枢神経の出血や梗塞，薬剤性を疑う．
- 筋力低下をきたす代表的薬剤はステロイド，脂質降下薬．

	部位	疾患
中枢	皮質 / 皮質下 / 脳幹	脳卒中，脳腫瘍
	脊髄	急性横断性脊髄炎，脊髄梗塞，脊髄硬膜下出血・脊髄硬膜外出血，腫瘍，椎間板ヘルニア，多発性硬化症
末梢	脊髄前角	筋萎縮性側索硬化症*，ポリオ脊髄炎*
	脊髄神経根	椎間板ヘルニア
	多発神経炎	Guillain-Barré 症候群*，シガテラ毒*，フグ毒*，鉛・重金属中毒*，糖尿病性末梢神経障害
	神経叢	腕神経叢損傷，仙骨神経叢損傷
	末梢神経炎	神経圧迫症候群
	神経筋接合部	重症筋無力症*，Lambert-Eaton 症候群*，ボツリヌス*，有機リン中毒*，Tick paralysis*(北米への渡航歴があれば疑う)
	筋炎	炎症性*，電解質異常*，筋ジストロフィー*，内分泌関連*，アルコール / 薬剤性

*：急性呼吸不全をきたしうる疾患

まず素早くチェックすること

1　A・B・C．
2　血糖，電解質．
3　脳血管疾患の可能性の検討(迅速に，片側性，脳神経症状などを検討する)：

1）FAST〔Facial droop（顔面麻痺），Arm drop（腕の麻痺），Speech abnormality（言語障害），Time（最終健在時間と発症時間）〕

2）t-PA療法は最終健在時間が大事なので，詳しい検索の前に脳梗塞を担当する科の医師をコールする．

4 外傷ではないか：不明な場合は外傷の評価も行う（頸椎の保護を忘れないようにする）．

5 意識障害はないか（あればIII−1 意識障害参照）．

6 膀胱直腸障害の有無：緊急除圧術を検討．

7 真の脱力か（客観的脱力かどうか）：他の疾患の一症状として，全身倦怠感を脱力という場合もある．

8 片側性か両側性か．

9 急性か慢性か，機能性か器質性か：緊急治療が必要な疾患〔低血糖，中枢神経の梗塞または出血，中枢神経感染症，Guillain-Barré（ギラン・バレー）症候群（GBS）など〕の検索を速やかに行う．ただし，精神疾患と診断する前に器質的疾患の除外を行う．

10 急性発症かつ激しい症状は緊急性の高い病態がある可能性が高い（感染，出血，梗塞など）．病歴と神経学的所見から障害部位を想定し，速やかに画像診断・適切な診療科にコンサルトする．

11 「脱力」を主訴として来院しない脱力に注意：転倒や歩行障害を主訴に来院することもある．

これで診断確定！

1 頭蓋内病変を疑うなら頭部CTや頭部MRIを行う．

2 脊髄病変を疑うならば脊髄MRIを行う（6の通り，撮像範囲を決定する）．

3 GBSを疑うならば腰椎穿刺（初期には正常のこともある）．

4 重金属中毒を疑うならばスクリーニングを行う．

5 電解質異常を疑うならばBUN，Cr，Na，K，Cl，Caを検査．

6 病歴や身体所見で病変部位を絞ることが重要である．

7 中枢性を疑うキーワード：片側性，構音障害，顔面症状．鼻声，咳嗽，嚥下障害，構音障害があるときは脳神経所見を注意深くとる．

8 複視や眼瞼下垂があるときは神経筋接合部疾患を考える．

9 神経学的所見から病変部位を絞り，必要な画像診断を判断する．画像診断に頼りすぎない．

10 筋力低下が主訴で来院した60歳以上の患者で，20％が薬剤性であったとの報告がある．

11 特徴的な病歴と身体所見：

1）cold reversal（冷たさを痛みや熱さと感じる）：シガテラ毒を疑う．

2）電気が走るような痛み：多発性硬化症．

3）Lhermitte（レルミット）徴候（頸部を屈曲したときに誘発される一過性の神経症状）：多発性硬化症，神経根症状，ビタミン B_{12} 欠乏症，Chiari（キアリ）奇形．

4）顔面神経の中枢性か末梢性の鑑別（顔面神経は両側支配）．
中枢性：前額部の「しわ寄せ」が保たれる．
末梢性：患側の麻痺を認める．

5）交差する所見：脳神経障害と反対側の片側麻痺→脳幹部病変を疑う．

6）両側の脱力を呈する中枢神経病変では通常意識障害も伴う．

12 上位運動ニューロンか下位運動ニューロンか．

臨床所見	上位運動ニューロン	下位運動ニューロン
反射	亢進	低下
筋トーヌス	上昇 / 硬直性	低下 / 弛緩性
筋れん縮	なし	あり
萎縮	なし	高度
Babinski 反射	あり	なし

13 両側末梢神経病変の鑑別．

臨床所見	神経炎	筋炎	神経筋接合部病変
脱力の分布	遠位優位	近位優位	びまん性（眼症状，呼吸症状）
反射	低下	正常または低下	正常
感覚障害	あり	なし	なし
萎縮	±	±	なし
疲労	±	±	あり
血清 CK	正常	正常または上昇	正常

ERでの治療

1 急性呼吸不全があれば，気管挿管して人工呼吸器管理．

2 中枢神経の出血に高血圧を伴っていれば降圧する（III－1－B 脳内出血参照）．

3 適応あればt-PA療法を行う（脳梗塞を担当する科の医師にコンサルトする）．

4 電解質異常の補正（VI－8 電解質異常参照）．

5 受診時に症状が軽度だからといって安心できない：時間経過に注意する．進行する病態の初期をみている場合がある

（GBSの初期）.

6 帰宅時に再受診しなければならない明確な条件を提示する：筋力低下が進行するとき，呼吸困難が出現するときなど.

7 来院時の酸素飽和度がよくても安全ではない：呼吸筋疲労を示唆する所見がないか確認し，しっかりモニターする．できるだけ早期に呼吸機能検査を行う.

▶ Guillain-Barré 症候群（GBS）

ポイント

①進行する両側性脱力と反射消失があれば疑う.

②先行感染を認める.

70 %に1～3週間前の呼吸器感染や消化器感染を認める.

1）*Campylobacter jejuni*：30 %

2）ヘルペスウイルス（CMV，EBV）：30 %

3）*Mycoplasma pneumoniae*

③症状：動かない，感覚がない，反射がない，発熱がない.

全身症状：発症時には発熱や感染徴候は認めない.

運動：1）反射消失を伴う運動麻痺．2）麻痺は通常上行性に進行する．3）症状は下肢に強い．4）深部腱反射は発症から数日で消失するが，筋力はある程度保たれる.

感覚：皮膚感覚の消失.

脳神経：両側性顔面神経麻痺（50 %）．下位脳神経も侵されやすく，呼吸障害を生じる.

疼痛：頸背部痛，肩痛を50 %で認める.

膀胱特徴症状：膀胱障害は重症例では起こりうるが，初期から認める場合は他の脊髄疾患を考える.

自律神経障害：重症例では自律神経障害も認め血圧低下や不整脈をひきおこす.

まず素早くチェックすること

1 呼吸，循環の異常を確認する.

2 特徴的な病歴を把握する.

1）急速進行性の反射低下を伴う麻痺.

2）熱など全身症状がない.

3）先行する感染.

これで診断確定！

1 必須項目.

1）ニューロパチーによる2肢以上の進行性脱力.

2）反射消失.

3）4週以内の経過.

4）他の疾患を除外：血管炎，中毒（有機リン，鉛），ジフテリア，脊髄疾患（馬尾症候群）.

2 診断の補助となる項目.

1）ほぼ左右対称性の脱力.

2）軽度感覚障害.

3）顔面神経やその他の脳神経麻痺.

4）発熱なし.

5）髄液所見（細胞数の増加なし，蛋白上昇あり）.

・発症48時間以内では正常髄液であることが多い．1週間で髄液蛋白1～10 g/L.

・細胞数の増加があればウイルス性脊髄炎やHIV感染を疑う.

6）脱髄の生理学的所見.

3 血清検査：Fisher（フィッシャー）症候群では抗GQ1抗体陽性となる．他のガングリオシド抗体に関しては，確立したデータに乏しい.

4 画像診断：MRIでGBS以外の所見がないか確認する．GBSに特徴的な所見はない.

ERでの治療

1 GBSを強く疑ったら，電気生理学的診断や髄液異常の結果での診断を待たずに治療開始する.

2 診断したら全例入院が望ましい.

3 全経過のなかで，人工呼吸器が必要となる症例が30％ある.

4 治療をしても完全回復は望めない.

5 免疫グロブリン療法または血漿交換療法.

1）早期開始されれば回復は早まる.

2）それぞれの効果は同等だが，併用はしない.

3）麻痺が出てから2週間以上経過すると免疫グロブリン療法は無効となる.

4）軽症例で症状が定常状態にあれば使用されない.

6 ステロイドの使用は症状改善に役立たないため，通常GBSの治療には使用されない.

7 リハビリテーションが重要である. （今本俊郎）

III
症候群各論

1 意識障害

A くも膜下出血

ポイント

①原因は嚢状動脈瘤破裂がもっとも多い(動静脈奇形，真菌性動脈瘤，凝固異常，血管炎).
②リスクファクターは既往歴，家族歴，子癇発作，アテローム性動脈硬化，高血圧，アルコール歴，アスピリン，コカイン，喫煙.
③好発年齢は40～50歳代.
④約60％が労作時，30％が安静時，10％が睡眠時に出現する.

まず素早くチェックすること

1 A・B・C.
2 頭痛(70％)，警告頭痛(55％)，頸部痛または頸部硬直(78％)，意識障害(50％)，動眼神経麻痺(9％)，けいれん(17％)，巣症状(20％)の有無(表1).
3 心電図変化(陰性T波，QT延長，巨大U波，二段脈).

これで診断確定！

1 頭部単純CT(発症12時間以内に頭部CT異常が出現．12時間を超えると77％に低下).
2 腰椎穿刺(CSF > 100,000 RBC/mm^3，キサントクロミーは発症から出現するまで12時間を要する).
3 3DCT(図1)，MRA(図2).

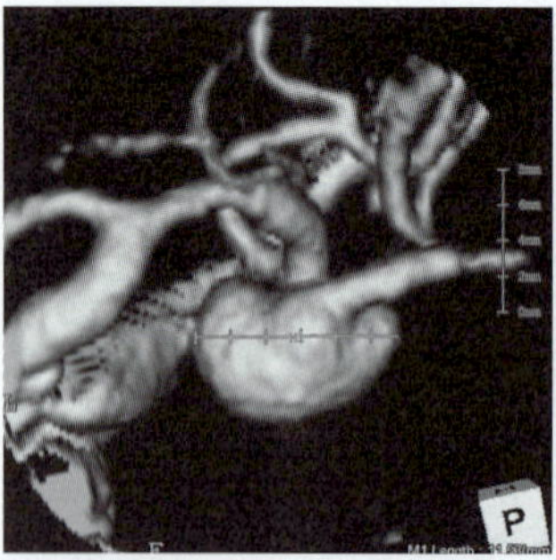

図1 頭部3DCT

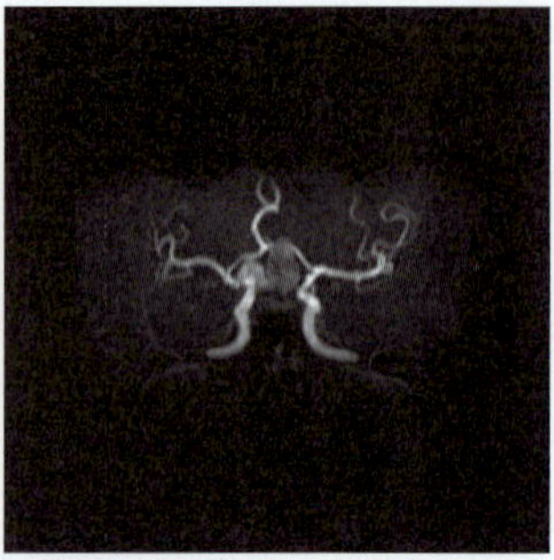

図2 MRA

表1 重症度判定(Hunt and Hess)

Grade I	意識清明，軽い頭痛，ごく軽微な頸部硬直
Grade II	中等度から重度の頭痛，頸部硬直，脳神経麻痺以外の神経症状を欠く
Grade III	傾眠，錯乱，軽度の巣症状
Grade IV	昏迷，中等度から重度の片麻痺，早期除脳硬直および自律神経障害
Grade V	昏睡，除脳硬直，瀕死の状態

ERでの治療

1 再出血を防ぐことに全力を尽くす．
 1）血圧コントロール．
 ・収縮期血圧 140 mmHg 未満にコントロール．
 ・投与例：ペルジピン®(ニカルジピン)（1 mg)1 ～ 2 mL IV を繰り返す．
 2）診断がつけば，脳神経外科医に引き継ぐまで無駄な疼痛刺激は極力避ける．
 3）騒音の少ない静かな環境で安静を保つ．

2 気管挿管などの手技が必要な場合，または頭痛が激しい場合は鎮痛処置．
投与例：モルヒネ 2 ～ 4 mg IV または
　　　　フェンタニル 50 ～ 100 μg IV.

専門医にコンサルト

くも膜下出血が疑わしければ，確定診断に至らなくても迷わず脳神経外科医にコンサルトする．

B 脳内出血

ポイント

①A・B・C の確保.
②頭部 CT をできる限り早く施行する.
③患者の安静を保ち，意識レベルの変化をチェックし続ける.
④嘔吐によって気道が脅かされることも多いため，気道確保を行う.

まず素早くチェックすること

1 バイタルサイン，A・B・C.
2 Cushing（クッシング）現象(高血圧，徐脈，脈圧増加)．
3 神経学的所見.
4 瞳孔の左右差.
5 偏視の有無.

これで診断確定！

1 頭部 CT（図 3）.

2 占拠性病変.

3 中心線偏位（midline shift）.

4 脳溝や基底槽の消失.

ER での治療

1 15 ～ 30°ギャッジアップによる頭部挙上.

2 血圧コントロール.
収縮期血圧 150 mmHg 以上なら，140 mmHg 未満に積極的に降圧すること．積極的降圧が死亡などの重大な有害事象を増加させないことが INTERACT2（intensive blood pressure reduction in acute cerebral hemorrhage trial 2）で示された.
投与例：
・ペルジピン®2 mg IV，15 ～ 30 分毎.
・アプレゾリン®（ヒドララジン）10 ～ 20 mg IV，15 ～ 20 分毎.

3 頭蓋内圧コントロール.
脳圧亢進を伴う大きな脳出血ではグリセオール®（濃グリセリン）200 mL DIV を考慮する．投与量は脳神経外科医と相談する.

専門医にコンサルト

1 出血を認めれば脳神経外科医にコンサルトする.

1）直径 3 cm 以上の血腫.
2）脳幹部圧迫所見.
3）脳室穿破.

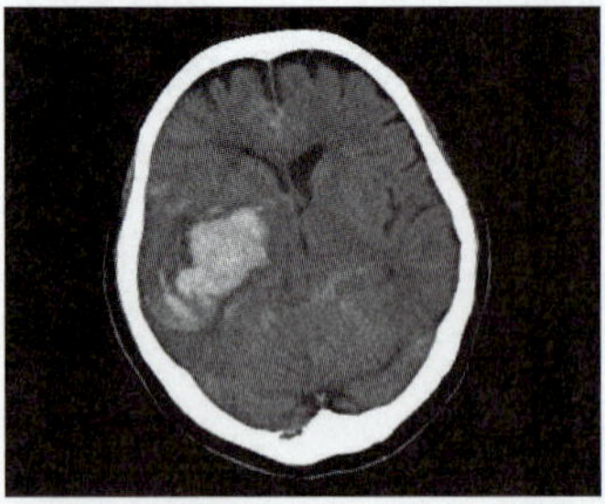

図 3 頭部 CT

4) midline shift の存在.

2 とくに上記 CT 所見では手術（内減圧，外減圧）が必要になることが多い.

C 脳梗塞

ポイント

①脳梗塞ではむやみに血圧を下げてはならない.
②病歴，神経学的所見をとる際には「利き手」を確かめる.

まず素早くチェックすること

1 バイタルサイン，A・B・C.

2 脳卒中および一過性脳虚血発作の既往，糖尿病，喫煙歴，心房細動，アルコールおよび薬物依存，経口避妊薬服用の有無，全身の神経学的所見，頭部血管雑音の理学所見.

これで診断確定！

1 頭部 CT.

2 明らかな低吸収域が出現するまでに 6 時間かかるが，早期虚血変化（early CT sign）〔皮髄境界の消失（▼），レンズ核の不明瞭化，脳溝の狭小化，中大脳動脈の高吸収化（⬇）〕は発症後 3 時間でも確認できることがある（図 4，5）.

3 頭部 MRI：拡散強調画像（diffusion weighted image：DWI）であれば，発症後 30 分～ 1 時間でも細胞性浮腫を高信号（➡）として描出しうる（図 6）.

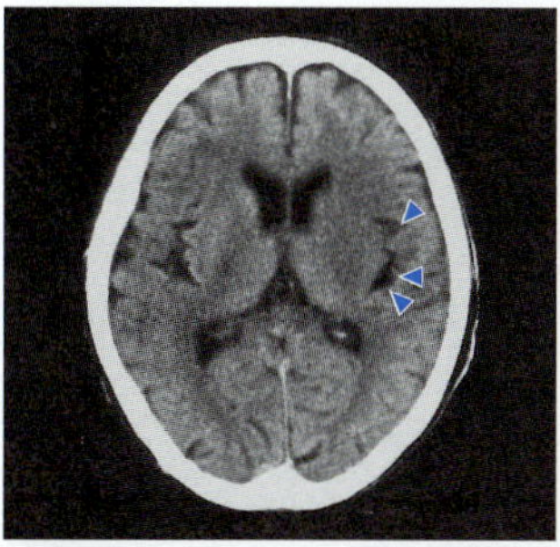

図 4 頭部 CT

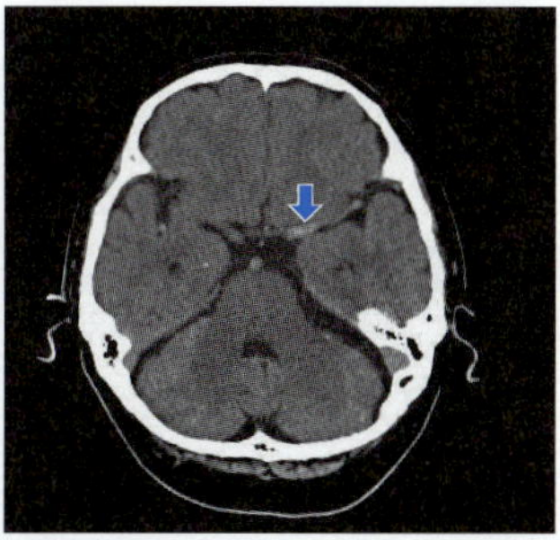

図 5 頭部 CT

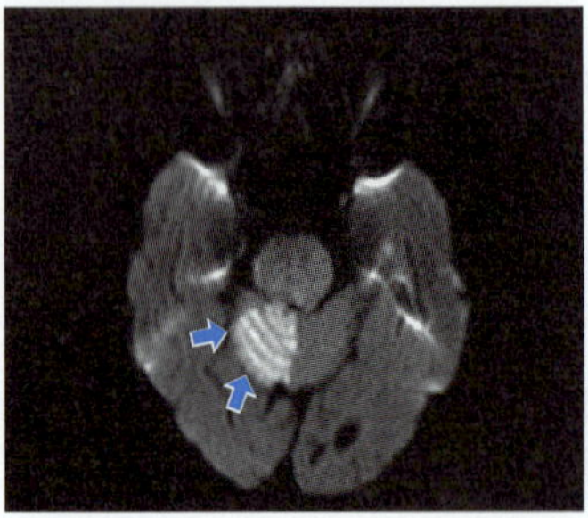

図6 頭部MRI

ERでの治療

1 血圧：脳梗塞急性期には，積極的な降圧治療は原則として行わない．ただし，下記に示す著しい高血圧に対しては降圧治療を行う（脳卒中治療ガイドライン2015年）．

1）220/120 mmHg以上の時は降圧薬を使用するが，慎重に行うこと．

2）t-PAによる血栓溶解療法が予定される場合は，収縮期血圧185 mmHg未満，拡張期血圧110 mmHg未満に静脈投与による降圧が推奨される．

3）使用薬剤例：
ペルジピン®（1 mg）1 ～ 2 mL IV．
アプレゾリン®10 ～ 20 mg IV，15 ～ 20分毎．急激な血圧低下の可能性があるため，ニフェジピンカプセルの舌下投与は用いない．

2 t-PAによる血栓溶解療法：以下の条件を満たせば考慮する．

1）発症から4.5時間以内．

2）臨床的に脳卒中と診断されている．

3）頭部CTで出血または広範な早期虚血変化を認めない．

4）凝固異常がない．

5）3カ月以内に脳卒中や頭部の重篤な外傷の既往がない．

専門医にコンサルト

臨床的，画像的に脳梗塞が疑われれば，迅速に神経内科医にコンサルトする．

D 脳炎

ポイント

①ウイルス性脳炎には 2 種類ある.
②節足動物が媒介するウイルス性脳炎(日本脳炎, 西ナイルウイルスなど)と人から人に広がるウイルス性脳炎(ヘルペス脳炎)がある.
③独特の症状を示す狂犬病以外は, 通常, 診断確定は困難である.

まず素早くチェックすること

1 A・B・C. 発熱, 頭痛, 意識障害, 嘔吐の有無.

2 エンテロウイルス：髄膜炎の原因となることは多いが, 脳炎に至るものは少ない. 上気道症状が先行することが多い.

3 ヘルペスウイルス：末梢または脳神経に侵入する. T 細胞が初期の免疫反応において重要であるため, 細胞免疫機能不全者においては重篤化する危険性がある.

1) 単純ヘルペス(herpes simplex virus：HSV)：典型的には側頭葉を障害し, 人格変容, 幻覚, 無言症, 巣症状を認める. 10 ～ 30 % が治療終了後 1 週間から 3 カ月の間に再発の可能性あり. 通常, 水疱は認めない.
- HSV1 型：脳炎をきたすヘルペスでもっとも多い.
- HSV2 型：脳炎よりも髄膜炎をひきおこすことが多く, 性器ヘルペスの既往がないことも多い.

2) 水痘－帯状疱疹(varicella zoster virus：VZV)：通常は免疫不全者におこる. デルマトームに沿った発疹, 血管炎.

3) EB ウイルス・サイトメガロウイルス：通常は免疫不全者におこる.

4 流行性耳下腺炎：脳炎よりも髄膜炎の方が頻度は高い. 発熱, 嘔吐, 耳下腺または他の唾液腺の腫大.

5 フラビウイルス：初期症状はほぼ無症状か軽度の発熱であることが多い.

1) 西ナイル熱：関節痛, 発疹, 発熱, 40 % で脳髄膜炎を合併. 蚊が媒介し, 西アジア, 中東, ヨーロッパ, アフリカ, アメリカ北部に多い.

2) 日本脳炎：ときに腹痛, 悪心, 嘔吐, 髄膜炎よりも脳炎の症状が優位である. 蚊が媒介し, 南アジアに多い.

3) デング熱, 黄熱病：まれに脳炎を発症する.

6 狂犬病脳炎：恐水症(水を見るだけで咽頭がけいれんする),

頻呼吸，昏睡，自律神経機能不全，下垂体機能不全.

7 インフルエンザ脳症：インフルエンザに続発する脳炎．迅速診断キット，頭部 CT，MRI で診断．抗インフルエンザ薬で治療する.

これで診断確定！

1 造影 CT による脳浮腫低吸収病変，MRI T_2 強調画像による高信号病変．ただし，画像検査は正常であることも多い.
2 単純ヘルペス脳炎では，脳波で感染した側頭葉領域に棘波を認めることがある.
3 腰椎穿刺にて髄液の細胞所見ではリンパ球優位な変化.
4 急性期と回復期のウイルスの血清 IgM，IgG 抗体価測定.
5 ヘルペス脳炎の場合には，病初期の髄液を用いた PCR 法が感度，特異度ともに高い.

ER での治療

1 単純ヘルペス I 型とインフルエンザ脳症以外は特定の治療法はない.
2 ただし，ヘルペス脳炎は治療が遅れると予後不良であるため，疑われればゾビラックス®(アシクロビル)（10 mg/kg IV，8 時間毎）を開始する.

専門医にコンサルト

A･B･C を確保し，脳炎を疑ったら神経内科医にコンサルトする.

E 髄膜炎

ポイント

①高齢者や免疫不全の患者では高熱を認めないことがある.
②疑わしい場合，必ず腰椎穿刺が必要である.

まず素早くチェックすること

1 発熱，頭痛，嘔吐.
2 頸部硬直，Kernig（ケルニッヒ）徴候.
3 光線過敏.
4 けいれん，麻痺などの局所神経症状.

表2 各種髄膜炎における髄液所見

	正常	細菌性髄膜炎	ウイルス性髄膜炎	結核性髄膜炎	真菌性髄膜炎
細胞数(/mm^3)	0～5	＞1,000	＜1,000	100～500	100～500
多核球(%)	0～15	＞80	＜50	＜50	＜50
リンパ球(%)	＞50	＜50	＞50	＞80	＞80
髄液糖/血糖比	0.6	＜0.4	0.6	＜0.4	＜0.4
蛋白(mg/dL)	15～45	＞150	50～100	100～500	100～500
初圧(mmH_2O)	60～150	＞200	＞60	＞200	＞200

これで診断確定！

腰椎穿刺(脳ヘルニアの徴候がある場合は禁忌).

1) 必ずしも全例で頭部CTを行う必要はない．意識障害，神経巣症状，けいれん発作，乳頭浮腫，免疫不全患者，60歳以上では頭部CTが推奨される．ただし，頭部CTのために治療開始が1時間以上遅れる場合にはこの限りでない．
2) 初圧を必ず測定すること．200 mmH_2O 以上であれば測定を中止し，速やかに髄液を4セット採取する(培養，グラム染色，細胞数，墨汁染色またはPCR)(表2)．
3) グラム染色は細菌性髄膜炎の1/4で菌体が発見できないといわれており，グラム染色で菌体が発見できなくても臨床的に疑わしい場合は最後まで疑うこと(図7)．

ERでの治療

臨床症状から細菌性髄膜炎が疑われ，中枢神経症状あるいは脳ヘルニア徴候を認める場合は，血液培養2セットを採取した後に確定診断を待たずに治療開始する．

1) 抗菌薬投与直前または同時にデカドロン®(デキサメタゾン)0.15 mg/kg DIV，6時間毎，2～4日間．
2) 抗菌薬投与例：ロセフィン®(セフトリアキソン)2 g DIV，12時間毎．または
セフォタックス®(セフォタキシム)2 g DIV，4時間毎(腎機能正常の場合)．
免疫低下によりリステリア感染のリスクがある場合は，ビクシリン®(アンピシリン)2 g DIV，4時間毎を追加する．
3) 髄膜炎菌性髄膜炎の患者と密接に接触した医療関係者と家族には，2～3日以内にリファジン®(リファンピシン)の予防的投与を開始する．14日以降では効果がないとされている．

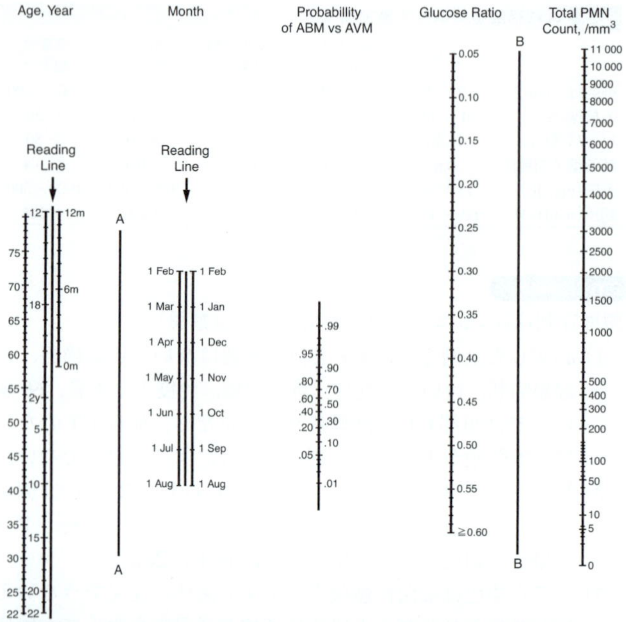

図 7　細菌性髄膜炎である可能性はウイルス性髄膜炎である可能性と比べてどれくらいか？

ステップ 1：年齢と発症した月をプロットし，直線でつないで A 線と重なった地点を①とする．
ステップ 2：髄液 / 血液糖濃度比と髄液中多核球数をプロットし，直線でつないで B 線と重なった地点を②とする．①と②をつないで probability をみる．
（Spanos A, et al.: Differential diagnosis of acute meningitis. An analysis of the predictive value of initial observations. *JAMA* 1989; 262 : 2700-2707）

投与例：リファジン®600 mg PO，12 時間毎，2 日間．または成人ならシプロキサン®(シプロキサシン)500 mg PO，1 回のみ．

専門医にコンサルト

初期診療終了後，速やかに神経内科医にコンサルトする．

脳保護のための初期治療

脳保護のためには，頭蓋内病変に加えて頭蓋外因子による二次性脳損傷を最小にすることが重要である．

①気道管理

気管挿管が必要なときは，鎮静薬や筋弛緩薬を使用して脳圧を上げない工夫をする．

②呼吸管理

SpO_2 ＞ 95 %，PaO_2 ＞ 80 mmHg，$PaCO_2$，P_{ETCO2} は 35 ～ 45 mmHg（脳圧亢進時は 30 ～ 35 mmHg）．

③循環管理

SBP ＞ 120 mmHg，MAP ＞ 90 mmHg，

CPP ＞ 60 ～ 70 mmHg，Hb ＞ 10 g/dL．

多くの降圧薬は脳血管床を拡張して脳圧を上げるので，慎重投与が必要である．Ca 拮抗薬であるヘルベッサー®（ジルチアゼム）は脳圧への影響が少ない．

④切迫脳ヘルニア

20 % マンニットール（D-マンニトール）200 ～ 300 mL DIV により ICP ＜ 25 mmHg に維持する．

（田中研三）

2 胸痛・背部痛

A 急性冠症候群

ポイント

①来院から10分以内に症状の確認，心電図検査，トロポニンを含む採血を施行.
② ST上昇があれば即循環器内科コールもしくはPCI可能な施設への搬送を考慮.
③高齢者の不定愁訴では鑑別にあげる.

まず素早くチェックすること

1 患者は安定しているか.
気道→呼吸→循環→意識の順で評価しながらバイタルサインを把握する．異常があるときには酸素投与，持続モニター，静脈ラインを確保する．確定診断よりも蘇生を優先する.

2 12誘導心電図.

3 焦点を絞った迅速な病歴聴取.

1) 発症様式と痛みの性状：典型的には急性発症する．疼痛の性状としては，「内臓痛」に分類される．痛みの局在がはっきりしない鈍痛で，明らかな圧痛や呼吸誘発がない．患者は圧迫感や絞扼感と表現し，疼痛として認識していないこともあるので注意する.
2) 持続時間：疼痛の持続時間を把握することにより，梗塞か虚血かの鑑別を行う.
3) 放散痛と随伴症状：顎や肩(両側)への放散痛，呼吸苦，冷汗，悪心・嘔吐などの症状は急性冠症候群にしばしば随伴する.
4) 虚血性心疾患の危険因子(虚血性心疾患の一次予防ガイドライン2012年改訂版)．年齢(男性45歳以上，女性55歳以上)，冠動脈疾患の家族歴，高血圧，糖尿病，脂質異常症，喫煙歴，肥満，慢性腎臓病，精神的・肉体的ストレス.

これで確定診断！

1 診断基準
①症状，②心電図変化，③血中トロポニン値上昇の3項目中2項目以上を満たす．1項目のみでも「ACS疑い」であり除外はできない.

表 1 誘導から考える梗塞部位

	I	II	III	aVR	aVL	aVF	V1	V2	V3	V4	V5	V6	V3R	V4R	責任冠動脈
前壁梗塞								+	+	+					LAD
前壁中隔梗塞							+	+	+	+					LAD
広範前壁梗塞	+				+		+	+	+	+	+	+			LAD
側壁梗塞	+				+						+	+			LCX (LAD)
下壁梗塞		+	+			+									RCA (LCX)
後壁梗塞								*	*						LCX
右室梗塞		(+)	(+)			(+)	+						+	+	RCA
心尖部梗塞		+	+			+				+	+	+			LAD

＋：12 誘導心電図で ST 上昇，異常 Q 波，冠性 T 波のみられる誘導．
異常 Q 波＝40 ミリ秒（1 mm）以上の Q 波，Q/R ＞ 1/3，QS 波も含む
冠性 T 波＝下行脚と上行脚が対称形で，鋭く深い T 波
*：R 波増高　LAD：左前下行枝，LCX：左回旋枝，RCA：右冠動脈

2　12 誘導心電図検査．

1）ST 上昇型心筋梗塞（ST-segment elevation myocardial infarction：STEMI）：胸部症状に伴う以下の心電図所見を認めるときに STEMI と診断する（表 1）．

・2 つ以上の隣接した胸部誘導で 1 mm 以上の ST 上昇．
・2 つ以上の隣接した四肢誘導で 1 mm 以上の ST 上昇．
・新規の左脚ブロックを認める．

※心電図変化なし，もしくは前胸部誘導の ST 低下では後壁の STEMI を疑い背側部誘導（$V_{7\sim9}$）を記録する．

2）非 ST 上昇型心筋梗塞（non-ST elevation acute coronary syndrome：NSTE-ACS）：胸部症状に伴う以下の所見を認めるときに NSTEMI と診断する．

・2 つ以上の連続した胸部誘導で 0.5 mm 以上の ST 低下または陰性 T 波．
・2 つ以上の隣接した四肢誘導で 0.5 mm 以上の ST 低下または陰性 T 波．
・心筋逸脱酵素の異常高値．

3）右室梗塞：II，III，$_aV_F$，V_1 の ST 上昇で疑う．下壁梗塞が疑われる場合には V_{3R}，V_{4R} を記録し，ST 上昇があれば右室梗塞と診断する．

4）既知の左脚ブロックがある場合の心電図診断（Sgarbossa（スガルボッサ）の基準）：以下の 3 項目の合計点数が 3 点以上であれば心筋梗塞の可能性が高い．

・QRS と同方向への 1 mm 以上の ST 上昇：5 点.
・QRS と反対方向への 5 mm 以上の ST 上昇：2 点.
・V_1 ～ V_3 での ST 低下：3 点.

5) 不安定狭心症：病歴診断で，以下のいずれかに該当する場合.
・狭心痛が 20 分以上持続.
・狭心痛の頻度が以前より増えている.
・新規発症の狭心痛である.
・狭心痛が安静時に出現する.

3 心筋逸脱酵素の測定.

CK，CK-MB，トロポニンをセットで測定する．心筋梗塞発症から 6 時間以内ではトロポニンが陰性になることがある．疑わしい症例では発症から 6 ～ 12 時間の間に再測定する．高感度トロポニンであれば 2 時間後の再測定でもよい．症状が 12 時間以上継続しているがトロポニン陰性であれば心筋梗塞は除外できる.

4 経胸壁心エコー.

エコーでは冠動脈支配に一致した壁運動異常が観察できるだけでなく，心筋梗塞の合併症である急性僧帽弁閉鎖不全症，心室破裂，心内血栓などが評価できる．しかし，傷害された心筋が全体の 20 % 以下であれば壁運動異常が出現しない．また，心臓の描出と結果の解釈には一定の経験を要する.

ER での治療

1 MONA(Morphine，Oxygen，Nitroglycerin，Aspirin)の語呂合わせで覚える.

1) Morphine(モルヒネ)：モルヒネ 3 ～ 5 mg を 1 分以上かけて IV．必要に応じて 5 分以上あけて同量投与．もしくはレペタン 0.2 mg を緩徐に IV し，必要に応じて 20 分以上あけて同量の追加投与が可能.

2) Oxygen(酸素投与)：SpO_2 ＜ 94 % で投与を行う．過剰な酸素投与は避ける.

3) Nitoglycerin(ニトログリセリン)：ニトロペン®舌下錠(0.3 mg)かミオコール®スプレー（1 噴霧 0.3 mg)を投与する．必要に応じて 3 ～ 5 分毎に 3 回まで繰り返し投与可．低血圧，徐脈，頻脈，バイアグラ®(シルデナフィル)，ニ

表2 TIMIリスクスコア

1. 65歳以上
2. 3つ以上の虚血リスク：男性・50歳未満の男性近親者で心筋梗塞発症歴・喫煙・高血圧・糖尿病・高コレステロール血症
3. 過去1週間以内のアスピリン服用歴
4. 過去24時間以内に2回以上の狭心痛
5. 来院時心電図でのST上昇
6. 虚血マーカー上昇
7. 50％以上の冠動脈狭窄

5つ以上あてはまる………高リスク群
3～4つあてはまる………中等度リスク群
0～2つあてはまる………低リスク群

トロ製剤を既に内服している場合は禁忌.

4) Aspirin（アスピリン）：アスピリン160～325 mgを噛み砕いてPO. 経皮的冠動脈インターベンション（percutaneous coronary intervention：PCI）を行う症例に対しては，プラビックス®（クロピドグレル）300 mgもしくはエフィエント®（プラスグレル）20 mgの投与を考慮する.

5) MONAに従い治療をしながら，早期に専門医へコンサルト：循環器内科医とともに経皮的冠動脈インターベンション，冠動脈バイパスグラフト術，血栓線溶療法の適応を検討する.

2 NSTE-ACSの対応.

TIMI（thrombosis in myocardial infarction）リスクスコア（表2）を参考に，治療方針を循環器内科医とともに検討する. TIMIリスクスコアとは，14日以内の急性心筋梗塞の発症リスクを評価するためのスコアである.

3 ACSの診断基準を満たさない場合でも症状から疑わしくリスクが高い場合は循環器内科医に相談する.

B 胸部大動脈解離

ポイント

①胸背部痛を訴える患者では必ず，本疾患を考慮し除外する.
②突然の血圧低下では胸腔内破裂か心タンポナーデを疑う.
③解離部位により多彩な症状を呈する.
Valsalva（バルサルバ）洞：急性冠症候群（虚血性心疾患の診断で診療を終わらせない）.

腕頭動脈：片麻痺（あわてて頭部 CT へ駆け込まない）.
肋間動脈（大前根動脈）：下肢の対麻痺（あわてて脊髄 MRI へ駆け込まない）.
上腸間膜動脈：広範な腸管壊死.
腎動脈：急性腎機能障害.

まず素早くチェックすること

1 患者は安定しているか.
気道→呼吸→循環→意識の順で評価しながらバイタルサインを把握する．脈拍は必ず両側上下肢で触診する.

2 焦点を絞った迅速な問診.
1）発症様式：多くは突然の激しい痛みで発症する．約 6 % の割合で，疼痛を伴わない大動脈解離があるとの報告がある.
2）疼痛部位：胸背部痛が典型的であるが，頸部や腹部に疼痛が放散することもしばしばである.
3）疼痛の性状：鋭く引き裂かれるような痛み.
4）随伴症状：呼吸苦，発汗，失神，四肢のしびれや麻痺.
5）大動脈解離の危険因子：
・高血圧，男性，25 週以降の妊婦，既知の大動脈瘤，二尖弁.
・冠動脈バイパス術後，弁置換術後，人工血管置換術後.
・高安病などの血管炎疾患，Marfan（マルファン）症候群などの結合組織疾患.
・梅毒，結核の既往.

3 12 誘導心電図と胸部 X 線検査.
胸痛患者の 12 誘導心電図で虚血性変化がなければ，大動脈解離の診断に近づく．しかし，II，III，$_{a}V_{F}$ の ST 上昇や，完全房室ブロックを認める場合は右冠動脈解離を合併している可能性があるため，問診から大動脈解離を疑うときには，心電図で虚血性変化を認めたとしても，急性冠症候群の診断に終わらずに大動脈解離の精査を進める．胸部 X 線検査では，上縦隔の拡大の有無，血管壁に沿わない大動脈の石灰化，胸水貯留の有無を検索する．しかし，胸部 X 線検査の感度そのものが低いために，上記の所見がなかったとしてもそれを否定することはできない.

これで確定診断！

1 大動脈 CT（図 1）.

感度，特異度ともに90％以上．大動脈解離の診断だけでなく，解離腔の範囲を評価しStanford（スタンフォード）分類のタイプを決定する（図2）．CTの普及率からも救急現場での診療には欠かせないが，造影剤腎症の危険性は忘れてはならない．

2 経食道心エコー（図3）と経胸壁心エコー．

いずれもポータブル検査として施行することができ，検査時間も数分を要するのみである．しかし，解離腔の描出とエコー画像の評価には一定の経験を要する．また，経食道心エコーではしばしば鎮静剤投与を要する．循環動態が不安定な患者に対する鎮静は難しい．経胸壁心エコーでは，下行大動脈の評価が困難であるが，弁膜症，心不全，心タンポナーデ，胸水などの迅速な評価には適している．

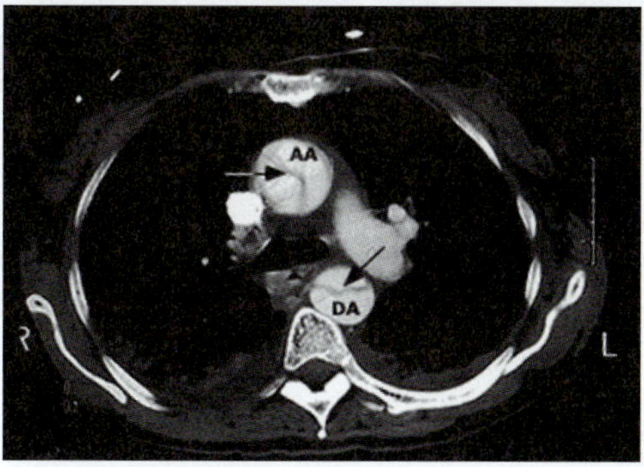

図1 胸部大動脈解離のCT画像

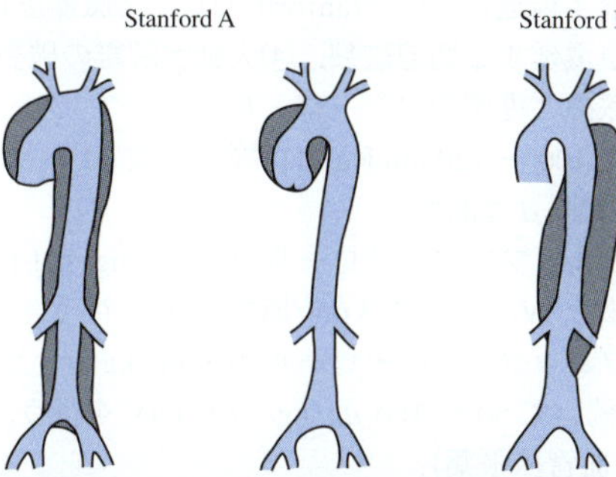

図2 Stanford分類

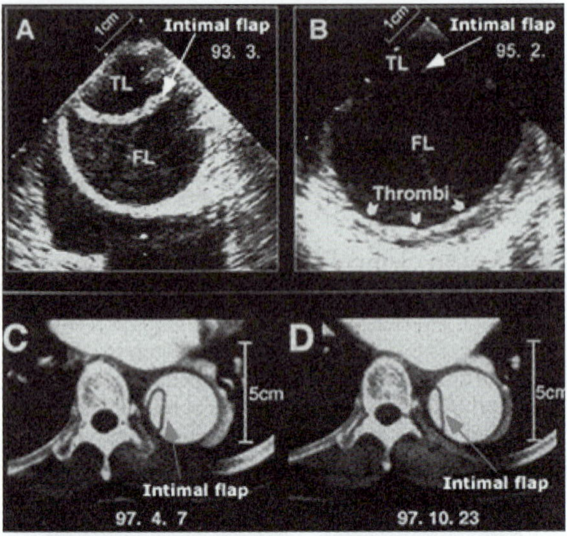

図3 胸部大動脈解離の経食道心エコー像とCT

3 大動脈MRI(図4).
検査に時間を要するだけでなく，検査中のモニタリングはやや困難である．循環動態が急変しうる急性大動脈解離の検査としては適さない．

ERでの治療

1 早期に専門医へコンサルトする.
心臓血管外科とともに緊急手術の適応を判断する.
- 一般的な手術適応：① Stanford A型，②臓器虚血を伴う，③疼痛が遷延する切迫破裂，④大動脈解離の破裂.

2 血圧と脈拍と疼痛のコントロール.
目標血圧100 ~ 120 mmHgと目標脈拍数60 ~ 80回/分.

1) 第1選択薬(β遮断薬).
- インデラル®(プロプラノロール)1 ~ 10 mgを1 mg/分を超えないようIV．続いて3 mg/時でDIVを行う.
- ブレビブロック®(エスモロール)0.5 mg/kgを1分以上かけてIV．続いて50 ~ 100 μg/kg/分でDIVを行う.

2) 代替薬(血管拡張薬).
- ワソラン®(ベラパミル)2.5 ~ 5 mgを2分かけてIV．必要

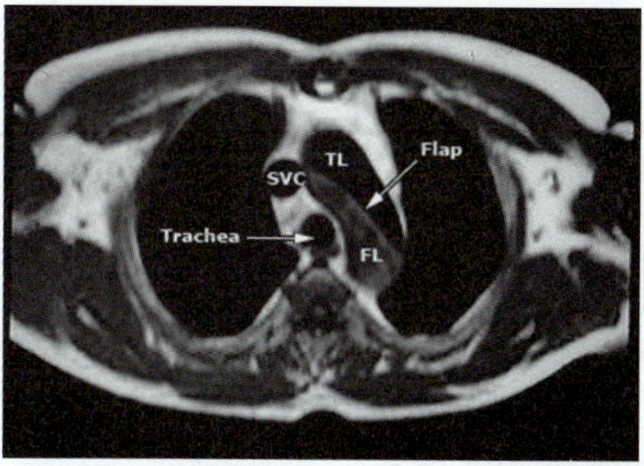

図4 胸部大動脈解離のMRI画像

に応じて5～10 mgを15～30分ごとにIV．最大投与量は20 mgまでとする．

・ヘルベッサー®（ジルチアゼム）15～20 mg（0.25 mg/kg）を2分間かけてIV．必要に応じて15分以上あけて20～25 mg（0.35 mg/kg）を2分間かけてIV．維持投与量としては5～15 mg/時．

・ニトプロ®（ニトロプルシド）0.25～0.5 μg/kg/分よりDIVを開始し5分毎に増減する．通常は5 μg/kg/分までとされ，10 μg/kg/分まで増量可．

3）鎮痛剤．

モルヒネ3～5 mgを1分以上かけてIVし，必要に応じて同量の投与を5分以上あけて繰り返す．もしくはレペタン®（ブプレノルフィン塩酸塩）0.2 mgを緩徐にIVし，必要に応じて20分以上あけて同量の追加投与が可能．

C 心筋炎

ポイント

①鑑別疾患に心筋炎がなければ診断に至ることはない．
多様な症状を示す非常にまれな疾患であるが，致死的な経過を辿ることもある．まれな疾患であるがゆえに鑑別疾患リストからこぼれがちになる．

②心血管リスクの低い若年患者（20～50歳）の胸部症状で積極的に疑う．

心不全徴候，心膜刺激による胸痛，不整脈などでは心筋炎を疑って，血液検査，心電図，心エコー，MRIなどの画像診断を行う．

③心筋梗塞との鑑別が困難な場合は，心筋梗塞としての治療を進める．

心筋梗塞の治療を開始しながら，多岐にわたる心筋炎の原因疾患のスクリーニングを行う．心筋炎は冠動脈に病変が及ぶことはない．したがって，冠動脈造影検査で正常冠動脈であれば，やはり心筋炎を疑う．

まず素早くチェックすること（表3）

1 患者は安定しているか．

気道→呼吸→循環→意識の順で評価しながらバイタルサインを把握する．異常があるときには酸素投与，持続モニター，静脈ラインを確保する．確定診断よりも蘇生を優先する．

2 焦点を絞った迅速な問診．

1）先行するかぜ症状の有無：1カ月以内の上気道炎および消化器症状の有無を確認する．心筋炎の多くはウイルス感染により発症し，エンテロウイルス(コクサッキーB群)，アデノウイルス，パルボウイルスB19などが原因となる．訴えが困難な乳幼児では，発疹性熱病での説明のつかない頻脈から心筋炎を疑う．

2）心血管系疾患の既往歴と家族歴：川崎病，膠原病，拡張型心筋症，不整脈，突然死などについても問診する．

3）内服薬とワクチン接種：常用薬の確認だけでなく，近日中の内服量と内容の変更についても問診する．近日中のワクチン接種の有無についても確認しておく．

3 12誘導心電図と胸部X線検査．

心電図検査で不整脈，虚血性変化，非特異的な変化の有無を検索する．胸部X線検査では心拡大と肺水腫(心不全徴候)の有無に着目し評価する．

これで確定診断！

確定診断は，病歴および身体所見にはじまり，心電図，胸部X線検査，心筋逸脱酵素測定，心エコー，核医学検査，心筋MRI，ウイルス検査，心筋生検の総合的な評価に基づいて行う．以下

表 3 心筋炎の分類

病因分類		臨床病型分類	組織分類(心筋生検)
ウイルス	アレルギー	劇症型心筋炎	リンパ球性心筋炎
細菌	自己免疫性疾患	急性心筋炎	巨細胞性心筋炎
真菌	膠原病	慢性遷延性心筋炎	好酸球性心筋炎
リケッチア	川崎病	慢性不顕性心筋炎	肉芽腫性心筋炎
スピロヘータ	サルコイドーシス		
原虫や寄生虫	放射線		
薬物やワクチン	特発性		

に救急診療で施行可能な検査に絞り解説する.

1) 12 誘導心電図：正常心電図から心室細動まで多彩な変化を呈するが，多くの症例では洞頻脈や非特異的な ST 変化を認める.
2) 胸部 X 線検査：心拡大と肺水腫(心不全徴候)の有無に着目し評価する.
3) 心筋逸脱酵素測定：心筋壊死を伴う症例では，それを反映し心筋逸脱酵素は上昇する.
4) 心エコー：救急現場ではもっとも多用される検査である. 劇症型と急性心筋炎では，左室収縮障害を認めることが多く，エコーでそれを描出することができる.
5) 心臓 MRI：心筋炎の非侵襲的検査として重要な位置を占める. T_2 強調画像では炎症部位に一致する所見を認め，炎症の範囲の評価にも有用性が高い.

ERでの治療

心筋炎ではその原因にもよるが，補助療法がおもな治療となる. 救急現場での治療は，気道→呼吸→循環の安定化である. 専門家とともに人工呼吸器管理や体外循環の必要性を迅速に判断する.

(北井勇也)

3 動悸

A 頻脈性不整脈

ポイント

①安定した頻脈か不安定な頻脈かをただちに判断する．
不安定であれば蘇生を最優先とし，治療アルゴリズム（図1）に従い同期電気ショックを遅らせない．不整脈の心電図診断よりも循環動態の評価と安定化が重要である．

②判断に迷う幅の広いQRS波をみたら，心室性不整脈として対応する．
幅の広いQRS群は一般的に心室性不整脈と考えるが，変行伝導や脚ブロックを伴う上室性頻拍では幅の広いQRS群となる．判断に迷うときには心室性不整脈として，躊躇することなく治療を進める．

③不整脈の原因検索と原因に対する治療を忘れない．
6 Hsと5 Tsに従って原因検索を行い，輸液による脱水補正，電解質補正，内視鏡下の止血術，PCIなど原因に対する治療を迅速に行う．

まず素早くチェックすること

1 循環動態は安定しているか．
 1）頻脈による呼吸苦，胸痛，悪心，脱力などの自覚症状の有無．
 2）低血圧，意識障害，冷汗などのショック徴候の有無．

2 12誘導心電図を記録する．
 1）心拍数＞100/分．
 2）QRS群の幅は狭いか（0.12秒未満）広いか（0.12秒以上）．
 3）R-R間隔が規則的か，不規則か．

これで確定診断！

12誘導心電図で不整脈診断を行う．頻脈性不整脈の種類は以下のとおりである．
洞頻脈，心房細動，心房粗動，上室性頻拍，多源性心房頻拍，単形性心室頻拍，多形性心室頻拍，不確かな幅が広いQRS群の頻拍．

ERでの治療（図1）

1 迷走神経刺激．
 1）頸動脈マッサージ．

両側頸動脈が良好に触知でき，血管雑音ないことを確認．
片方の頸動脈洞部を数秒間圧迫．5 ～ 10 秒毎に繰り返す．

2）Valsalva（バルサルバ）法．
深く息を吸った後，息を吐き出す際に怒責させる．

2 電気ショック．

1）同期電気ショックのエネルギー量．

二相性　100 ～ 120 J〔心房粗動・発作性上室頻拍（PSVT）：50 J〕

単相性　心房細動：100 J（持続性では 360 J）
　　　　単形性心室頻拍：100 J
　　　　心房粗動・PSVT：50 J

2）非同期電気ショックのエネルギー量．

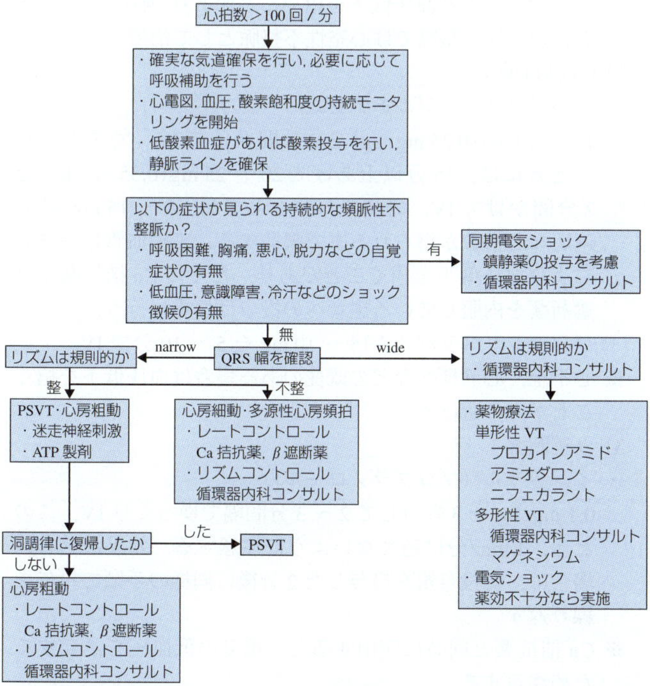

図 1　頻脈性不整脈の診断と治療アルゴリズム

（American Heart Association：ACLS プロバイダーマニュアル（日本語版）AHA ガイドライン 2010 準拠．シナジー，2010 および日本救急医学会（監修）：救急診療指針　改訂第 4 版．へるす出版，2011：48-52 より作成）

多形性心室頻拍，WPW 症候群＋心房細動
二相性　推奨エネルギーで実施．不明な場合は 150 ～ 200 J
単相性　360 J

3 おもな使用薬剤と投与量．

1) ATP(アデノシン三リン酸)：初回投与量として 5 ～ 10 mg を 1 ～ 3 秒で急速静注し，20 mL の生理食塩水の IV を行い後押しする．効果が乏しい場合は，1 ～ 2 分後に同様の手順で 10 ～ 20 mg 投与．さらに必要なときには，1 ～ 2 分後にさらに 10 mg 急速静注を行う．副作用として一過性の皮膚紅潮，胸痛，短時間の心静止などがある．テオドール®(テオフィリン)服用者では効果が出にくいことがあり，ペルサンチン®(ジピリダモール)やテグレトール®(カルバマゼピン)服用者では投与量を減らす必要がある．心室頻拍に対し投与すると血圧低下を招くことがあり，幅が広い QRS 群の頻脈性不整脈では心室性不整脈として治療を行う．

2) Ca 拮抗薬：

・ヘルベッサー®(ジルチアゼム)．
15 ～ 20 mg(0.25 mg/kg)を 2 分間かけて IV．効果が乏しいときには，15 分以上あけて 20 ～ 25 mg(0.35 mg/kg)を 2 分間かけて IV．維持投与量としては，5 ～ 15 mg/時で適切な心拍数が得られるまで調節する．末梢血管拡張作用により血圧低下を招くことがあり，とくに Ca 拮抗薬や β 遮断薬を内服している患者への投与は慎重に行う．

・ワソラン®(ベラパミル)5 ～ 10 mg を 5 ～ 10 分で IV．

※ 心不全，心筋梗塞などの既往のある場合は血圧低下を招くことがあり避ける．

3) β 遮断薬：

・インデラル®(プロプラノロール)．
0.1 mg/kg を 3 等分して 2 ～ 3 分間隔でゆっくり IV．このとき，1 mg/分は超えないように注意する．効果が乏しい場合は，総投与量を投与した 2 分後に同様の手順で投与を繰り返す．

※ Ca 拮抗薬と同時に使用すると，重度の低血圧を誘発するため注意する．

4) アミサリン®(プロカインアミド)：20 ～ 50 mg/分で投与．低血圧が発生，洞調律に復帰，QRS 幅延長≧ 50 %，極量 17 mg/kg に達した時点で中止．

5) アンカロン®(アミオダロン)：150 mg を 10 分間以上かけて IV(15 mg/分). 効果が乏しいときには，10 分間あけて 150 mg の投与を繰り返す．必要に応じて最大投与量 2.2 g/24 時間まで投与可．アンカロン®は間質性肺炎という重篤な副作用があるため，再発性心室細動や不安定な心室頻拍などの致死的不整脈に対して使用する．QT 延長作用があるプロカインアミドなどとは併用しない．

6) シンビット®(ニフェカラント)：0.15 ～ 0.3 mg/kg を 5 分かけて静脈内投与．

7) マグネゾール®(マグネシウム)：1 ～ 2 g を 5 分以上かけて IV.

4 不整脈の原因検索(6 Hs と 5 Ts)と原因に対する治療．

6 Hs：

① Hypovolemia(循環血液量減少)
出血による急激な循環血液量減少．内因性出血では解剖学的に胸腔，腹腔(後腹膜腔)，消化管に焦点を当て系統立った迅速な出血源検索を行う．

② Hyperkalemia and Hypokalemia(高 K 血症と低 K 血症)
透析を要する腎機能障害患者ではとくに注意を要する．電解質異常としては，K のほかに Ca や Mg の値も確認しておく．

③ Hydrogen ion(水素イオン)
肝腎不全，糖尿病性ケトアシドーシス，腸管虚血，一酸化炭素，サリチル酸などによる急激なアシドーシス．

④ Hypoxia(低酸素血症)
低酸素血症は心室の易刺激性を高め不整脈を誘発するため，迅速に補正する．

⑤ Hypoglycemia(低血糖)
ベッドサイドでの簡易血糖測定検査を行い，迅速に補正する．

⑥ Hypothermia(低体温)
低体温症はその程度により心房細動，徐脈，心室細動と多彩な不整脈を誘発する．無駄な体動は避け，迅速な復温を行う．

5 Ts：

① Thrombosis Cardiac and Pulmonary(心筋梗塞と肺塞栓症)
迅速な問診で胸痛や呼吸などの随伴症状を聴取し，12 誘導心電図解析を行う．必要に応じて心エコーや肺動脈造影 CT を行う．

② Tamponade Cardiac(心タンポナーデ)
外傷だけでなく，心筋梗塞後の心破裂や Stanford(スタンフォード) A 型大動

脈解離に合併する.

③ Toxins(薬物や毒物)

尿トライエージ，薬物の血中濃度測定，一酸化炭素濃度の測定などを必要に応じて行う.

④ Tension Pneumothorax(緊張性気胸)

人工呼吸器管理中の患者ではとくに注意する.

⑤ Trauma(外傷)

外傷による出血での急激な循環血液量の低下.

B 徐脈性不整脈

ポイント

①安定した徐脈か不安定な徐脈かをただちに判断する.

不安定な症候性徐脈であれば蘇生を最優先とし，治療アルゴリズム(図 2)に従い経皮ペーシング(transcutaneous pacing：TCP)を遅らせない．不整脈の心電図診断よりも循環動態の評価と安定化が重要である.

②不整脈の原因検索と原因に対する治療を忘れない.

6 Hs と 5 Ts に従い，原因検索を行い原因に対する治療を行う.

まず素早くチェックすること

1 循環動態は安定しているか.

1) 徐脈による呼吸苦，胸痛，悪心，脱力などの自覚症状の有無.

2) 低血圧，意識障害，冷汗などのショック徴候の有無.

2 12 誘導心電図を記録する.

1) 心拍数＜60/分.

2) P 波の有無.

3) 房室ブロックの有無とその型を同定する.

これで診断確定！

12 誘導心電図で不整脈診断を行う．徐脈性不整脈の種類は以下の通りである.

洞徐脈／洞房ブロック／洞不全症候群／1 度房室ブロック／2 度房室ブロック／Mobitz(モビッツ) I 型(Wenckebach(ウェンケバッハ) 型)／Mobitz II 型／3 度房室ブロック(完全房室ブロック).

ERでの治療 (図 2)

1 治療手順.

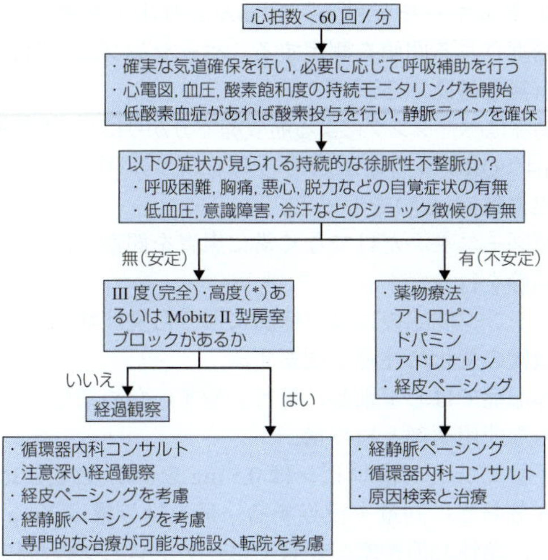

図 2　徐脈性不整脈の診断と治療アルゴリズム

＊：高度房室ブロック．3 つ以上の P 波に対して 1 つの QRS が出現する場合．

（American Heart Association：ACLS プロバイダーマニュアル（日本語版）AHA ガイドライン 2010 準拠．シナジー，2010 および日本救急医学会（監修）：救急診療指針　改訂第 4 版．へるす出版，2011：210-214 より作成）

アトロピンは常に急性徐脈性不整脈の治療に対する第 1 選択薬である．アトロピンの効果が乏しい場合，第 2 選択として TCP および陽性変時作用薬（詳細は後述）の投与を検討する．

2　TCP の適応．

1）TCP の適応は，「アトロピンの効果が乏しい不安定な症候性徐脈」である．しかし，以下の心電図所見を伴う症候性徐脈に対しては，アトロピンの効果が乏しいことから積極的に早期の TCP を検討すべきである．

2）2 度房室ブロック（Mobitz II 型）／3 度房室ブロック（完全房室ブロック）／心室補充調律を伴う徐脈／新規に発症した脚ブロック．

3　TCP の手技と実践．

1）Step1：心臓を挟むように電極パッドを装着し，ペーシング装置の電源を入れる．

Step2：デマンドレートを 60 ～ 80 回/分に設定する．

Step3：心電図モニターおよび患者を観察しながら，徐々にエネルギーを上げる．10 mA より出力を漸増し，QRS が補捉される閾値を測定する．ペーシングに同期した脈拍の有無を確認する．

※ 頸動脈はペーシングによる筋収縮で分かりにくいため避ける．
Step4：QRS の捕捉が認められるエネルギーより 2 mA 高く出力電流(mA)をセット．

2）心電図モニターだけでなく常に患者を観察し，必要に応じて鎮静を行う．

3）ペーシング開始後には，徐脈に伴う自覚症状およびショック徴候の変化に注意し観察する．

※ 低体温症では心室細動に移行しやすいため禁忌．

4 おもな使用薬剤と投与量．

1）アトロピン：アトロピンは 0.5 mg を IV，必要に応じて 3 ～ 5 分おきに同量を投与する．最大投与量は 3 mg までとする．急性心筋梗塞の患者では，アトロピン投与に伴う心拍数の増加が梗塞巣を拡大する恐れがあるため，慎重に投与する．

2）陽性変時作用薬．

・イノバン®(ドパミン)：初回は少量から投与を開始し，5 ～ 20 μg/kg/分(DIV)で反応をみながら調節する．

・ボスミン®(アドレナリン)：初回は少量から投与を開始し，2 ～ 10 μg/分(DIV)で反応をみながら調節する．

・イノバン®とボスミン®の併用は可能である．

・陽性変時作用薬を投与する前には，十分な循環血漿量を維持する．

参考文献

・American Heart Association：ACLS プロバイダーマニュアル(日本語版) AHA ガイドライン 2010 準拠．シナジー，2010
・渡辺重行，ほか：心電図の読み方パーフェクトマニュアル．羊土社，2006
・Ken Grauer，ほか：不整脈判読トレーニング．医学書院，2001
・日本救急医学会(監修)：救急診療指針　改訂第 4 版．へるす出版，2011

（北井勇也）

4 呼吸困難

A 上気道炎（かぜ症候群）

ポイント

①前庭，鼻腔，咽頭，喉頭の炎症.
②かぜはウイルスが原因であり，うがい，手洗い，保温などの対症療法が中心となる.
③起因ウイルス
　小児：RS virus，parainfluenza virus（冬はRS virus，Rota virus）
　成人：rhinovirus，corona virus，adeno virus
④鼻症状：RS virus，rhinovirus が多い.
⑤咽頭・喉頭症状，リンパ節腫脹：adeno virus，残り 10 〜 20 % は肺炎球菌，インフルエンザ桿菌，マイコプラズマ，クラミジアなど.

まず素早くチェックすること

1 症状：咳，痰，咽頭痛，鼻汁，発熱，全身倦怠感など.
2 膿性痰：緑色か黄色かを問診で確認する.
3 非定型菌感染との鑑別：リスクの高い患者に 1 週間以上の乾性咳嗽がみられるときは非定型肺炎を考える.
4 インフルエンザとの鑑別：かぜ症状に加えて筋肉痛，高熱，全身倦怠感がある（後述）.

ER での治療

1 ほとんどの患者は対症療法（安静，保温，栄養，発熱時は水分補給）で治癒する．抗菌薬投与の適応は**図 1** を参照.
2 軽症患者：PL 顆粒 3 g 分 3 PO もあるが，最近はあまり投

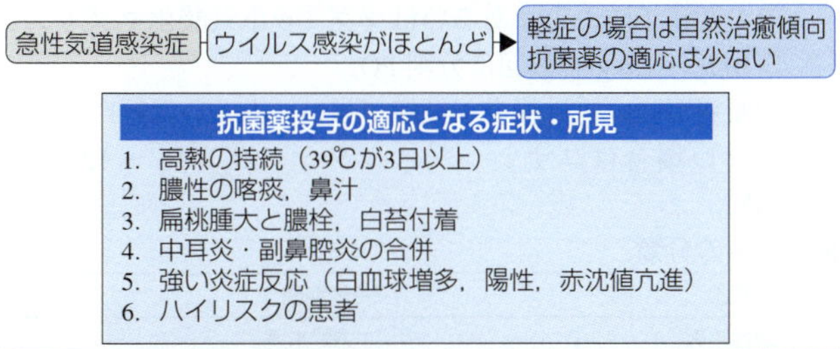

急性気道感染症
ウイルス感染がほとんど
軽症の場合は自然治癒傾向
抗菌薬の適応は少ない
抗菌薬投与の適応となる症状・所見
1. 高熱の持続（39℃が3日以上）
2. 膿性の喀痰，鼻汁
3. 扁桃腫大と膿栓，白苔付着
4. 中耳炎・副鼻腔炎の合併
5. 強い炎症反応（白血球増多，陽性，赤沈値亢進）
6. ハイリスクの患者

図 1 急性上気道炎の治療指針
（日本呼吸器学会：急性上気道炎，いわゆる“かぜ症候群”の治療方針．呼吸器感染症に関するガイドライン　成人気道感染症診療の基本的な考え方．2003 より引用改変）

与されない傾向にある.

3 鼻閉感や鼻汁に対して：ポララミン®(d-クロルフェニラミン)2 T 分 2 PO，セレスタミン®(ベタメタゾン・d-クロルフェニラミン)3 T 分 3 PO．タリオン®(ベポタスチン)† 2 T 分 2 PO，アレグラ®(フェキソフェナジン)† 2 T 分 2 PO，アレジオン®(エピナスチン)† 1 T 分 1 PO(就寝前)(いずれも抗アレルギー薬であり，花粉症や喘息にも適応あり)(†：眠気の少ない薬剤).

4 発熱，関節痛に対して：NSAIDs を使用．ただし，喘息のある患者にはカロナール®細粒(アセトアミノフェン)のほうがよい．ロキソニン®(ロキソプロフェン)3 T 分 3 PO，ボルタレン®(ジクロフェナクナトリウム)(25 mg)3 T 分 3 PO(ボルタレン®は頓用が好ましい)，カロナール®細粒(10 mg/kg×3)分 3 PO，もしくは 10 mg/kg を頓用.

5 咽頭痛に対して：迅速ストレップテストを利用．アズノール®(アズレン)やイソジン®ガーグル(ポビドンヨード)15 ～ 30 倍希釈液でうがい 1 日 3 ～ 4 回．アセトアミノフェン 1,500 mg 分 3(1 回 10 mg/kg で 50 kg であれば 1 回 500 mg)，ロキソニン®3 T 分 3 PO，ボルタレン® 3 T 分 3 PO，トランサミン®(トラネキサム酸)3 T 分 3 PO．溶連菌感染の場合(成人)，バイシリン®(ベンジルペニシリン)G 120 万単位分 3 10 日間，サワシリン®(アモキシシリン)750 mg 分 3 10 日間．ただし，ABPC であるため伝染性単核症の咽頭炎については禁忌である.

6 咳嗽に対して：メジコン®(デキストロメトルファン)3 T 分 3 PO，アスベリン®(チペピジン)3 T 分 3 PO，リン酸コデイン 20 mg 頓用あるいは 40 mg 分 2 PO．リン酸コデインでの便秘予防：カマあるいはマグミット®(酸化マグネシウム)0.5 ～ 1.0 g を数回に分割 PO.

7 咽頭痛が強い扁桃腺炎：炎症が強い，あるいは経口摂取できない場合はユナシン®(スルタミシリン)6 ～ 12 g 分 4 DIV.

8 咳嗽の分類.

分類①	持続期間
急性咳嗽	3 週間未満
遷延性咳嗽	3 週間以上，8 週間未満
慢性咳嗽	8 週間以上

分類②	喀痰の有無
乾性咳嗽：治療対象が咳嗽そのもの	喀痰を伴わない or 少量の粘液性喀痰のみ
湿性咳嗽：治療対象は気道の過分泌の減少	咳嗽のたびに喀痰をともなう

シーサール(デキストロメトルファン)15 mg 3 T 分 3，メジコン®(デキストロメトルファン)3 T 分 3, アスベリン®(チペピジン)3 T 分 3．しかし，夜間寝る時や寒い時に咳症状を呈する場合が多く，コントロールしづらい．なるべく保温を心がけてもらう．

1）咳の強い時
リン酸コデイン 20 mg 頓用，あるいは 40 mg 分 2(多用すると便秘になりやすい)．ただし積極的には投与しない．

2）百日咳
- 診断基準：14 日以上続く咳＋発作性の咳き込み，または吸気性笛声, または咳き込み嘔吐．基本的には熱発しない．
- 確定診断：発症から 4 週間以内で培養, PCR 法, LAMP 法．4 週間以降で血清診断(EIA 法)．
- ①カタル期，②痙咳期，③回復期　がある
- 抗菌薬内服は早く開始する方がよく，少なくともカタル期に内服するのがよい．エリスロマイシン 14 日間治療(長期療法)，クラリシッド®(クラリスロマイシン)7 日間治療，ジスロマック®(アジスロマイシン)3 ～ 5 日間治療(短期療法，4 日以上は保険が通らない)．

9　発熱，咽頭痛，頸部リンパ節腫大：伝染性単核球症が疑われる場合は，ペニシリン系だけでなくセフェム系抗菌薬も発疹などをおこす可能性があり，注意する．

10　漢方薬：葛根湯 18 T 分 3．感冒初期で慢性化しておらず，寒気，肩や首のこり，頭痛，鼻汁，鼻閉感などに対して効果あり．発汗作用あり．咽頭痛, 喉頭痛にあまり効果なし．麻黄湯 6 g 分 3．咳，関節痛．麦門冬湯 9 g 分 3．強い咳に対して．桂枝湯 7.5 g 分 3．香蘇散 7.5 g 分 3．虚弱な患者の風の初期に対して．

▶インフルエンザ

まず素早くチェックすること

1　症状：かぜ症状に加えて，高熱，筋肉痛，全身倦怠感．

2 インフルエンザ迅速診断キット．キットで陽性に出なくても，環境や症状，状況に応じて内服投与してもよい．早目の治療が大事である．

ERでの治療

1 抗インフルエンザ薬（発症2日以内に投与）：

1）タミフル®（オセルタミビル）

成人および37.5 kg以上の小児：75 mg 2 C 分2 PO，5日間（A型，B型インフルエンザに効果あり，腎機能に注意）．

37.5 kg未満の小児：2 mg/kg×2（ドライシロップあり）1日分2．

異常行動については証明されていないが，厚生労働省は2007年に10歳代には原則投与禁止とした．小児，未成年者に投与する場合，2日間は注意観察が必要である．

2）イナビル®（ラニナミビルオクタン酸エステル）

10歳以上：40 mg 単回吸入．

10歳未満：20 mg 単回吸入．

簡易であり，吸入ができれば年齢に制限はない．

3）ラピアクタ®（ペラミビル）

成人：300 mg DIV（15分以上かけて単回投与）1日間のみ投与．ただし，重症の場合は600 mg DIVを15分以上かけて単回投与．

小児：10 mg/kg DIV（15分以上かけて単回投与）．ただし，症状に応じて連日投与も可．

4）リレンザ®（ザナミビル水和物）10 mg（5 mg ブリスター×2）分2，5日間（A，B型に効果）．

2 インフルエンザワクチン：65歳以上のすべての人，慢性疾患をもつ患者，免疫不全の患者，アスピリン長期服用者，医療従事者に推奨．接種は1回で効力あり．

3 解熱鎮痛薬：カロナール® 10 mg/kg POが第1選択．アスピリンは脳症，Reye（ライ）症候群などを発症することがあり推奨できない．

4 インフルエンザ脳症の治療：一般的支持療法，抗ウイルス薬（タミフル®），ステロイドパルス療法，γグロブリンなど．とくに早期のステロイドパルス療法が推奨されている．けいれん重積の原因としてテオフィリンの関与が示唆されている．

B 肺炎

ポイント

①市中肺炎，院内肺炎，誤嚥性肺炎，ウイルス性肺炎か否かを考慮して診断と治療を行う．
②肺炎の重症度は PORT study（表 1）を参照．その他に日本国内では，CURB-65 がある．

まず素早くチェックすること

1 症状：発熱，咳，痰，呼吸困難，胸痛など．
2 検査：血算，生化学，赤血球沈降速度（ESR），動脈血ガス分析，尿中抗原検査．
3 画像検査：胸部単純 X 線検査，胸部 CT（図 2，3）．
4 喀痰検査：グラム染色，培養，血液培養．
5 BALF：気管支鏡下で気管支肺胞洗浄液の培養．

ERでの治療

1 保温，安静，脱水に対する輸液療法．
2 低酸素血症に対する酸素療法．

表 1 PORT study

危険度算出システム

特性	ポイント	特性	ポイント
背景		**身体所見**	
年齢：男性（50 歳超）	年齢数	精神状態の変化	＋20
女性（50 歳超）	年齢数－10	呼吸数 30/分以上	＋20
ナーシングホーム居住者	＋10	収縮期血圧 90 mmHg 未満	＋20
合併症		体温 35℃未満または 40℃以上	＋15
悪性腫瘍	＋30	脈拍数 125/分以上	＋10
肝疾患	＋20	**検査値**	
うっ血性心不全	＋10	pH 7.35 未満	＋30
脳血管障害	＋10	BUN 30 mg/dL 以上	＋20
腎疾患	＋10	Na 130 mEq/L 未満	＋20
		血糖 250 mg/dL 以上	＋10
		Ht 30 % 未満	＋10
		PaO_2 60 mmHg 未満（SpO_2 90 % 未満）	＋10
		胸水の存在	＋10

スコアの評価

危険度	合計
軽度	1. 点数なし
	2. ≦ 70 点
	3. 71 ～ 90
中等度	4. 91 ～ 130
重度	5. >130

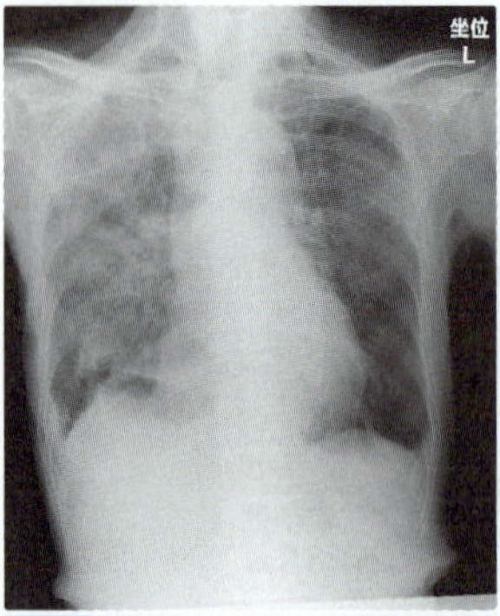

図2 胸部X線写真（両側肺炎）

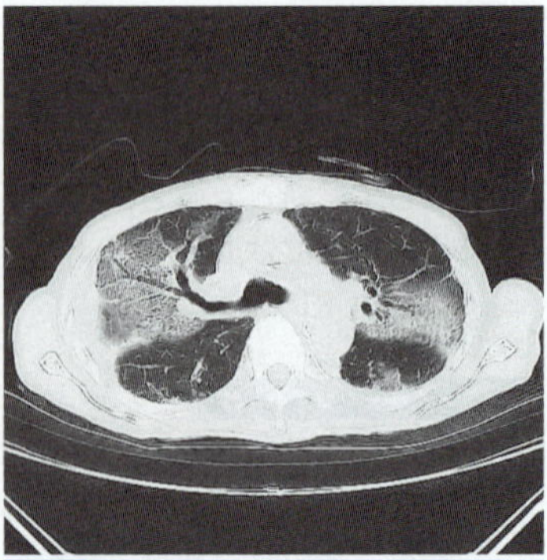

図3 胸部CT（両側肺炎＋air bronchogram）

3 スタンダードプリコーション，感染経路別対策.
4 抗菌薬投与.

▶市中肺炎

ポイント

①一般的には健常者に発生することが多い．上気道感染にひき続いておこることもある．
②旅行歴，ペットの飼育歴などを問診する．
③起因菌：ビッグ6(肺炎球菌，インフルエンザ桿菌，モラキセラ，マイコプラズマ，クラミジア，レジオネラ).
④65歳以上もしくは免疫不全など，リスクのある患者は肺炎球菌ワクチンの接種を励行.

まず素早くチェックすること

1 救急処置室でグラム染色を行う.
2 マイコプラズマ IgM，レジオネラ尿中抗原，肺炎球菌尿中抗原，クラミジア IgA，IgG 測定.
3 細菌性肺炎と非定型性肺炎の鑑別.

ERでの治療

1 抗菌薬の投与期間は7日間，敗血症には2週間が目安.
2 臨床効果は抗菌薬開始2～3日後に判定.
3 各種肺炎に対する抗菌薬は表2を参照.
4 マイコプラズマ.

表2 各種肺炎に対する薬物療法

(A) 軽症から中等症の肺炎
- 1) 非定型性肺炎が疑われる時
  ジスロマック®(250 mg)2 T 分 1 PO，3 日間
  クラリシッド®(200 mg)2 T 分 2 PO
- 2) 肺炎球菌肺炎(DRSP のリスクが小さい)
  サワシリン®(アモキシシリン)(250 mg)4 ～ 6 T 分 3 ～ 4 PO，ユナシン®(375 mg)3 T 分 3 PO
- 3) DRSP のリスクが高い：クラビット®(レボフロキサシン)(100 mg)4 T 分 2 PO

(B) 中等症以上で入院を要する肺炎
- 1) 非定型性肺炎が疑われる時：ミノマイシン®(ミノサイクリン)(100 mg)DIV，12 時間毎
- 2) 細菌性肺炎：ロセフィン®(セフトリアキソン)(1 ～ 2 g)DIV，1 日 1 ～ 2 回
  ユナシン®-S(アンピシリン・スルバクタム)(3 g)DIV，12 時間毎
  チエナム®(イミペネム・シラスタチン)(0.5 ～ 1.0 g)DIV，1 日 1 ～ 2 回

(C) 重症肺炎
  メロペン®(メロペネム)(1 g)＋ミノマイシン®(100 mg)DIV，12 時間毎
  シプロキサン®(シプロフロキサシン)(300 mg)DIV，12 時間毎
  ゾシン®(タゾバクタム・ピペラシリン)(4.5 g)DIV，6 時間毎(免疫力低下や施設からの入所者)

起因菌が判明したら抗菌薬を変更する．
DRSP：drug resistant streptococcus pneumonia

マイコプラズマ感染症による咳嗽の特徴：咳感受性亢進ではなく，一過性の気道過敏性亢進．マイコプラズマ抗体には感染阻止作用がなく，繰り返し感染するため，咳嗽を繰り返す．

臨床像：感染初期は，乾性咳嗽で夜間不眠となるほどしつこい咳嗽と，熱発がある．3 ～ 4 週間ほど経過すると湿性咳嗽になる．

- 他の感染症と合併していなければ黄色粘稠痰になることはない
- マイコプラズマ感染症単独の場合，咳嗽が 8 週間以上続くことはない
- エリスロマイシン 14 日間治療(長期療法)，クラリシッド® 7 日間治療，ジスロマック® 3 ～ 5 日間治療(短期療法，4 日以上は保険が通らない)．

5 免疫力低下や施設からの入所の場合．
ゾシン®(タゾバクタム・ピペラシリン)4.5 g 6 ～ 8 時間おき(主に腎排泄，一部胆汁排泄)．

▶院内肺炎

ポイント

①院内肺炎(hospital acquired pneumonia：HAP)にはベンチレータ関連肺炎(ventilator associated pneumonia：VAP)と施設関連肺炎(healthcare associated pneumonia：HCAP)が含まれる．
② HAPは入院後48時間以上，VAPは挿管後48～72時間に発生，HCAPは長期療養型施設に過去3ヵ月以内に入院の既往ある患者に発生した肺炎をいう．

まず素早くチェックすること

1 血算，生化学，喀痰グラム染色，培養，血液培養2セット．
2 胸部単純X線検査，胸部CT．
3 BALF：気管支鏡下BALFの培養．
4 ほとんどの患者では肺炎球菌，レジオネラ尿中抗原，マイコプラズマIgM，クラミジアIgA，IgG検査は不要．
5 抗菌薬使用前に採取された喀痰が陰性のときの陰性的中率は94％である．

ERでの治療

1 エンピリックな治療：〔ゾシン® 4.5 g DIV，4～6時間毎 or マキシピーム®(セフェピム)2 g DIV，8～12時間毎．これらを投与し，菌の培養で同定できれば抗菌薬を de-escalation できる．
2 重症例：トブラシン®(トブラマイシン)5 mg/kg DIV，5～7日間併用．アミカシン200 mg DIV，5～7日間併用もあり(双方とも，特にトブラシン®は腎機能に注意)．
3 重症例，耐性緑膿菌などではシプロキサン® 300 mg DIVあるいはクラビット® 500 mg DIVを用いる．治療期間は一般に7～14日間．

▶誤嚥性肺炎

ポイント

①口腔，咽頭の常在菌の誤嚥が原因．
②起因菌
好気性菌：黄色ブドウ球菌がもっとも多く，クレブシエラ，エンテロバクター，肺炎球菌，緑膿菌の順．

嫌気性菌：*Peptostreptococcus, Prevotella, Fusobactria, S. milleri* が多く，*Bacteroides gragilis* は少ない．

ERでの治療

1 誤嚥性肺炎では上記の起因菌を考慮して経験的に抗菌薬を選択する．
2 市中誤嚥性肺炎：ロセフィン® 1 ～ 2 g DIV.
3 嫌気性菌が疑われるとき：ユナシン®-S 1.5 ～ 3 g DIV，6 時間毎あるいはダラシン®(クリンダマイシン)600 mg DIV，8 時間毎.
4 施設長期入居者：ゾシン®4.5 g DIV，6 時間毎.

▶ SARS

ポイント

①新型コロナウイルスで，SARS(severe acute respiratory syndrome，重症急性呼吸器症候群)コロナウイルスと命名.
② SARS ウイルスによるウイルス肺炎で発症．免疫抑制状態では続発性細菌性肺炎が合併する.
③ 2002 年冬季から 2003 年 3 月に中国広東省から香港に発生，以後世界中に流行.

まず素早くチェックすること

1 平均 2 ～ 7 日の潜伏期間の後，急激な発熱，悪寒，筋肉痛，乾性咳嗽，喀痰，嘔吐，下痢を初発症状として発症する.
2 数日後，呼吸困難，低酸素血症，肺炎像が出現する.
3 好中球正常，リンパ球，CD4，CD8 の減少，CPK，ALT，AST の上昇，血小板減少.
4 80 % は 1 週間以内に回復するが，10 ～ 20 % が急性呼吸窮迫症候群(acute respiratory distress syndrome：ARDS)へ移行する.

ERでの治療

1 SARS コロナウイルスに有効な治療法はない.
2 対症療法のみ.
3 若年者の死亡率は 1 % 以下であるが，65 歳以上の死亡率は 50 % 以上である.

▶ MERS(中東呼吸器症候群)

ポイント

①原因：SARS コロナウイルスに似た MERS コロナウイルス．自然宿主が動物であり，起源はヤマコウモリで，現在ラクダが原因といわれている．
②感染してから 2 ～ 14 日で呼吸器症状を発症する
③ 2012 にサウジアラビアで初めて同定され，症例の 85 % 以上がサウジアラビアであり，中東で流行していたが，2015 に韓国でも集団発生した．
④ヒトーヒト感染報告あり．本邦での感染報告はなし．

治療と予後

SARS と同様に対症療法．致死率は約 36 %．

C 気管支喘息

ポイント

①気道狭窄と気道過敏性，そして臨床的に繰り返しおこる咳，喘鳴，呼吸困難が特徴．気道狭窄は可逆性を示す．
②表 3 参照：ステップ 4 → 3 → 2 → 1 の順で判定し，どれか 1 項目でも該当すればその群と考える．

まず素早くチェックすること

1 症状：咳嗽，喘鳴，息切れ，呼吸困難．
2 身体所見：血圧，脈拍，体温上昇，呼吸数増加，SpO_2 低下，頻脈，奇脈．発汗を伴った脈圧の大きな高血圧は CO_2 の蓄積の目安にもなる．
3 呼気性喘鳴，重症では吸気性も加わる．
4 呼気時に乾性ラ音(wheeze)，高音性呼気吸気連続性ラ音．

これで診断確定！ (図 4)

1 胸部 X 線検査．
2 動脈血ガス分析．
3 血算，生化学検査(とくに電解質)．
4 テオフィリン血中濃度．
5 心電図．
6 喀痰検査(グラム染色，好酸球の有無)．
7 IgE．

表3 未治療の臨床所見による喘息重症度の分類(成人)

重症度*1		軽症間欠型	軽症持続型	中等症持続型	重症持続型
喘息症状の特長	頻度	週1回未満	週1回以上だが毎日ではない	毎日	毎日
	強度	症状は軽度で短い	月1回以上日常生活や睡眠が妨げられる	週1回以上日常生活や睡眠が妨げられる	日常生活に制限
				しばしば増悪	しばしば増悪
	夜間症状	月に2回未満	月に2回以上	週1回以上	しばしば
PEF FEV_1 *2	$\%FEV_1$, %PEF	80%以上	80%以上	60%以上 80%未満	60%未満
	変動	20%未満	20〜30%	30%を超える	30%を超える

*1：いずれか1つが認められればその重症度と判断する.
*2：症状からの判断は重症例や長期罹患例で重症度を過小評価する場合ある. 呼吸機能は気道閉塞の程度を客観的に示し，その変動は気道過敏性と関連する. $\%FEV_1$＝(FEV_1 測定値/FEV_1 予測値)×100，%PEF＝(PEF測定値/PEF予測値または自己最良値)×100
(日本アレルギー学会喘息ガイドライン専門部会(監修)：喘息予防・管理ガイドライン2015．協和企画，2009：6)

8 呼吸機能検査.

ERでの治療

1 軽度(小発作)：苦しいが横になれる，動作はやや困難.
1) β_2 刺激薬[ベネトリン®(サルブタモール)0.3〜0.5 mL＋生理食塩水5 mL]を定量噴霧器(pMDI)，DPIまたはネブライザーで吸入.
2) 症状消失し，無治療で60分安定していれば帰宅可.
3) 改善しなければ中発作以上の処置へ移行.

2 中等度もしくは軽度症状持続(中発作)：苦しくて横になれない，動作はかなり困難.
1) β_2 刺激薬をネブライザーで吸入:20〜30分おきに吸入し，脈拍を130/分以下に保つ．症状改善しない場合(%PEF 80%以下が目安)は下記の治療を行う.
2) ステロイド追加DIV:ソル・コーテフ®(ヒドロコルチゾン)5 mg/kg(50 kgで250 mg，一般的には200〜500 mgの間)あるいはソル・メドロール®(メチルプレドニゾロン)40〜125 mgを生理食塩水(50〜100 mL)で15〜30分程度で投与(アスピリン喘息の有無が不明な場合は1時間かけてDIV)．アスピリン喘息に対しては，コハク酸エステル型ステロイド薬の使用を回避し，リンデロン®(ベタメタゾン)8〜10 mgあるいはデカドロン®(デキサメタゾン)4〜8 mg DIVとする.

気管支喘息疑い

自覚症状：咳嗽，喘鳴，息切れ，呼吸困難など
身体所見：連続性雑音（笛性ラ音）の聴取，チアノーゼなど

↓

基本的検査

①胸部X線検査
②心電図
③血算（WBC分画を含む）
④生化学
⑤CRP
⑥IgE〔RIST（総量），RAST（原因物質の検査）〕
⑦尿検査
⑧喀痰検査（好酸球の有無，感染の起炎菌）

↓

鑑別診断に要する検査

①胸部X線検査*
②心電図*
③呼吸機能検査（スパイロメトリー，フローボリューム曲線）
④胸部CT
⑤動脈血ガス分析

↓

重症度診断・合併症診断に要する検査

①胸部X線検査*
②心電図*
③血算*
④CRP*
⑤動脈血ガス分析*またはパルスオキシメトリー

*：重複する検査は別途に行う必要はない

図4 気管支喘息診断のフローチャート

3) ネオフィリン®（アミノフィリン）6 mg/kg（一般的には 250 mg 1 A が多い）＋生理食塩水 250 mL を 1 時間かけて DIV（半分を最初の 15 分，残りを 45 分で）（テオフィリン血中濃度は 8 ～ 15 μg/mL を目標とする）．中毒症状（悪心，嘔吐，頭痛，頻脈，不整脈など）が出現した場合は中止する．発作前にテオフィリン薬が十分に投与されている場合は半量もしくは減量して投与する．
4) ボスミン®（アドレナリン）（0.1 %）0.1 ～ 0.3 mL SC もしくは IM，上記 1）～ 3）で改善しないときに使用．必要に応じて 20 ～ 30 分で反復投与可．ただし，脈拍は 130/分以下に保つ．虚血性心疾患，緑内障，無治療の甲状腺疾患では

禁忌．脱水，代謝性アシドーシスでは注意して施行する．

5) 酸素投与：経鼻で1～2 L/分から開始し，適宜変更し，SpO_2 90 % 以上に保つ(目標は PO_2 80 mmHg 以上であるが，PCO_2 が貯留する場合はその限りではない)．

3 高度症状あるいは中等度症状持続(大発作)：苦しくて動けない，会話すら困難．

1) 初期治療：ただちに中発作に準じたβ_2刺激薬ネブライザー吸入，ボスミン®にステロイドを加えて治療開始する．
例：ソル・コーテフ®5 mg/kg あるいはメチルプレドニゾロン 40～125 mg を生理食塩水(50～100 mL)で 15～30 分程度で投与(アスピリン喘息の有無が不明な場合は 1 時間かけて DIV)．アミノフィリン 6 mg/kg(簡単にはネオフィリン 250 mg 1 A)を等張液 200～250 mL で 1 時間かけて DIV．テオフィリン血中濃度は 10～15 μg 以下を目標(もともとテオフィリン製剤内服している場合は考慮し，減量する)．
中毒症状：悪心，嘔吐，頭痛，頻脈，不整脈などが出現した場合は中止する．海外では投与されておらず，当院でも first choice では投与しない．
呼吸管理：状態に応じ非侵襲的陽圧換気療法(non-invasive positive pressare ventilation：NIPPV)，また，気管挿管，人工呼吸管理にも対処できるようにする．NIPPV は従圧式人工呼吸(pressure support ventilation：PSV)による圧補助と，呼気終末陽圧換気(positive end-expiratory pressure：PEEP)による呼気終末での気道開存の維持により，患者の呼吸パターンを改善する．

2) 入院継続治療：ネオフィリン® 0.6～0.8 mg/kg/時 DIV．血中濃度は 8～15 μg/mL(小児は 5～15 μg/mL)を目標として持続点滴．ソル・コーテフ® 100～200 mg またはソル・メドロール®40～80 mg DIV を 4～6 時間毎に追加する．3 日以上に及ぶ場合は，速やかにプレドニン®(プレドニゾロン)DIV に変更する．

4 重篤発作：来院時高度換気障害や呼吸停止．これまでの一連の治療に反応せず，最大限の酸素投与で PaO_2 50 mmHg 未満あるいは急激な $PaCO_2$ の上昇，意識障害，チアノーゼが出現する．$PaCO_2$ が 1 時間に 5 mmHg ずつ上昇する．

1) 気管挿管．

人工呼吸器：FiO_2 100 %，1 回換気量 5 ～ 8 mL/kg，吸気相：呼気相＝1：3 以上にして，両相の換気量をできるだけ一致させる．プラトー（plateau）圧は最大 30 cmH_2O 以下で，平均気道内圧 20 ～ 25 cmH_2O 未満に保つように設定．その後 PaO_2 80 mmHg 程度に FiO_2 を変更．ただし，重篤発作状態では気道閉塞で気道内圧が上昇しており，$PaCO_2$ の改善より PaO_2 の維持と圧外傷（barotrauma）の防止を重視する．

2）発作改善のための治療：全身薬物療法は高度喘息症状の場合と同様に継続する．薬物療法に抵抗するときには気管支拡張作用のある麻酔薬［イソフルラン，セボフルラン，エトレン®（エンフルラン）］を用いた全身麻酔も気道の弛緩に有効である．

救急外来からの帰宅の条件

1 ピークフロー計測可能であれば，予測値の 70 % 以上に改善した場合．

2 気管支拡張薬を最後に使用してから 1 時間以上経過しても安定している場合．

指 導

1 悪化の要因を確認し，その要因を避けるように指導する．

2 帰宅後，なるべく早く通院している医療機関での継続的治療を行うように指導する．

3 帰宅に際し，3 日分程度の内服薬を処方する．気管支拡張薬だけでなく，場合によってステロイドも加える（例：プレドニン® 20 ～ 30 mg 分 1 PO.

D 自然気胸

ポイント

①胸腔内に空気が貯留する状態．外傷性あるいは人工的な外因性の要因なく生じる場合を自然気胸と定義する．
②小さなブラやブレブなどの囊胞の破綻による気胸が多い．
③二峰性：20 歳代が最多，次いで 50 ～ 60 歳代．男性に多い．

特殊な気胸

1 月経随伴性気胸：臓側胸膜に異所性に子宮内膜があり，月経周期に一致して気胸を生じる．右側に多く，血性胸水をみることが多い．

2 過誤腫性肺脈管筋腫症：両側に発症することもあり，小葉間間質の平滑筋が増殖し，びまん性に小嚢胞が認められる．

3 気腫性嚢胞の破綻：肺気腫あるいは肺線維症を有する50～60歳代の男性に多い．胸膜直下の嚢胞胸膜壁や胸膜の線維化などの破綻であるが，壁が比較的厚く発症頻度は若年者に比べると若干少ない．

まず素早くチェックすること

1 突発的な胸痛，安静時あるいは労作時呼吸困難，咳嗽．

2 患側胸郭呼吸性運動低下，胸郭拡大，患側呼吸音減弱あるいは声音振盪減弱，打診にて患側鼓音(＋)．

3 胸部単純X線写真を立位か坐位で撮影する(図5)．

4 胸部CT：肺野条件により，少量の気胸も発見できる．嚢胞などもわかりやすく，原因究明や治療方針決定に有用である(図6)．

これで診断確定！

1 虚脱の程度と治療指針(図7)（Kircher（キルシャー）の虚脱率)．

2 日本気胸・嚢胞性肺疾患学会分類．

1) 軽度：肺尖が鎖骨レベルか，それより頭側にある．

2) 中等度：軽度と高度の中間程度．

3) 高度：全虚脱またはこれに近いもの．

ERでの治療

1 安静：虚脱度が20％以下(軽度)で，呼吸状態が安定しており，呼吸困難などの臨床所見が乏しい場合は経過観察する．

2 胸腔ドレナージ：肺虚脱が20％以上で中等度～高度であれば胸腔ドレナージが必要である．

3 手術療法：20～80％の虚脱で保存的治療において改善しなかったり，再発を繰り返すなどの症例が手術の適応となる．胸腔鏡下手術が一般的である．

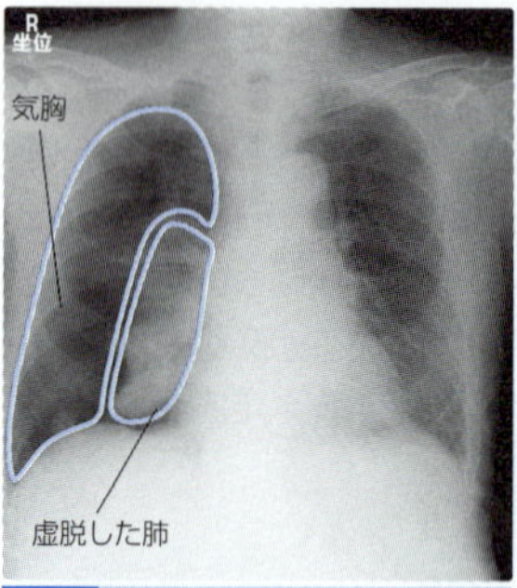

図5 胸部X線写真（右気胸）

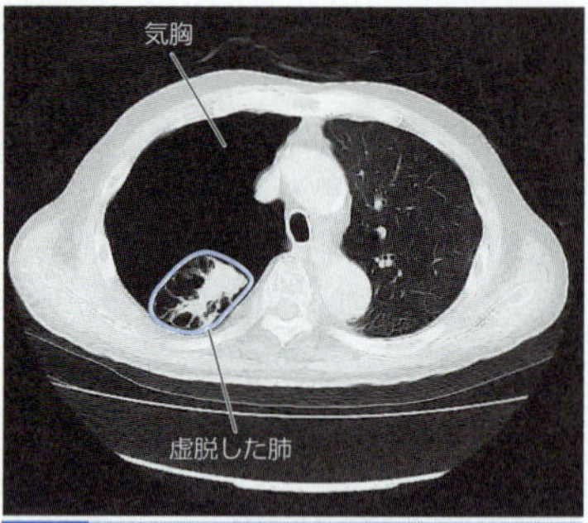

図6 胸部CT（右気胸）

病型（肺虚脱度）＼経過	非進行性	進行性
I 型（20%以下）	放置して自然吸収を待つか，穿刺·脱気	胸腔ドレナージを待機
II 型（20〜80%）	胸腔ドレナージ	胸腔ドレナージ＋手術を待機
III 型（80%以上）	胸腔ドレナージ	胸腔ドレナージ＋緊急手術

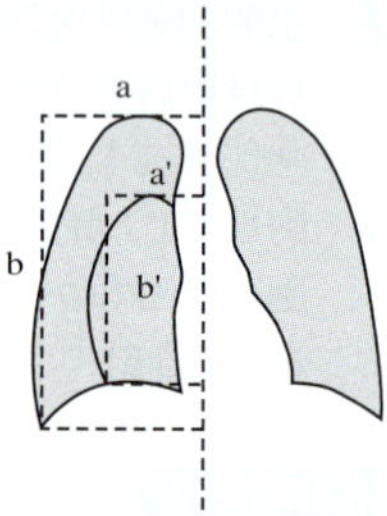

$$虚脱度 = \frac{ab - a'b'}{ab} \times 100\ (\%)$$

図7 虚脱度の評価法（右）と急性気胸の病型治療方針（左）

胸腔ドレナージ

胸腔内にチューブを留置して肺虚脱を改善する治療方法である．自然気胸で air のみの場合，鎖骨中央線上，第2〜3肋間から肺尖部に向けて挿入する．胸水や血胸を伴う場合，重力により下部（背側）に貯留するため，中腋窩線上第4〜8肋間から背側や肺底部に挿入する（メルクマールは乳頭の位置，エコーが有用）．場合によっては2本留置する．脱気目的のみであれば8〜20 Fr のチューブが望ましい．しかし胸水貯留例や長期間留置が予測される症例では，フィブリンにより閉塞する危険があり，20 Fr 以上のチューブが望ましい．
外傷性気胸の場合，血胸を伴うことが多く，28 Fr か 32 Fr などの太いチューブを挿入する．

緊張性気胸（縦隔が健側に偏位して呼気相にもその復位がない，または cardiorespiratory embarrassment*を示している）では，胸部単純 X 線写真を撮影する前にドレーンを挿入する．
両側同時気胸，胸水貯留気胸（血胸を含む）も胸腔ドレナージの適応である．また高齢者，低肺機能患者，臨床所見が進行状態の患者にも胸腔ドレナージが適応である．
急性期（発症 24 時間以内）は−5 〜−15 cmH_2O で持続吸引する．
長時間虚脱していた（24 時間以上）肺を急激に再膨張させると，再膨張性肺水腫（re-expansion lung edema）をきたすことがあり注意を要する（持続吸引せず，water seal で経過観察する）．
*：cardiorespiratory embarrassment：呼吸困難・血圧低下・頻脈など

E 肺血栓塞栓症

ポイント

①突然発症する呼吸苦，胸痛，頻呼吸，頻脈．
② Virchow（ウィルヒョー）の 3 徴：1）静脈壁の損傷（血管内皮障害），2）血流の停滞，3）血液の易凝固性．
③下肢深部静脈，心臓内で形成された血栓が遊離して急激に肺動脈を閉塞することによって発生する．塞栓源の 90 % 以上は下肢あるいは骨盤内静脈である．

まず素早くチェックすること

1 症状：労作時息切れ，呼吸困難，胸痛．
2 頻呼吸，頻脈，ときにショックバイタル，頸静脈怒張．
3 深部静脈血栓の所見：下腿浮腫，Homans（ホーマンス）徴候（足関節背屈でのふくらはぎの疼痛），calf muscle tenderness.
4 胸部単純 X 線写真：Westermark（ヴェスターマーク）徴候（血管影の減少で透過性が亢進する），Hamptomhump（ハンプトン・ハンプ）徴候（末梢楔形浸潤影），knuckle 徴候（肺動脈主幹の拡張）などの特徴的な所見がみられる頻度は少ない．多くは板状無気肺，横隔膜挙上などの非特異的所見がみられる．

これで診断確定！（表 4）

1 胸部単純 X 線写真で推定し，D-ダイマー高値であれば肺塞栓血栓症を疑う．
2 胸部および下肢造影 CT：肺動脈欠損像（図 8），下肢静脈欠損像．いわゆる造影マルチスライス CT が非常に有用．

表4 肺血栓塞栓症の可能性予測

Wells スコア		ジュネーブ・スコア		改訂ジュネーブ・スコア	
PE あるいは DVT の既往	+1.5	PE あるいは DVT の既往	+2	66 歳以上	+1
心拍数>毎分 100	+1.5	心拍数>毎分 100	+1	PE あるいは DVT の既往	+3
最近の手術あるいは長期臥床	+1.5	最近の手術	+3	1 カ月以内の手術，骨折	+2
DVT の臨床的徴候	+3	年齢（歳）		活動性の癌	+2
PE 以外の可能性が低い	+3	60 ～ 79	+1	一側の下肢痛	+3
血痰	+1	80 以上	+2	血痰	+2
癌	+1	動脈血二酸化炭素分圧		心拍数	
		＜ 36 mmHg	+2	75 ～ 94 bpm	+3
		36 ～ 38.9 mmHg	+1	95 bpm 以上	+5
		動脈血酸素分圧		下肢深部静脈拍動を伴う痛みと浮腫	+4
		＜ 48.7 mmHg	+4		
		48.7 ～ 59.9 mmHg	+3		
		60 ～ 71.2 mmHg	+2		
		71.3 ～ 82.4 mmHg	+1		
		無気肺	+1		
		一側の横隔膜挙上	+1		
臨床的可能性		臨床的可能性		臨床的可能性	
低い	0 ～ 1	低い	0 ～ 4	低い	0 ～ 3
中等度	2 ～ 6	中等度	5 ～ 8	中等度	4 ～ 10
高い	7 以上	高い	9 以上	高い	11 以上

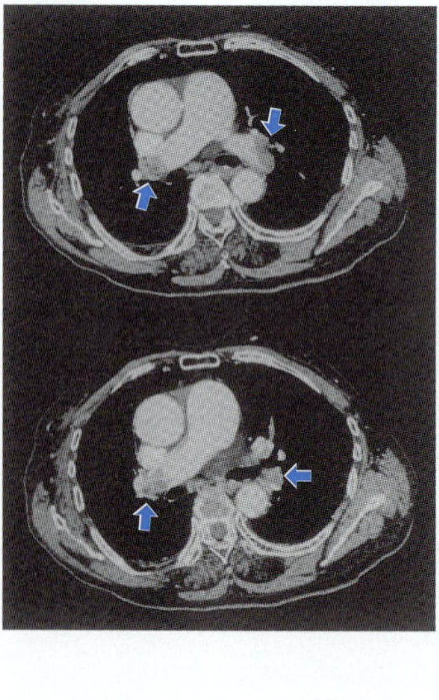

図8 ヘリカル CT 像
両主肺動脈に血栓が介在している（⬇）.

3 胸部造影 CT で鮮明な画像が得られないときは，肺血流シンチグラフィ（換気，血流）あるいは肺動脈造影を施行する．ただし肺血流シンチグラフィはできても肺換気シンチグラフィを緊急に出来る施設は少ない．

4 造影剤が使用不可の場合，カラードプラエコーや

compression test で下肢の血栓を証明．ただしわが国においては深部静脈血栓の合併例頻度は 28 % 程度の報告もあり，Small vessel disease の関与も考えうる．

5 心エコー:非侵襲的であり，右室負荷の所見を把握できる．前壁中隔の扁平化．

6 経食道心エコー：経胸壁心エコーよりはっきりわかるが，侵襲的．

7 心電図：右軸偏位，肺性 P，不完全右脚ブロック，S1QIII.

8 動脈血ガス：低酸素血症．軽症では CO_2 は過換気で低値となるが，重症では CO_2 は貯留する．最近はほとんど D-ダイマー, 造影 CT(胸部および下肢), 心エコー, 下肢エコーで診断がつく．

ERでの治療

1 呼吸循環管理．

1) 呼吸管理:低炭酸ガス血症を伴う低酸素血症(I 型呼吸不全)が特徴的．PaO_2 60 mmHg(SpO_2 90 %) 以下ならば鼻カニューレ，酸素マスク，リザーバーつき酸素マスクなどを使用．それでも PaO_2 60 mmHg(SpO_2 90 %)以下ならば気管挿管および人工呼吸管理．1 回換気量を 7 mL/kg 以下に設定し，胸腔内圧を上げないようにする．

2) 循環管理：肺血管床の閉塞の程度によるが，肺高血圧症，右心負荷，右心拍出量低下では左心拍出量低下によるショックを呈する．

・第 1 選択薬：ドパミン，ドブタミン．その他ノルアドレナリン®，ホスホジエステラーゼ III 阻害薬〔コアテック®(オルプリノン)〕．

・心肺停止や薬物療法に反応が悪い場合：経皮的心肺補助装置(percutaneous cardiopulmonary support：PCPS)を導入し，直視下血栓除去術を考慮．

2 薬物療法．

1) 抗凝固療法〔肺血栓塞栓症および深部静脈血栓症の診断，治療，予防に関するガイドライン(2009 年改訂版)〕：

・未分画ヘパリン 5,000 IU IV あるいは 80 IU/kg IV，続けて 18 IU/kg/時または 1,300 IU/時 DIV．APTT を正常値の 1.5 ～ 2.5 倍に調節する(4 ～ 6 時間おき)．ヘパリンはワルファリンがコントロールできるまで投与を継続する．

皮下注で17,500 IUを2回/日でする方法もある.(APTTは次回投与までの中間に測定)

・ワルファリン内服:PT-INRが2.0～3.0に達した段階でヘパリンを中止する.初日は3～5 mg POで開始されることが多いが,初日～2日目に5～10 mg POとし,翌日PTの結果をみて,必要な場合は1日休薬し,維持量1～4 mg POに変更することもできる.その後はPT-INRを1.5～2.5でコントロールする.

ワルファリンの投与を開始をすることで,protein Cおよびprotein Sが低下し過凝固状態になることがあるので,ヘパリンから開始する.

〈推奨されるワルファリンの継続期間〉

可逆的危険因子(手術や一時的な臥床など)症例:3ヵ月間.

特発性静脈血栓塞栓症,先天性凝固異常症:少なくとも3ヵ月間.

癌患者,抗凝固療法中止後の再発症例:より長期間.

2) 血栓溶解療法:血行動態が不安定であったり,心エコーで右心系の拡大を認めるような重症型急性肺血栓塞栓症に対して施行する血栓溶解療法の禁忌については**表5**を参照.

・rt-PA[クリアクター®(モンテプラーゼ)]:13,750～27,500単位/kg IV,2～3分かけて(1分間あたり80万単位で投与).

表5 血栓溶解療法の禁忌

絶対禁忌
- 活動性の内部出血
- 最近の特発性頭蓋内出血

相対禁忌
- 大規模手術,出産,10日以内の臓器細胞診・圧迫不能な血管穿刺
- 2ヵ月以内の脳梗塞
- 10日以内の消化管出血
- 15日以内の重症外傷
- 1カ月以内の脳神経外科的あるいは眼科的手術
- コントロール不良の高血圧(収縮期圧＞180 mmHg;拡張期圧＞110 mmHg)
- 最近の心肺蘇生術
- 血小板数＜100,000/mm³,プロトロンビン時間＜50％
- 妊娠
- 細菌性心内膜炎
- 糖尿病性出血性網膜症

(Guid lineson diagnosis and management of acute pulmonary embolism. Task Force on Pulmonary Embolism, European Society of Cardiology. Eur Heart J 2000; 21:1301-1336 より引用改変)

・治療選択基準：①循環動態安定かつ右心系障害なし：抗凝固療法，②循環動態安定しているが，右心系障害あり：血栓溶解療法も選択肢に，③ショック状態：禁忌以外は血栓溶解療法が第一.

3）予防：

・低分子ヘパリン〔フラグミン®(ダルテパリン)〕：未分画ヘパリンより良好な抗凝固状態を得ることができる．出血傾向をきたしにくい.

・アリクストラ®(フォンダパリヌクス)：腎機能に注意しつつ，SC 1 回/日で済む.

3 カテーテル療法.

1）カテーテル的血栓溶解療法：血栓に対し，より直接的に肺動脈から血栓溶解薬を投与する.

2）経カテーテル血栓吸引，カテーテル血栓破砕，除去術.

4 外科的治療：まず抗凝固療法，必要時に血栓溶解療法を行うが，両側の主肺動脈が急速に閉塞し，循環不全，ショックや心停止に至る症例では，PCPS 下で直接血栓除去術を行う.

5 下大静脈フィルター.

1）永久型下大静脈フィルターの適応：抗凝固療法禁忌であり，重篤な肺血栓塞栓症など．最近はあまり留置しない傾向にある.

2）一時的下大静脈フィルターの適応：数週間，急性肺塞栓血栓症が予防できればよい症例が適応.

3）予後：安定期に平均肺動脈圧が 30 mmHg 以上の症例は予後不良.

F うっ血性心不全

ポイント

①どのような急性心不全か，心血行動態を中心とした心不全の病態を把握する.

②急性心不全をひきおこした基礎疾患は何か.

③症状や所見発現の誘因は？

まず素早くチェックすること

1 症状と所見：うっ血によるものと，低心拍出状態による末梢循環不全からなる.

1）左心不全.
- 症状：呼吸困難，息切れ，頻呼吸，起坐呼吸.
- 所見：湿性ラ音，喘鳴，ピンク状泡沫痰，III 音や IV 音の聴取，浮腫，低血圧，尿量減少，意識混濁.

2）右心不全.
- 症状：易疲労感，腹満感，右季肋部痛，食思不振.
- 所見：肝腫大，肝胆道系酵素上昇，頸静脈怒張，浮腫，低血圧，尿量減少.

2 原因：急性冠症候群，不整脈，高血圧症，心筋症，収縮性心内膜炎，急性心タンポナーデ，重症弁膜症（AS，AR，MS，MR），大動脈解離など.

3 重症度を示す分類（表 6，図 9）.

1）自覚症状から判断する NYHA（New York Heart Association）分類.
2）急性心筋梗塞症（acute myocardial infarction：AMI）では Killip（キリップ）分類（表 6）.
3）血行動態の指標による Forrester（フォレスター）分類（図 9）および Nohria-Stevenson の分類（図 10）がある.

これで診断確定！

1 心電図：ST 変化，頻脈，徐脈など.

2 採血：血算，生化学，動脈血ガス分析，BNP（または NT-pro BNP），トロポニン，CPK，CPK-MB，D-ダイマー，FDP.

3 動脈血ガス分析：PaO_2，$PaCO_2$ 低下，代謝性アシドーシスの評価.

4 BNP：ほとんどの場合，数百 pg/mL 以上に上昇（100 pg/mL 以上で治療対象の可能性があり，200 pg/mL 以上で治療対象の可能性が高い）.

5 胸部単純 X 線検査（図 11）.

表 6 Killip 分類

group A	：心不全徴候なし
group B	：軽度ないし中等度心不全（両側肺野の 50 % またはそれ以下でラ音聴取，III 音性ギャロップ，静脈圧上昇）
group C	：重症心不全（両側肺野の 50 % 以上でラ音聴取，肺水腫）
group D	：心原性ショック（収縮期血圧 90 mmHg 以下に加え，尿量減少や冷たく湿潤した皮膚，チアノーゼなどの末梢血管収縮の徴候がある）

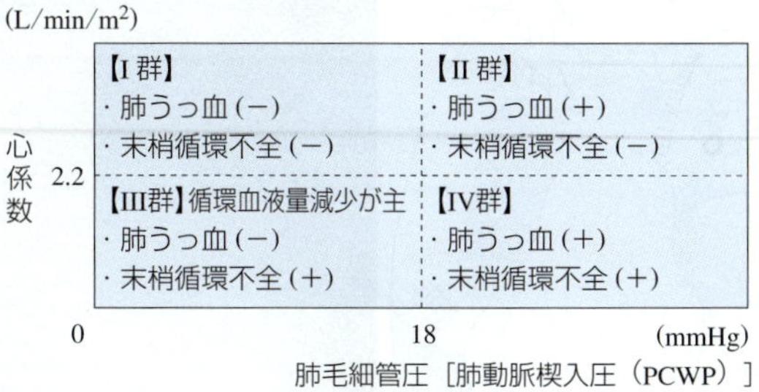

※心係数：正常値 3.5±0.7（$L/min/m^2$）
PCWP：正常値 4〜12 (mmHg)

図 9　Forrester 分類

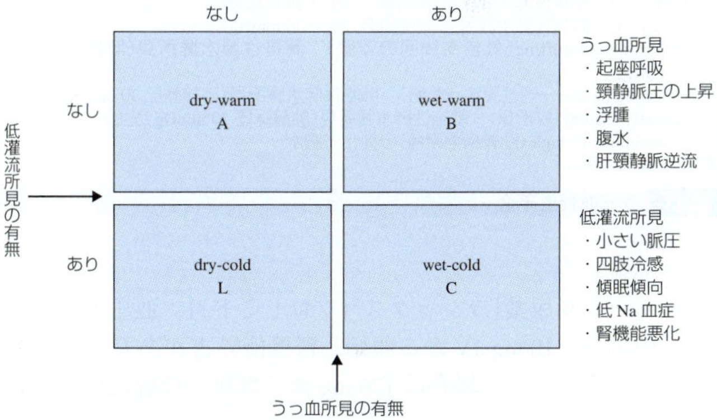

図 10　Nohria-Stevenson の分類

6　心エコー：壁運動低下，弁疾患，人工弁不全，心筋炎，感染性心内膜炎，肺血栓塞栓症による右室機能低下と拡張，心嚢液貯留などの所見は診断に有用である．

- 急性心不全の診断手順フローチャート（図 12）．
- 急性心不全の初期対応（図 13）．

7　胸部造影 CT：肺動脈血栓の証明，解離性大動脈瘤（Stanford（スタンフォード） A 型）．

ERでの治療

1　救急室での初期対応（表 7）．

2　利尿薬．

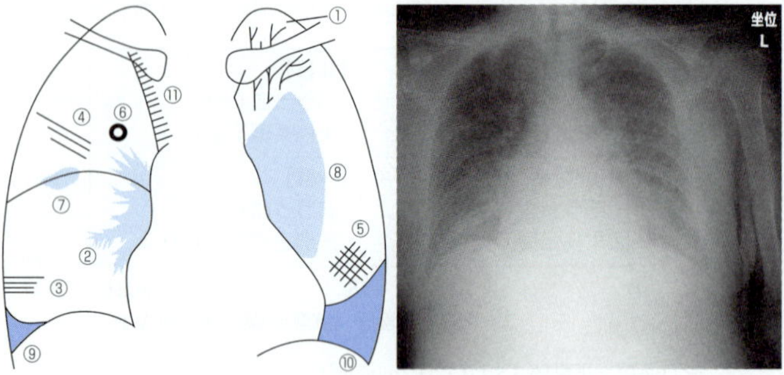

① cephalization（角出し像）：肺尖部への血流の再分布所見（肺静脈圧 15 ～ 20 mmHg）
② perivascular cuffing（肺血管周囲の浮腫）：間質性肺水腫所見（肺静脈圧 20 ～ 30 mmHg）
③ Kerley's B：間質性肺水腫所見（肺静脈圧 20 ～ 30 mmHg）
④ Kerley's A：間質性肺水腫所見（肺静脈圧 20 ～ 30 mmHg）
⑤ Kerley's C：間質性肺水腫所見（肺静脈圧 20 ～ 30 mmHg）
⑥ peribronchial cuffing（気管支周囲の浮腫）：間質性肺水腫所見（肺静脈圧 20 ～ 30 mmHg）
⑦ vanishing tumor（一過性腫瘤状陰影）：肺胞性肺水腫所見（肺静脈圧 30 mmHg 以上）
⑧ butterfly shadow（蝶形像）：肺胞性肺水腫所見（肺静脈圧 30 mmHg 以上）
⑨⑩ costophrenic angle（肋骨横隔膜角）の鈍化：胸水
⑪上大静脈の突出

図 11　うっ血性心不全

1）ループ利尿薬〔ラシックス®（フロセミド）〕：血圧 100 以上の場合，10 mg IV から開始．腎機能障害があり，もともと服用している場合は 120 mg まで増量．持続投与は 2 ～ 5 mg/時．
2）アルダクトン®（スピロノラクトン）：K の値（K 5.0 以下）をみながらループ利尿薬と併用する．
3）ハンプ®（カルペリチド）：血管拡張作用，Na 利尿効果などで前負荷，後負荷を軽減．難治性の場合に，カテコラミンと併用することが多い．血圧が保てれば，0.025 ～ 0.05 μg/kg/分 DIV から開始する．反応がいい場合は，0.0125 μg/kg/分からでも投与可で，0.025 μg/kg では腎機能保護．

3 血管拡張薬．

1）血管拡張薬硝酸薬〔ミリスロール®（ニトログリセリン），ニトロール®（イソソルビド）〕：ニトログリセリン舌下，スプレー，IV など．血圧 180 mmHg 以上あればミリスロール® 0.5 ～ 10 μg/kg/分 DIV で適宜増減．130 mmHg 以上であればニトロール® 1 ～ 8 mg/時 DIV で適宜増減する．

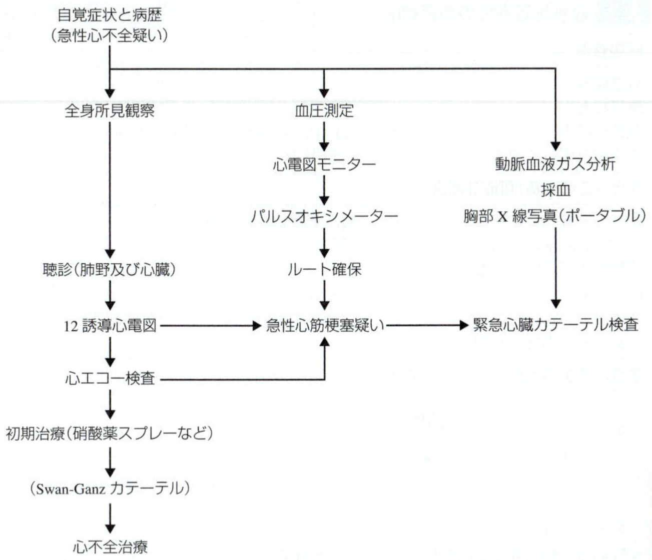

図 12　急性心不全の診断手順フローチャート

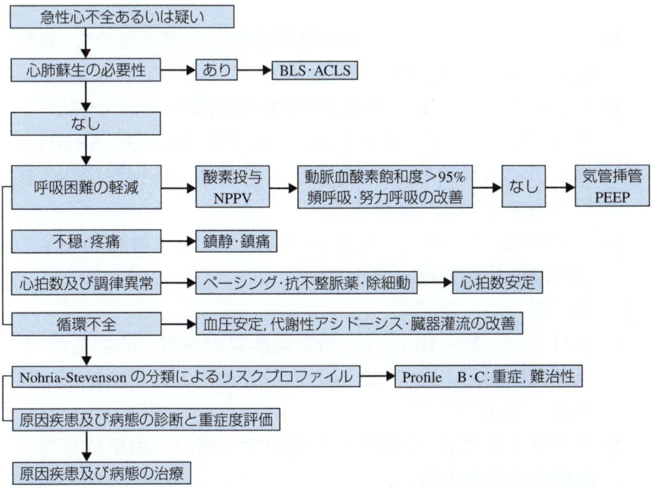

図 13　急性心不全の初期治療

表7 救急処置室での初期対応

呼吸管理
気道確保 酸素投与 酸素投与のみで酸素化不十分の場合の CPAP，Bilevel PAP などの NPPV 酸素投与のみで酸素化不十分の場合の気管内挿管
原因疾患の治療(可能な場合)
急性心筋梗塞に対する血栓溶解療法 / 経皮的冠動脈形成術 急性大動脈解離に対する外科的治療の適応検討 徐脈性不整脈に対する一時的ペーシング 心タンポナーデに対する心膜穿刺ドレナージ 急性肺血栓塞栓症の急性期で，ショックや低血圧が遷延する血行動態が不安定な例に対しての血栓溶解療法
急性心不全の各病態に応じた薬物治療
硝酸薬舌下，スプレーまたは静脈内投与 心肺停止時のエピネフリン静注 急性肺水腫に対する利尿薬静脈内投与 著明な高血圧を伴う急性肺水腫におけるニトログリセリン，Ca 拮抗薬(ニカルジピンなど)投与 心原性ショックに対するカテコラミン 薬物治療で循環動態が改善しない場合の補助循環 モルヒネ静注

①救命，生命徴候の安定，②呼吸困難などの自覚症状改善，③臓器うっ血の軽快を図る．

2) ホスホジエステラーゼ(PDE)阻害薬：コアテック®．専門医の指導下での投与が望ましい．

3) アンギオテンシン変換酵素(ACE)阻害薬[レニベース®(エナラプリル)]，アンギオテンシンII受容体拮抗薬(ARB)[ミカルディス®(テルミサルタン)]．急性期から慢性期への移行治療では早期に開始する．

4) β遮断薬[アーチスト®(カルベジロール)]：慢性心不全の急性増悪症例で投与する．

4 強心薬．

1) ドパミン：2 ~ 10 μg/kg/分で陽性変力作用，心拍数増加，血管収縮作用．10 ~ 20 μg/kg/分で血圧と血管抵抗が上昇する．

2) ドブタミン：β_1受容体への選択性が高い．用量依存性に陽性変力作用あり．

- 5 μg/kg/分以上：軽度の血管拡張作用による全身末梢血管抵抗低下および肺毛細血管圧低下．
- 10 μg/kg/分以下：心拍数の上昇軽度で，心筋酸素消費量の増加も少ない.

- 血圧維持，利尿作用が不十分であれば，ドパミン，ノルアドレナリンとの併用が必要.

3) ノルアドレナリン®：陽性変力作用と陽性変時作用があり，末梢血管抵抗の増加で血圧上昇. 0.03 ～ 0.3 μg/kg/分 DIV.

- 肺うっ血はあるが収縮期血圧が 90 mmHg 以上の患者では，前述した PDE 阻害薬やアデニル酸シクラーゼ賦活薬(本邦のみで使用)血管拡張性強心薬の使用を考える.
- 肺うっ血と同時に収縮期血圧が 90 mmHg 未満の患者では，ドパミンを 2 ～ 5 μg/kg/分から開始する.
- 肺うっ血と同時に収縮期血圧が 70 mmHg 未満の患者では，ドパミンとノルアドレナリンを併用するが，最近ではドブタミンとノルアドレナリンの併用で多臓器不全を克服するという報告がある.

5 鎮静薬.

1) モルヒネ：3 ～ 5 mg/A SC，または生理食塩水で 10 倍に希釈し 2 mg 程度 IV(ゆっくり 3 分かけて). この際に呼吸減弱する可能性があり，バッグマスク換気の準備が必要.

6 非薬物療法：大動脈内バルーンパンピング法(intra-aortic balloon pumping：IABP)，PCPS など，専門医のもとで使用.

G 慢性閉塞性肺疾患（COPD）の急性増悪

ポイント

①内因性：α_1 アンチトリプシン欠損症(日本ではまれ).
外因性：喫煙，受動喫煙，職業上の粉塵，化学物質(蒸気，煙など).
②増悪の原因：気道感染，大気汚染(約 1/3 は原因不明).
③増悪の評価と入院の決定(図 14).
④ COPD の増悪の評価：病歴
気流閉塞の程度に基づく COPD の重症度，悪化または新たな症状が認められた期間，過去の増悪の回数(総計 / 入院)，併存症，現在の治療内容，人工呼吸療法の使用歴
⑤ COPD の増悪の評価：重度の徴候

補助呼吸筋の使用，胸壁の奇異性運動，中心性チアノーゼの悪化もしくは新たな出現，末梢性浮腫の出現，血行動態の不安定性，精神状態の低下

まず素早くチェックすること

1 慢性的な咳や痰，労作時呼吸困難などの臨床症状があり，喫煙などの危険因子が伴えばCOPD（chronic obstractive pulmonary disease）を疑う．

2 上記に咳嗽，喘鳴，息切れ，呼吸困難症状が増悪．

これで診断確定！

1 臨床所見．

1）視診：口すぼめ呼吸，ビア樽状胸郭（barrel chest），ときに胸郭の奇異運動（Hoover〔フーヴァー〕徴候），急性増悪時は喘息と同様な症状．

2）打診：肺の過膨張のため鼓音を呈する．

3）触診：胸郭の拡張運動域が減少．

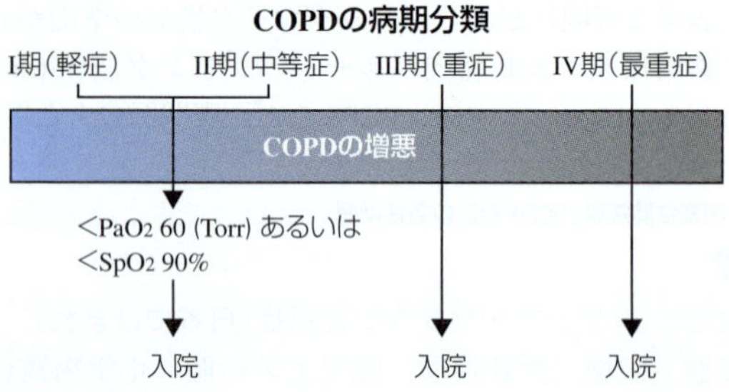

COPD増悪時の入院の適応

1）IIIおよびIV期（重症，最重症）のCOPD症例での増悪は，原則として入院とする．

2）IおよびII期（軽症，中等症）のCOPDでの増悪時の入院の適応．
- 呼吸困難の出現，増悪
  室内気吸入下の$PaO_2 < 60$ Torrあるいは$SpO_2 < 90$ %
- 重症を示唆する徴候の出現
  補助呼吸筋の使用，奇異性胸壁運動，中枢型チアノーゼの悪化または新たな出現，末梢性浮腫の出現，右心不全の徴候，血行動態の不安定
- COPDの増悪に対する治療に不応
- 意識状態の不安定，レベルの低下

3）高齢者での増悪は原則として入院．

図14 COPDの病期分類別，COPDの増悪時と入院の適応

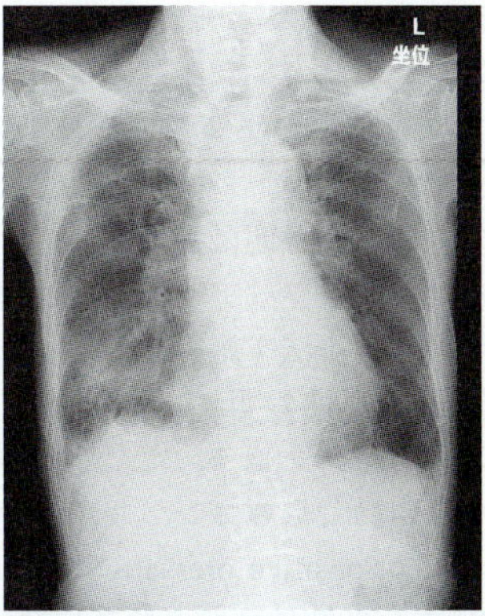

図 15 両側肺炎＋肺気腫（胸部 X 線写真）

4) 聴診：呼吸音減弱，呼気延長，呼気吸気時に喘鳴.

2 画像診断(胸部単純 X 線検査)

1) 肺の透過性の亢進.
2) 肺野の末梢血管の狭小化.
3) 横隔膜の平低化.
4) 滴状心.
5) 肋間腔の開大など.
6) 肺炎を伴った肺気腫(図 15).
7) 喘息と COPD のオーバーラップ：両者の特徴を併せ持ち，実臨床で明確に分けることが出来ない症例→ ACOS (asthma COPD overlap syndrome). COPD や気管支喘息単独例に比べ，入院率が高く，より重症になりやすく予後不良である.

3 検査(III－4－C 気管支喘息参照)：心エコーにおいて平均肺動脈圧が 20 mmHg を超える場合は肺高血圧症を疑う.

ER での治療

1 気管支拡張薬吸入の用量あるいは回数の増加が不可欠．短時間作用型 β_2 刺激薬の吸入(III－4－C 気管支喘息 ER での治療 参照).

2 ステロイド薬の全身投与(PO or IV)は回復の時間を短縮する(III－4－C 気管支喘息 ER での治療 参照).

3 痰が増えたり膿性痰の増加があれば，呼吸器感染を考え抗菌薬投与を行う．

4 心不全を合併していれば，利尿薬も併用となるが，心不全に対してもしβ遮断薬が必要な場合は，選択的β_1遮断薬を投与すべきである．

5 気道分泌物の除去：増悪期は抗菌薬，ステロイド，気管支拡張薬はいずれも気道クリアランスを改善する．

6 急性期にも呼吸理学療法を施行する．

7 換気補助療法：侵襲の低さからNIPPVが望ましい．NIPPVの成功率は80～85％．ただし，誤嚥，痰などの気道内分泌物が多い場合や意識レベルが悪い場合は間欠的陽圧換気（intermittent positive pressare ventilation：IPPV）．慢性期のNIPPVの有効性は証明されていない．

参考文献

・日本循環器学会学術委員会合同研究班：肺血栓塞栓症および深部静脈血栓症の診断，治療，予防に関するガイドライン（2009年改訂版）（http://www.j-circ.or.jp/guideline/pdf/JCS2009_andoh_d.pdf）

・日本呼吸器学会：成人市中肺炎診療ガイドライン（2007）

・日本呼吸器学会：COPD（慢性閉塞性肺疾患）診断と治療のためのガイドライン第3版．メディカルレビュー社，2009

・日本循環器学会：急性心不全治療ガイドライン（2011年改訂版）（http://www.j-circ.or.jp/guideline/pdf/JCS2011_izumi_h.pdf）

・WHO：Middle east respiratory syndrome coronavirus（MERS-CoV）．

・日本気胸・嚢胞性肺疾患学会：自然気胸治療ガイドライン（案）．

（大橋正樹）

5 腹痛

A 急性虫垂炎，大腸憩室炎

ポイント

①虫垂炎と盲腸憩室炎の鑑別は難しい．
② S 状結腸憩室炎は欧米では頻度の高い疾患で，left-sided appendicitis といわれている．
③典型的な虫垂炎の疼痛は臍周囲痛（内臓痛）から始まり，心窩部痛（放散痛）そして右下腹部痛に移動する．炎症が周囲腹膜に波及すると疝痛（体性痛）となり，痛みの部位は限局化するため診断は容易である．
④大腸憩室炎は S 状結腸に好発する．S 状結腸は内腔が狭く，内圧が高まるため，多発性の憩室を生じやすい．炎症のほかに狭窄，出血などの所見もみられる．

まず素早くチェックすること

1 炎症が急性虫垂炎に留まっているのか，虫垂周囲膿瘍，汎発性腹膜炎まで波及しているのかを鑑別する．

2 大腸憩室穿孔による腹膜炎は，ときに敗血症性ショックを呈することがある．時間尿量，パルスオキシメーターによる SpO_2，平均体血圧（MAP）などバイタルサインの持続測定が必要である．

3 大腸憩室炎からの出血で重度の出血性ショックをきたすことはまれである．

これで診断確定！

1 腹部理学的所見（右下腹部に限局する圧痛），白血球数の増加，CRP の上昇，37.2 ～ 37.5℃の発熱があれば，急性虫垂炎，盲腸，憩室炎の診断はほぼ確定．38℃以上の発熱のときは膿瘍，汎発性腹膜炎かウイルス性腸炎を考える．

2 画像診断．

1）腹部単純 X 線検査：虫垂入口部に糞石，虫垂周囲の小腸ガス像（sentinel loop）がみられ，右腸腰筋陰影が不鮮明となる．

2）腹部エコー：肥厚した虫垂壁と糞石がみられるならば診断は確定（図 1）．

3）腹部造影 CT：盲腸周囲や S 状結腸周囲の限局性低吸収域は膿瘍，骨盤内液体貯留像は腹膜炎の所見である．S 状結

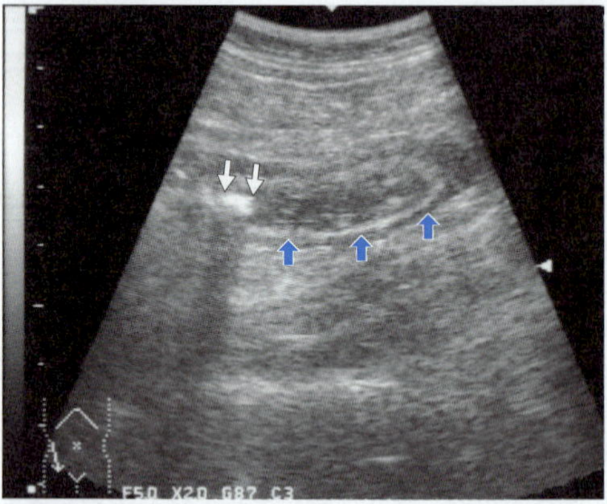

図 1 急性虫垂炎（エコー像）

⬆は肥厚した虫垂壁，⇩は糞石.

腸憩室炎ではタコ疣状の突出像とその中に空気が多数含まれているため，診断は容易である．憩室周囲膿瘍のときは壁肥厚像と隣接腹膜の低吸収域(膿瘍)，穿孔のときは腸間膜内あるいは腹腔内に遊離ガス像(free air)と液体貯留像がみられる頻度が高い．

ERでの治療

1 禁食．腹膜炎をきたしているときは胃管の挿入を行う．
2 急速輸液により尿量を 0.5 ～ 1.0 mL/kg/時以上確保する．
3 虫垂あるいは憩室周囲膿瘍，汎発性腹膜炎のときは術前から予防的抗菌薬投与を行う．標的細菌(target organism)はグラム陰性桿菌と嫌気菌であり，単剤ならば，ユナシン®-S(アンピシリン・スルバクタム)3 g DIV.
4 外科医にコンサルトする．

B 急性胆嚢炎，急性胆管炎（急性胆道炎）

ポイント

①両者とも発熱，右季肋部痛，黄疸をきたす.
②重症型：胆嚢穿孔，気腫性胆嚢炎，急性閉塞性化膿性胆管炎は播種性血管内凝固(disseminated intravascular coagulation：DIC)，敗血性ショックをきたすことが多い.

③患者の状態が重篤で手術に耐えられないときは，急性胆嚢炎に対して経皮経肝胆嚢ドレナージ(percutaneous transhepatic gall bladder drainage：PTGBD)，急性胆管炎に対しては内視鏡的乳頭括約筋切開術(endoscopic sphincterotomy：EST)，内視鏡的経鼻胆管ドレナージ(endoscopic nasobiliary drainage：ENBD)，内視鏡的逆行性胆管ドレナージ(endoscopic retrograde biliary drainage：ERBD)で対応する．

④心窩部痛，右季肋部痛は逆流性食道炎，消化性潰瘍，虚血性心疾患では類似の臨床像を呈するため鑑別が必要である．

まず素早くチェックすること

1 A・B・C(急性閉塞性化膿性胆管炎ではA・B・C・D)．

2 胆道系感染症ではDICや急性腎不全になりやすい．

3 急性胆嚢炎ではMurphy(マーフィー)徴候の陽性率が高い(表1)．急性胆管炎ではCharcot(シャルコー) 3徴(発熱，右季肋部痛，黄疸)，急性閉塞性化膿性胆管炎ではReynolds(レイノルズ) 5徴(Charcot 3徴＋意識障害＋ショック)がみられることが多い(表2)．

これで診断確定！

表1 急性胆嚢炎の診断基準

A 右季肋部痛，圧痛，筋性防禦，Murphy徴候
B 発熱，白血球数の増多，CRPの上昇
C 急性胆嚢炎の特徴的画像所見(図2)

疑診：AのいずれかもしくはBのいずれか
確診：上記疑診＋C

表2 急性胆管炎，急性閉塞性化膿性胆管炎の診断基準

A 発熱，右季肋部痛(上腹部痛)，黄疸
B 白血球数増多，CRPの上昇，画像診断〔胆管拡張，狭窄，結石(図3)〕

疑診：Aのいずれか＋Bの2項目
確診：1)Aのすべてを満たすCharcot3徴(C：急性胆管炎)
2)Aのいずれか＋Bの中の意識障害とショックを合併するReynolds5徴がみられるときはD：急性閉塞性化膿性胆管炎を疑う

ERでの治療

1 胃管の挿入．

2 静脈ラインの確保，バイタルサインをみながら生理食塩水500 mLあるいはソルアセト®F(酢酸リンゲル)500 mL DIVを急速投与．

3 制吐薬：プリンペラン®(メトクロプラミド)1 A(10 mg)10，20 mg IV．

4 鎮痛薬 (NSAIDs)：ボルタレン®サポ(ジクロフェナクナトリウム)1回25～50 mg，ペンタジン®(ペンタゾシン)15

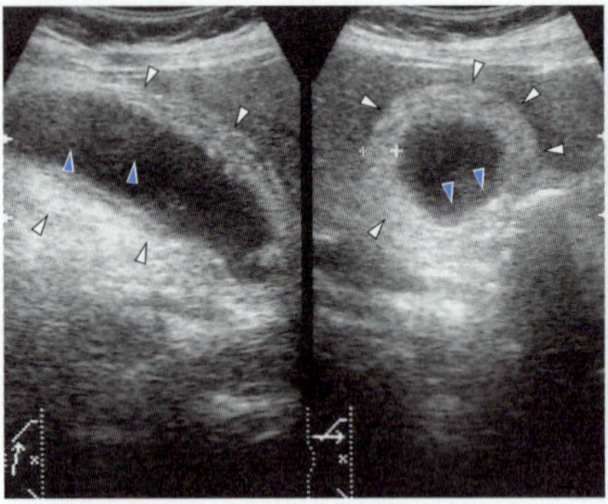

図2 急性胆嚢炎（エコー像）
（▲）は胆砂，（△）は肥厚した胆嚢壁．

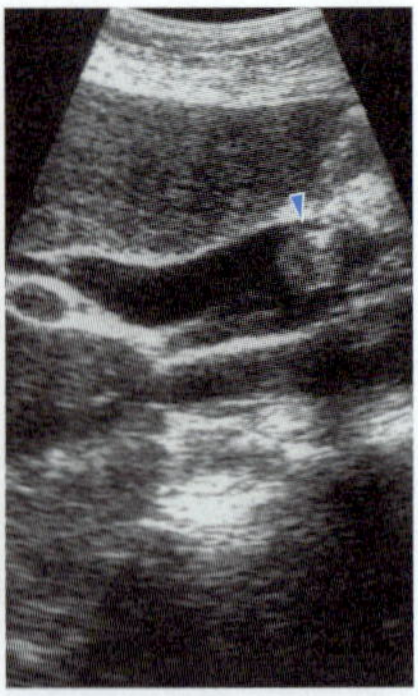

図3 拡張した総胆管と結石（エコー像）
拡張した総胆管に結石を認める．acoustic shadow を引かないためビリルビン結石と考えられる（▼）．

〜 30 mg IM または IV.

5 抗菌薬：ロセフィン®(セフトリアキソン)1 〜 2 g DIV 1 回/日.
敗血症の所見(＋):嫌気性も疑われるとき，ダラシン®S(クリンダマイシン)600 mg DIV，2 回/日を追加投与.

6 患者の状態が悪化しているときは手術を回避して，消化器内科医に依頼する.
急性胆嚢炎：経皮経肝胆嚢ドレナージ(PTGBD).
急性胆管炎：内視鏡的経鼻胆管ドレナージ(ENBD)，内視鏡的逆行性胆管ドレナージ(ERBD)，内視鏡的乳頭括約筋切開術(EST).

7 状態が安定したら外科的手術を行う.

参考文献

・高田忠敬，急性胆道炎の診療ガイドライン作成出版委員会(編)：科学的根拠に基づく急性胆管炎・胆嚢炎の診療ガイドライン第 1 版．医学図書出版，2005
・吉田雅博，ほか：腹部救急疾患の標準的治療　急性胆道炎(ガイドラインをふまえて)．消化器外科 2008；31：491-498

C 胃・十二指腸潰瘍

ポイント

①ストレス，アルコールなどの食事性因子，NSAIDs，ステロイドなどの薬剤，*Helicobacter pylori* 感染，熱傷（Curling（カーリング）潰瘍），頭部外傷（Cushing（クッシング）潰瘍）などで発症する．
②急性期の重大な病態としては，出血と穿孔（穿孔性腹膜炎）．
③出血の確定診断は上部消化管内視鏡，穿孔の確定診断は画像検査での free air の検出による．

まず素早くチェックすること

1 A・B・C.
2 大量の吐下血に対しては緊急検査により循環動態の不安定化を推定し，急速輸液をすると同時に輸血を依頼する．
3 穿孔が疑われるときは，腹膜刺激症状の有無を検索．胃潰瘍穿孔のときは胃酸，十二指腸潰瘍穿孔のときは十二指腸液，胆汁，膵液などが漏出するため，穿孔直後より化学性腹膜炎による腹膜刺激症状がみられる．

これで診断確定！

1 大量の吐下血のときは，眼瞼結膜の貧血に加えて，Hb，Ht の低下，BUN の上昇がみられる．確定診断は内視鏡検査であるが，球後潰瘍や大動脈－十二指腸瘻からの出血は，疑ってかからないと見逃すおそれがある．
2 腹部理学的所見：前述したように，胃・十二指腸潰瘍穿孔による化学性腹膜炎は，穿孔直後より腹膜刺激症状を生じる．
3 画像診断．
 1）腹部単純 X 線検査（立位＋臥位あるいは左側臥位＋臥位）による free air の検出率は胃穿孔で 90 ～ 95 %，十二指腸穿孔で 80 ～ 85 %．
 2）腹部 CT：1 mL 程度の少量の free air でも検出することができる．

ER での治療（図 4）

1 大量の吐下血でショック状態のときは，2 本の末梢ラインをとり，生理的食塩水 500 mL あるいはソルアセト®F 500 mL の大量輸液を開始し，同時に輸血を依頼する．至急消化器内科にコンサルトし，上部消化管内視鏡下で緊急止血術を行う〔高張ナトリウムエピネフリン®(HSE)局注，純エタノール®局注，トロンビン®末散布，熱凝固(ヒートプローブ法，レザー止血法)，クリップ止血法〕.

2 胃潰瘍穿孔：鏡視下手術，開腹手術下穿孔部単純縫合，大網被覆術あるいは充填術.

3 十二指腸潰瘍穿孔：患者の全身状態と局所所見により治療法を選択する.

1) 保存的治療：胃管挿入，抗菌薬〔ビクシリン®(アンピシリン) 2 g DIV，2 回/日，ガスター®(ファモチジン) 20 mg DIV，2 回/日〕，中心静脈栄養.

2) 鏡視下手術，開腹術(大網充填術，大網被覆術).

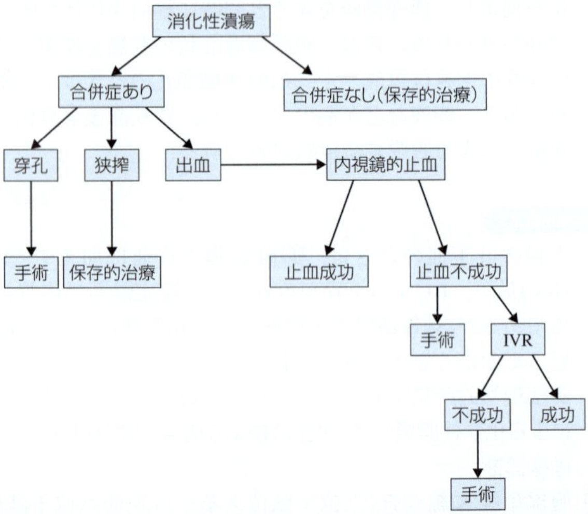

図 4 治療のフローチャート

(日本消化器病学会(編)：消化性潰瘍診療ガイドライン．南江堂，2009 より引用改変)

参考文献

・伊江朝次：汎発性腹膜炎．診断と治療 1997；85(Suppl)：325-339

D 腸閉塞

ポイント

①腸閉塞は機械的イレウス，機能的イレウス(麻痺性イレウス)に大別できる．前者は単純性イレウス(癒着性イレウス)と複雑性イレウス(絞扼性イレウス)に細分化できる(表3)．
②多くは手術に起因するが，手術に起因しない内ヘルニアや機能的イレウスもある．
③イレウスをみたらまず機械的イレウスか機能的イレウスかを鑑別し，次に絞扼性イレウスか否かを判別する．

まず素早くチェックすること

1 A・B・C.
2 手術の既往があるか否か.
3 女性か男性か．女性では手術の既往がなくても，骨盤内炎症性疾患(pelvic inflammatory disease：PID)などで機械的イレウスをおこすことがある．また，子宮の広間膜(broad ligament)に先天的にあいている隙間から腸管が脱出して内ヘルニアをおこすことがある．
4 絞扼性イレウスでは細菌転位(bacterial translocation)により多臓器不全に陥ることがあり，診断がつき次第手術をしなければならない．

これで診断確定！

1 腹部膨隆，金属性腸雑音(機械的イレウス)，腸雑音消失(麻痺性イレウス，絞扼性イレウスも完成すると腸雑音は消失

表3 イレウスの分類

1 機械的イレウス
　1) 腸管自体の器質的変化(癒着性，索状物による圧迫など)
　2) 腸管異物によるもの(胆石，堅い糞便，胃石，柿の種など)
　3) 腫瘍などによる外からの圧迫
2 絞扼性イレウス
　1) 腸重積
　2) ヘルニア嵌頓
　3) 腸軸捻転症(S状結腸，盲腸，横行結腸)
3 麻痺性イレウス
　1) 手術や外傷後長期臥床
　2) 脊髄神経麻痺
　3) 薬剤性，食事性，代謝性(低Na血症，低K血症など)

する).

2 腹部単純 X 線検査：立位や坐位の写真で鏡面像(niveau)，階段状に拡張した小腸像(stepladder appearance)に，馬蹄状に拡張した大腸像(horse shoe appearance)を併存するときは麻痺性イレウスの所見.

3 腹部エコー像：腸管の拡張像とキーボードサイン(図 5).

4 腹部造影 CT：腸重積では target sign，絞扼性イレウスでは whirl sign がみられる．絞扼性イレウスでは時間の経過とともに腸管壁内気腫(pneumatosis intestinalis)や，門脈ガス血症(図 6)がみられるようになる.

ERでの治療

1 A・B・C.

2 胃管またはイレウス管を挿入して腸管内を減圧する.

3 脱水にならないように十分な輸液の投与を行う.

4 絞扼性イレウスや手術が必要なときは予防的抗菌薬の投与を行う．ユナシン®-S(アンピシリン・スルバクタム)2 g DIV 12 時間毎.

5 緊急手術が必要なときは外科に依頼する.

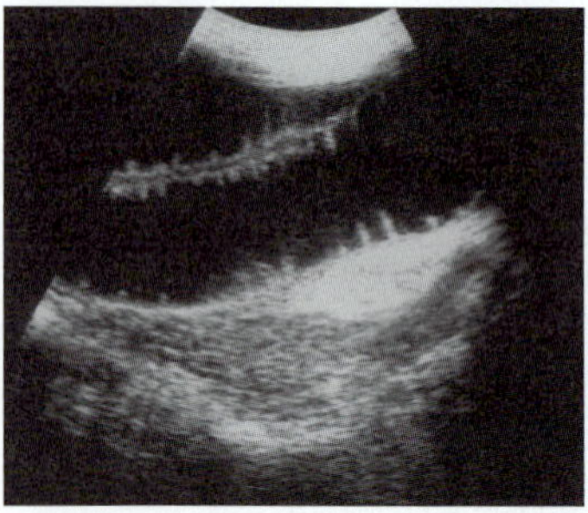

図 5 キーボードサイン
イレウスの腹部エコー画像：腸管拡張像と典型的なキーボードサインがみられる.

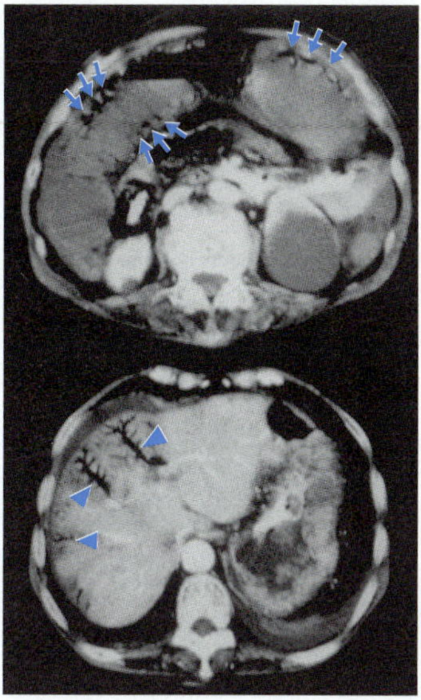

図 6 腹部 CT 像

上は pneumatosis intestinalis が多数みられる(⬆). 下は門脈ガス血症(▲).

E 虚血性腸疾患

ポイント

①基礎疾患(高血圧, 糖尿病, 動脈硬化など)を有する高齢者の腹痛では, 上腸間膜動静脈閉塞を疑う.
②心房細動がみられる患者の腹痛では, 上腸間膜動脈塞栓症を疑う.
③脱水, 多血症, protein C, protein S, AT-III 欠乏症, 避妊薬服用の患者の腹痛では, 上腸間膜静脈血栓症を疑う.
④脱水, 心不全, 血圧低下, ジギタリス服用患者の腹痛では非閉塞性腸管虚血(壊死)(non-obstructive mesenteric infarction : NOMI)を疑う.
⑤虚血性腸疾患(図 7, 8)は循環器疾患との合併が多く, 近年増加傾向にある.

これで診断確定!

1 腹痛は軽い鈍痛から疝痛までさまざまであるが, 腸管壊死が完成するときには激痛を訴える.
2 血液検査:白血球増多, CRP, CPK, BUN 上昇.
3 腹部単純 X 線検査:虚血性腸炎に特徴的な hairpin curve

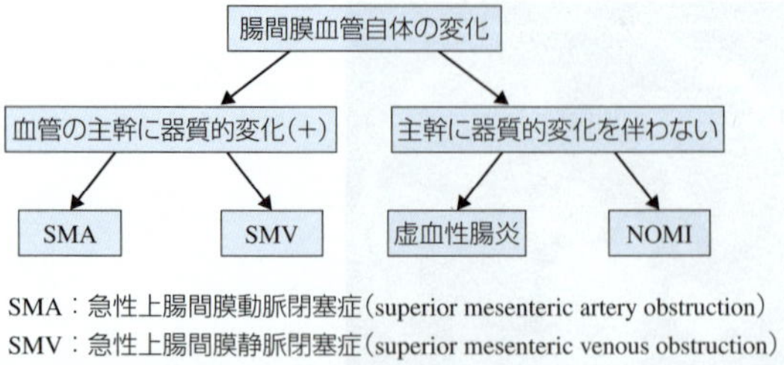

図7 急性腸間膜循環障害

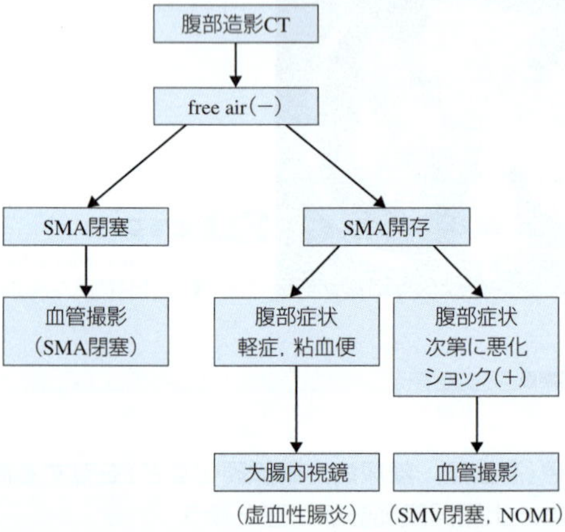

図8 虚血性腸疾患の診断

sign，腸管壁内気腫(pneumatosis intestinalis)．親指圧痕像(thumb printing sign)がみられることがある．

4 腹部エコー：上腸間膜動脈閉塞では起始部に血栓エコーを認める．

5 腹部造影 CT：上腸間膜動脈閉塞(血栓による SMA 閉塞，腸管虚血，smaller SMV，図 9)，上腸間膜静脈血栓症(SMA 開存，門脈内血栓，初期には腸管浮腫像がみられる)．

6 血管撮影：SMA 閉塞では診断と IVR(interventional radiology)治療(血栓除去，血栓溶解療法)を目的とするが，NOMI では腸間膜近傍の細小動脈(epicolic or paracolic artery)の spasm が診断の決め手となる(図 10)．

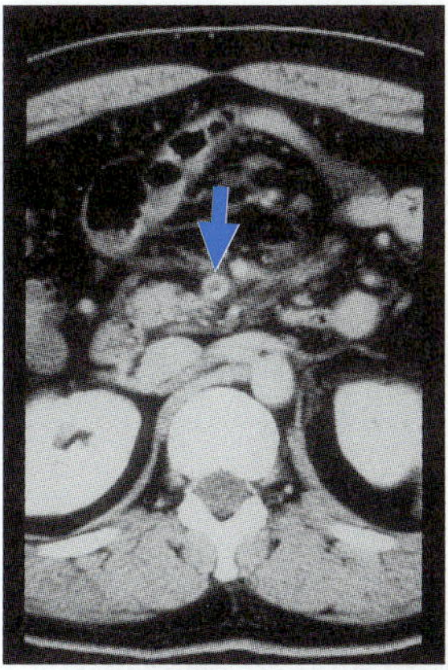

図 9 腹部 CT 像

上腸間膜動脈血栓症（⬇）.

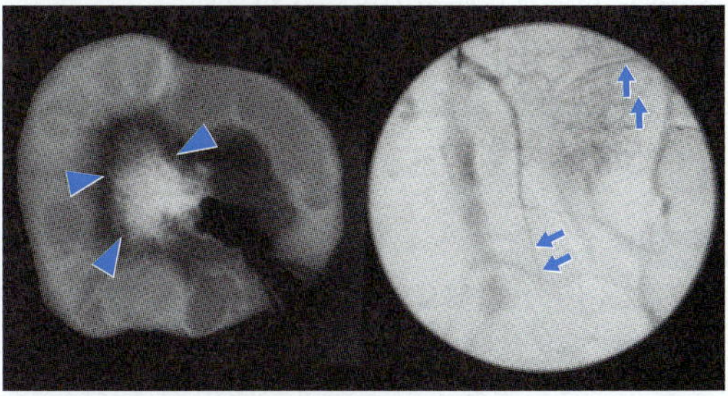

図 10 NOMI の血管造影所見

切除標本の上腸間膜動脈造影（▲）と上腸間膜動脈の腸間近傍での先細り像（⬆）.

ERでの治療

1 胃管挿入.

2 静脈ラインの確保，脱水，ショックの改善.

3 除痛：モルヒネ 5 ～ 10 mg IM，ペンタジン®（ペンタゾシン）30 mg IM または IV.

4 制吐薬：プリンペラン®（メトクロプラミド）1 A（10 mg），10 ～ 20 mg IV.

5 予防的抗菌薬：腸内細菌を主としたグラム陰性桿菌に嫌気性もカバー，ユナシン®-S（アンピシリン・スルバクタム）6 g DIV，12 時間毎.

F 腹部大動脈瘤破裂

ポイント

①破裂と末梢動脈への塞栓が問題となる.
②横径が 4 ～ 5 cm を超えると破裂の危険性が高くなる.
③高齢(60 歳以上)で高血圧の患者に好発する.
④腰背部痛を訴えて来院したら本症を疑う.
⑤最近は人工血管置換術以外にステント挿入術が使用されるようになってきている.

まずチェックすべきこと

1 A・B・C.
2 腰背部痛と血圧低下を訴えて来院したら本症を疑う.
3 無症候性動脈瘤であっても，腹部エコー，CT で横径が 4 ～ 5 cm になったら破裂の危険性が高い.
4 両足背動脈が触知できるか確認する.
5 後腹膜腔に破裂したときは，腹部膨隆がみられるが拍動性腫瘤は消失する(図 11).

これで診断確定！

1 血圧触知不能のときは腹部エコーをベッドサイドで行う. 大動脈瘤の横径は測定できないが，大動脈瘤の存在は診断できる. ただし腹部エコーがすぐ使用できないとしても，横径が 4 ～ 5 cm の拍動性腫瘤の存在がわかっているときは，ただちに手術室に患者を移送する.
2 急速輸液で収縮期血圧を 90 mmHg 以上に維持できるときは造影 CT を撮る. 大動脈瘤の解剖学的位置や形態のみならず，後腹膜血腫の大きさや造影剤の漏出像などを詳細に診断することができる.
3 大動脈－十二指腸瘻は，Treiz(トライツ) 靭帯近くの十二指腸に発生するため十二指腸内に出血するが，吐血ではなく大量の継続する下血が主症状である. このため上部，下部消化管内視鏡を用いても診断は難しい. 瘻孔を介して十二指腸に漏出した血液や凝血塊により，一時的に瘻孔は閉鎖し止血するが，輸血で血圧が上昇すると再度出血し血圧は低下し，このような所見を繰り返す. 診断上もっとも有効なのは造影 CT であるが，上記に述べた特徴的な臨床像のみでも開腹の適応となる.

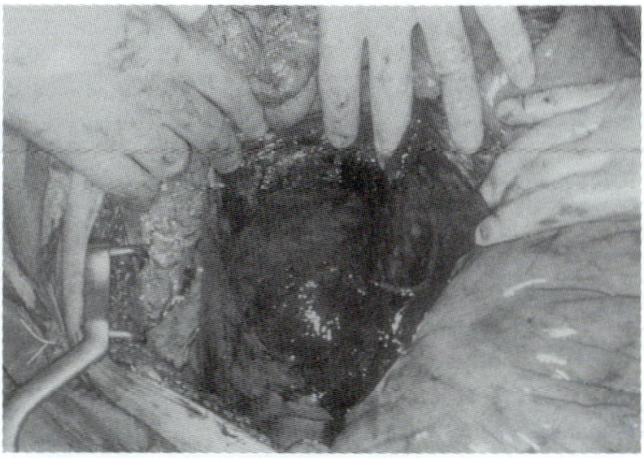

図 11 腹部大動脈瘤破裂の術中写真

ERでの治療

1 A・B・C.
2 急速輸液輸血による循環動態の維持.
3 血圧触知不能のときは，順行性に大動脈遮断用カテーテルを腎動脈下に挿入して，バルーン内に 20 mL の生理食塩水を注入して血流を遮断する.
4 心臓血管外科医にコンサルトする.

外傷性腹部大動脈解離

近年，シートベルトの装着が義務づけられてから胸腹部大動脈解離が少しずつ増えている．腹部大動脈解離は，シートベルトと腰椎の間に腹部大動脈が挟まれて発生するのではないかと考えられている．したがって，腸管，腸間膜損傷や腰椎の脱臼横骨折（チャンス Chance 骨折）を合併することが少なくない．腹部大動脈解離に対しては，スタンフォード Stanford B 型と同様に降圧療法で対応が可能である.

G 重症急性膵炎

ポイント

①発生頻度：年人口 10 万人あたり 27.7 人，男性は女性の 2 倍.
②成因：アルコール性膵炎と胆石性膵炎が 2 大成因．男性はアルコール性膵炎，女性は胆石性膵炎が多い.
③再発率：20 % である．アルコール性膵炎の再発率は 32 % と

平均値より若干高い.
④重症度判定：以前はRanson score, APACHE II scoreを用いていたが，現在では厚生労働省の重症度判定基準が用いられている.
⑤予後に影響する因子：壊死性膵炎と臓器不全が予後に影響する．壊死性膵炎は10～20％に発生し，その死亡率は15～20％であるが臓器不全を合併したときは50％と上昇する.

まず素早くチェックすること

1 A・B・C.
2 成因の検索.
3 厚生労働省の重症度判定基準に準じて重症度を判定する．予後因子が3点以上またはCT Grade 2以上を重症とする.
 1）予後因子.
  ① Base Excess ≦－3 mEq/L or 収縮期血圧≦ 80 mmHg
  ② PaO_2 ≦ 60 mmHg（room air）or 人工呼吸器管理が必要
  ③ BUN ≧ 40 mg/dL（Cr ≧ 2 mg/dL）or 乏尿（1日≦ 400 mL）
  ④ LDH ≧基準値上限の2倍
  ⑤血小板数≦ 10万 /mm^3
  ⑥ Ca ≦ 7.5 mg/dL
  ⑦ CRP ≧ 15 mg/dL
  ⑧ SIRS陽性項目≧ 3
  ⑨年齢≧ 70歳
 2）造影CT Grade
  ①炎症の膵外伸展度.

前腎傍腔	0点
結腸間膜根部	1点
腎下極以遠	2点

  ②膵の造影不良域.

各区域に限局 or 膵周辺に限局	0点
2つの区域に波及	1点
2つの区域全体を占めるかそれ以上	2点

①と②のスコア合計	1点以下	Grade1
	2点	Grade2
	3点以上	Grade3

これで診断確定！

1 診断の gold standard：上腹部痛と圧痛，膵酵素上昇，膵炎特有の画像診断.

2 血中アミラーゼ，リパーゼの測定．ただし，血中アミラーゼの特異度は低いとされている.

3 腹部単純 X 線検査：大腸ガスの急な途絶(colon cut-off sign)，上腹部の拡張した小腸ガス(sentinel loop)，膵石，胆石を疑わせる石灰化像に注目.

4 腹部 CT：膵炎の炎症の伸展度と膵実質の壊死像から，膵炎の重症度を推し量るには欠かせない検査である(図 12).

ERでの治療

1 胃管の挿入は必ずしも必要ない.

2 輸液：細胞外液の後腹膜腔などへの漏出のため，1 日に 60 ～ 160 mL/kg の輸液が必要．目安は尿量 > 0.5 mL ～ 1.0 mL/kg と MAP ≧ 65 mmHg である.

3 除痛：レペタン®(ブプレノルフィン)0.3 mg IV(初回投与量)続いて 2.4 mg DIV(24 時間).

4 抗菌薬：重症例に対しては感染性壊死性膵炎の予防や生命予後を期待できる．チエナム®(イミペネム・シラスタチン)0.5 g DIV，2/日.

5 基本的治療方針(図 13)，胆石性膵炎(図 14)を参照.

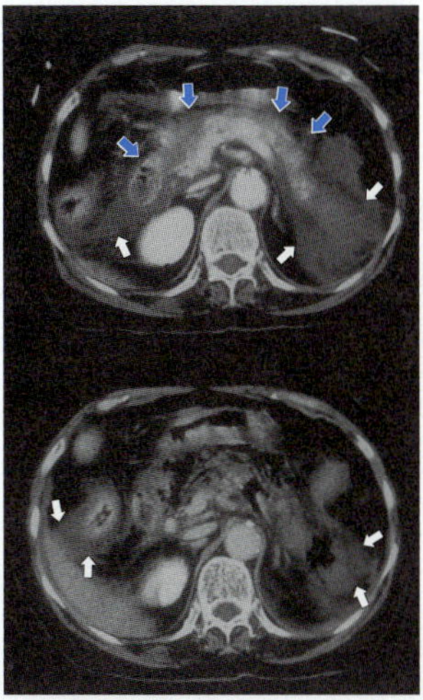

図 12 腹部造影 CT 像

⬇は膵壊死，⇩は後腹膜腔への液体貯留像.

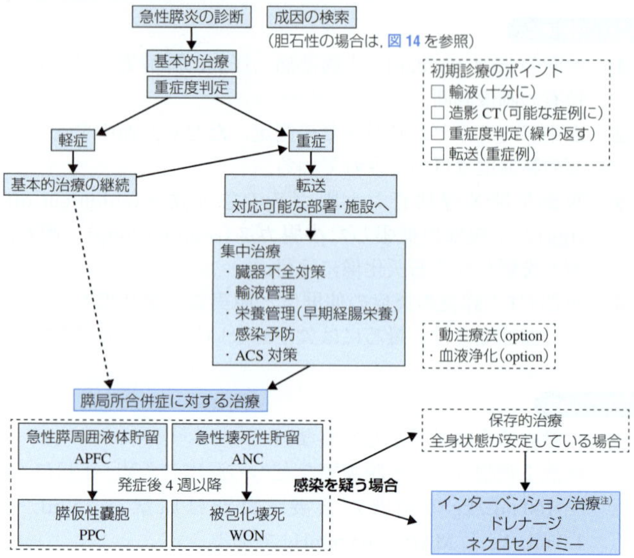

図 13 急性膵炎の基本的診療方針

APFC：acute peripancreatic fluid collection, ANC：acute necrotic collection, PPC：pancreatic pseudocyst, WON：walled-off necrosis, ACS：abdominal compartment syndrome

注)インターベンション治療(ドレナージ/ネクロセクトミー)は，できれば発症 4 週以降まで待機し，壊死巣が十分に被包化されたWON の時期に行うことが望ましい.

〔急性膵炎診療ガイドライン 2015 改訂出版委員会(編)：急性膵炎診療ガイドライン 2015 第 4 版．金原出版，2015: 48 より改変〕

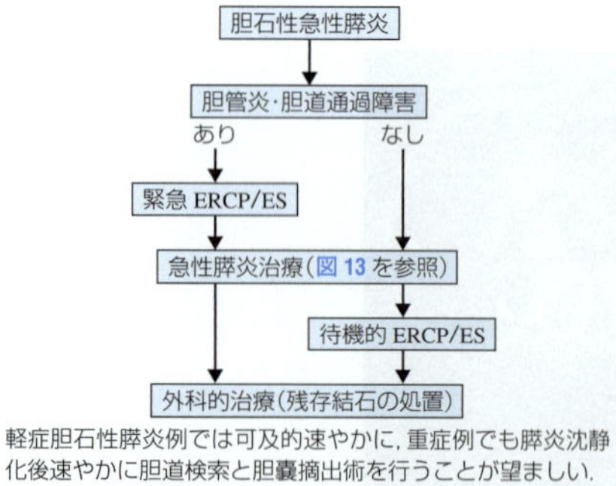

図 14 胆石性膵炎の診療方針

ERCP/ES：endoscopic retrograde cholangiopancreatography with or without endoscopic sphincterotomy

注)胆石性膵炎症例にERCP/ES を行う際には，膵管造影を可能な限り回避することが望ましい.

〔急性膵炎診療ガイドライン 2015 改訂出版委員会(編)：急性膵炎診療ガイドライン 2015 第 4 版．金原出版，2015: 49 より改変〕

(葛西　猛)

IV
外因性疾患と損傷

1 外傷初期診療－JATEC™（Japan Advanced Trauma Evaluation and Care）

A primary survey（PS）（図 1）

ポイント

①生理学的徴候（バイタルサインなど）から生命危機を認識する.
②適切な蘇生処置で生命危機を回避する.

まず素早くチェックすること（救急処置含む）

1 受け入れ準備：ホットラインを受けたらスタッフを招集，蘇生用具などの準備，ポータブルX線やエコー装置の準備，スタンダードプリコーション（マスク，ガウン，ゴーグルなどの着用）を行う.

2 第1印象（重症かどうかの把握）：初療室まで搬送する間に五感を働かせて下記のA・B・C・D・Eに異常がないか把握する.

3 A：気道確保と頸椎保護.
1）100％酸素投与，SpO_2モニター，各種モニター装着.
2）頸椎カラーによる頸椎固定を継続.
3）気道閉塞が疑われたら気道確保.
・下顎挙上法，口腔内吸引．気管挿管，外科的気道確保.

4 B：呼吸の評価と致死的な胸部外傷の処置.
1）致死的胸部外傷「TAF3 X」（表 1）を早期発見し，治療する.
2）呼吸数，SpO_2モニターを確認.

5 C：循環評価と止血.
1）ショックの早期認知〔脈拍，皮膚所見，毛細血管再充満時間（capillary refill time：CRT）など〕．血圧が低下した時は約1,500 mLの出血がある.
2）静脈ライン確保（18 G以上の留置針で2本以上），輸血準備.
3）初期輸液療法：細胞外液補充液を1～2 L（小児は20 mL/kg×3回まで）急速輸液.

表 1 TAF3X と救急処置

cardiac **T**amponade（心タンポナーデ）	心嚢穿刺，心嚢開窓術
Airway obstruction（気道閉塞）	気管挿管
Flail chest（フレイルチェスト）	気管挿管，陽圧換気
Tension pneumothora**X**（緊張性気胸）	胸腔穿刺，胸腔ドレナージ
open pneumothora**X**（開放性気胸）	創閉鎖，胸腔ドレナージ
massive hemothora**X**（大量血胸）	胸腔ドレナージ，緊急開胸術

評価	処置
受け入れ準備 受け入れ準備は? 感染防御は?	スタッフの招集 蘇生用具一式・加温した輸液 各種モニター ポータブル X 線, エコー装置 感染に対するスタンダードプリコーション
A：気道確保と頸椎保護 気道閉塞がないか? 気道狭窄音は? 液体貯留音は?	100% 酸素投与・SpO_2 モニター 頸椎カラーによる頸椎固定 口腔内吸引 気管挿管 輪状甲状靱帯穿刺・切開
B：呼吸評価と致死的胸部外傷 呼吸は大丈夫か? 呼吸数は? SpO_2 は? 致死的胸部外傷は? (TAF3X)	胸部 X 線検査 致死的胸部外傷に対する処置 胸腔穿刺・胸腔ドレナージ 気管挿管・補助換気 緊急開胸術
C：循環評価と止血 ショックかどうか? 出血性? 閉塞性?	静脈ライン確保(2 本以上, 18G 以上で) 初期輸液療法 (細胞外液補充液 1〜2L 急速投与) (小児は 20 mL/kg×3 回) 外出血の圧迫止血 内出血の検索 (胸部・骨盤 X 線検査, FAST) 緊急開腹術・TAE・創外固定
D：中枢神経障害の評価 GCS は? 瞳孔は? 片麻痺は? 切迫する D は?	A・B・C の安定化 気管挿管(A・B の安定化) SS の最初に頭部 CT 脳神経外科へコンサルトする
E：脱衣と体温管理 脱衣は完了したか? 体温は?	全身の脱衣 保温した輸液, ブランケットなど

図 1 primary survey：JATEC™

4) 外出血の圧迫止血.

5) 内出血の検索：胸部・骨盤 X 線検査, FAST(Focused Assessment with Sonography for Trauma).

6) 初期輸液療法に反応しないときは緊急止血法(緊急開腹術, TAE, 骨盤創外固定術)を考慮. 出血性ショックでなければ閉塞性ショックを考える(緊張性気胸, 心タンポナーデ).

6 D：中枢神経障害の評価.

1) 緊急手術を要する頭蓋内占拠性病変の可能性「切迫する D (Dysfunction of central nervous system)」の早期発見.

2) 瞳孔所見, 意識レベル(GCS), 片麻痺を評価する.

表2 切迫するD

GCS 8点以下	片麻痺
急激な意識低下(GCSで2点以上)	Cushing現象(高血圧，徐脈)
瞳孔左右差	

3)「切迫するD」(表2)と判断したらA・B・Cの安定化をはかり，(気管挿管を含む)Secondary surveyの最初に頭部CTを行う．

7 E：脱衣と体温管理．

1) 全身の脱衣を行う．

2) 体温を測定し，低体温に注意しながら保温に努める．

転院搬送の判断

C(循環)の安定のために緊急手術やTAEが必要であるが自施設では対応不可能な場合，あるいは「切迫するD」があるが脳神経外科医が対応できない場合などは病院間搬送を考慮する．

B secondary survey (SS)

ポイント (表3)

①解剖学的評価に主眼をおき，損傷を見落としなく検索する(頭からつま先，前面から背面へ)．

②常にバイタルサインが安定していることを確認しながら検索を進める．

③バイタルサインの異常を発見したらPSに戻り，A・B・Cを確認する．

C 蘇生に必要な治療手技（各手技のポイントのみ示す）

ポイント

①解剖学的評価に主眼をおき，損傷を見落しなく検索．

②バイタルサインが安定しているかを確認しながら検索．

③バイタルサインの異常を発見したら，PSに戻る．

輪状甲状靱帯穿刺

1 輪状甲状靱帯を14G留置針にて穿刺して酸素化を改善する方法である．

2 適応：確実な気道確保の適応があるにもかかわらず気管挿管ができないか，バッグバルブマスクでも酸素化を維持で

表3 SSのポイント

1. 病歴聴取：AMPLE

Allergy： アレルギー歴.
Medication： 内服歴，嗜好品.
Past history & Pregnancy： 既往歴，妊娠.
Last meal： 最終飲食.
Events & Environment： 受傷機転や現場の状況.

2. 頭部・顔面

眼，鼻腔内，口腔内損傷.
頭皮の隠れた損傷.
気道閉塞をきたしうる上顎・下顎骨折，開口障害.
頭蓋底骨折のサイン(raccoon eyes, Battle' sign など).
耳鏡を用いて鼓膜出血を確認.
頭蓋底骨折があれば経鼻胃管禁忌.

3. 頸部・頸椎

診察の際は頭部を保持し，頸椎カラーは外して行う.
血痰や皮下気腫(喉頭気管損傷).
血腫や気管の偏位(食道損傷，頸部血管損傷).
血管雑音(頸部血管損傷).
後頸部の圧痛.

4. 胸部

鎖骨の診察.
胸部X線の再読影，12誘導心電図.
PATBEDXXを中心に胸部外傷を検索する
- **P**ulmonary contusion
- **A**ortic injury
- **T**racheobronchial tree injury
- **B**lunt cardiac injury
- **E**sophageal injury
- **D**iaphragmatic injury
- pneumothora**X**
- hemothora**X**

5. 腹部

進行する腹腔内出血と腹膜炎を発見することが重要.
腸管損傷の際に腹膜刺激症状がでないこともある.
FAST(EFAST)を再検する.

6. 骨盤・会陰部

骨盤骨折の診断はX線検査を優先する.
患者の承諾のもと，生殖器，会陰，肛門の診察を行う.
会陰部の損傷，骨盤骨折，脊椎脊髄損傷を疑う場合は必ず直腸診を行う.
直腸損傷や後部尿道損傷を見逃さない.
尿道カテーテルは尿道損傷があるときは禁忌.

7. 四肢

開放創，神経血管損傷を見逃さない.
著しい疼痛と腫脹があればコンパートメント症候群を疑う．初期の段階では末梢動脈は触知されるので注意する.

8. 背部

Log roll法またはflat lift法で背面の観察を行う.
不安定型骨盤骨折が疑わしい場合はlog roll法は不適である.

9. 神経系

意識(GCS)，瞳孔に変化がないか確認.
脊髄損傷のときは損傷レベルを明らかにする.

10. 感染予防

抗菌薬の必要性，破傷風予防を検討する.

11. 見落としチェック：FIXES

Finger or tube： 鼓膜，直腸診，胃管，カテーテル
IV，**I**M： 輸液，抗菌薬，破傷風予防
X ray： X線写真の再読影，追加のX線やCT
ECG： 12誘導心電図
Splint： 骨折部に対するシーネ固定

きないとき.

3 禁忌：基本的に禁忌はないが，穿刺に引き続き確実な気道確保を実施する.

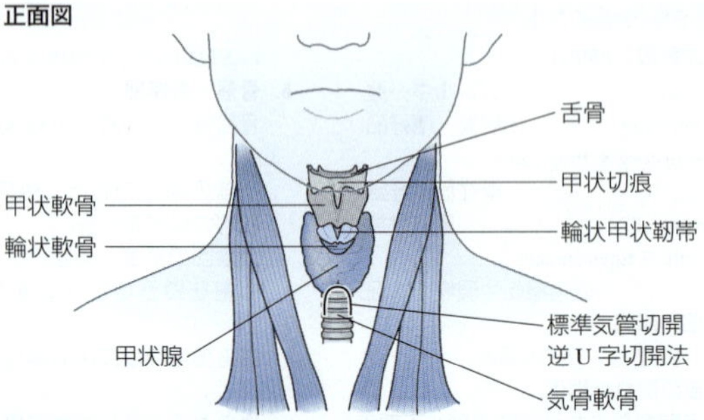

図 2 頸部の解剖

(日本外傷学会・日本救急医学会(監)：改訂第 4 版 外傷初期診療ガイドラインJATEC. へるす出版，2012)

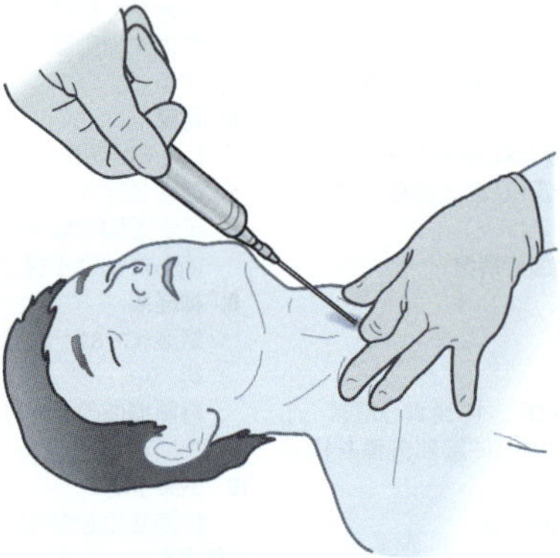

図 3 輪状甲状靱帯穿刺

(日本外傷学会・日本救急医学会(監)：改訂第 4 版 外傷初期診療ガイドラインJATEC. へるす出版，2012)

4 手技(詳細は成書を参照)：14 G 留置針にシリンジをつけ，輪状甲状靱帯直上から約 45°傾けて，尾側に進める．上気道の完全閉塞のとき高圧ジェット換気は禁忌，高流量酸素(10 ～ 15 L/分)で 1 秒送気，4 秒排気．上気道が閉塞していないときは高圧ジェット換気または高流量酸素で 1 秒換気，1 秒排気する(図 2，3)．

輪状甲状靱帯切開

1 輪状甲状靱帯を切開し気管チューブや気管切開チューブを

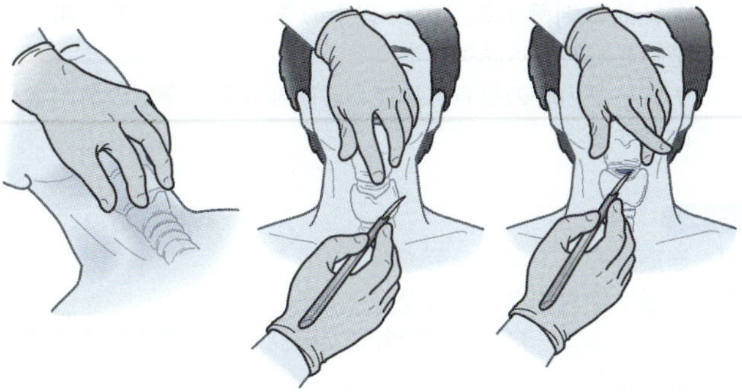

図 4　輪状甲状靱帯切開

（日本外傷学会・日本救急医学会(監)：改訂第 4 版 外傷初期診療ガイドライン JATEC．へるす出版，2012）

挿入する方法である．

2　適応：輪状甲状靱帯穿刺と同じ．

3　禁忌：12 歳以下の患者は声門下狭窄の危険があり禁忌とされている．

4　手技(詳細は成書を参照)：輪状甲状靱帯をしっかり同定し，皮膚を 2，3 cm 横切開し，輪状甲状靱帯も 1.5 cm ほど切開する．曲ペアンで切開孔を広げ，気管切開チューブを挿入する．
輪状軟骨や気管軟骨を損傷すると声門下狭窄をきたしやすい(図 4)．

胸腔穿刺

緊張性気胸の際に第 2 肋間，鎖骨中線より注射器を付けた 18 G 以上の留置針を肋骨上縁に沿って刺入する．エアが吸引されたら外筒をさらに挿入し，内筒を抜く．

胸腔ドレナージ

1　適応：緊張性気胸，大量血胸，開放性気胸など．

2　禁忌：絶対禁忌はないが，癒着がある場合は注意して挿入する．

3　手技(詳細は成書を参照)：第 4 または第 5 肋間，中腋窩線から挿入する．
局所麻酔下に，挿入する肋間のやや尾側に皮膚切開を置き，皮下組織，肋間筋，胸膜を肋骨上縁に沿ってペアン鉗子にて鈍的に剝離する．28 Fr以上のチューブをペアン鉗子で把持し胸腔内へ誘導する．
チューブ内腔の曇り，排液の呼吸性変動，空気の流出音を確認する．

心囊穿刺

1 適応：心タンポナーデ．
2 禁忌：絶対的な禁忌はない
3 手技：エコーにて心囊液貯留を確認し，心囊までの距離を測定する．
剣状突起左縁より左烏口突起の方向に向けて，35 ～ 45°傾けて，エコーガイド下に挿入する．
約4 ～ 6 cmで針先が心囊に到達する．心筋にふれると不整脈が出現する．
血餅のため心囊穿刺で吸引できないときは剣状突起下心囊開窓術が必要である．

EFAST (extended focused assessment with sonography for trauma)

1 心囊液，胸腔内，腹腔内の液体貯留を確認するFASTに加え，気胸を確認する．
2 正常ではlung sliding, comet sign(B line)がみられる．またMモードにてseashore signを認める(図5)．気胸があるとlung slidingやcomet signは消失し，Mモードにてbarcode signを認める(図6)（感度87%，特異度99%）．
3 さらに，下大静脈径を確認することで血管内のボリュームを確認できる．

外傷診療におけるCT読影

1 高エネルギー外傷や受傷機転が明らかでない多発外傷は頭部，頸部，および体幹部を含めた全身CT(trauma pan-scan)が有用である．
2 読影の第一段階：FACT(focused assessment with CT for trauma)：直ちに緊急処置を要する項目だけを迅速に(3分以内)評価する．
1) 頭部CTで緊急減圧開頭術の必要性を判断する．
2) 大動脈弓部から峡部大動脈損傷の有無，縦隔血腫の有無を判断．

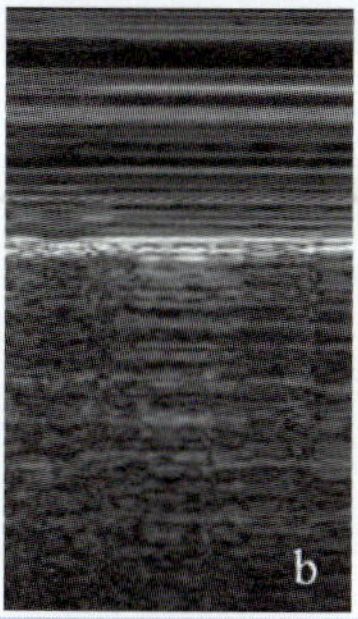

図 5 seashore sign
（亀田 徹，ほか：外傷性気胸の超音波診断―FAST からEFAST へ―．日救急医会誌 2012; 23: 134）

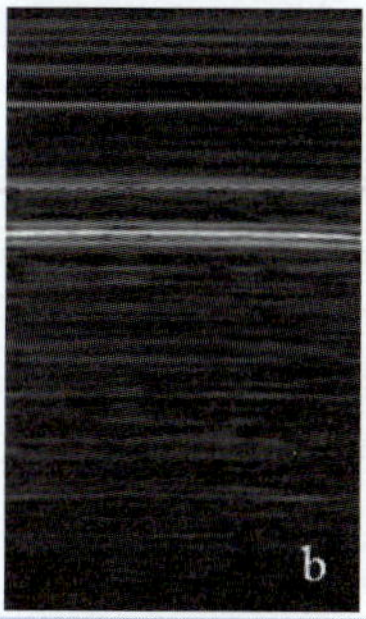

図 6 barcode sign
（亀田 徹，ほか：外傷性気胸の超音波診断―FAST からEFAST へ―．日救急医会誌 2012; 23: 135）

3）肺野条件で，広範な肺挫傷，血胸，気胸，心嚢血腫を確認．
4）横隔膜下から骨盤まで一気にみて腹腔内出血を確認．
5）骨盤骨折や後腹膜出血を確認しながら頭側へ移動．
6）腹腔内実質臓器損傷の有無，腸間膜内血腫を確認．

3 読影の第二段階：適切な治療方針を決定するために読影する．

1）頭部：拡大する可能性がある硬膜外血腫，硬膜下出血，脳挫傷，頭蓋骨骨折など．
2）顔面・頸部：顔面骨骨折や気道閉塞につながりうる喉頭損傷，椎骨動脈損傷など．
3）胸部：肺挫傷，気胸，血胸，胸骨骨折周囲の血腫など．
4）腹部：腹腔内出血，実質臓器損傷，遊離ガスの有無など．
5）骨盤：骨盤骨折など．
6）四肢：骨軟部組織損傷，血腫，血管外漏出など．

4 読影の第三段階．

見逃しがないよう，正確な再読影を行う．または放射線科医に依頼する．

参考文献

・日本外傷学会・日本救急医学会(監修)：外傷初期診療ガイドライン 改訂第 3 版．へるす出版，2008
・日本外傷学会・日本救急医学会(監)：外傷初期診療ガイドライン改訂第 4 版．へるす出版，2012

（不動寺純明）

2 熱傷の初期治療

ポイント

①生命に危険のある状態かどうかを即座に判断する.
すなわち，気道熱傷，胸郭熱傷による換気不良(胸郭コンパートメント症候群)，低容量性ショックの有無を確認する.
②熱傷の重症度を評価し治療方針を決定する.
③継続的に気道と呼吸のチェックを行う.

まず素早くチェックすること

1 下記のA・B・C・Dを確認する．広範囲熱傷が考えられる場合はモニターを装着する.

A：顔面熱傷，鼻毛が焦げている，口腔内にススの付着があるなど気道熱傷を疑う場合には，早期の気管挿管を考慮する.

B：胸郭熱傷により皮膚が硬くなり，換気制限があれば胸部の減張切開を考慮する.

C：体液喪失によるショック状態ならば，20 G以上の太い留置針で末梢ルートを2本確保し，急速輸液を行う．同時に他のショックの原因(VI-1 ショック参照．心原性，低容量性，閉塞性，血液分布異常性)がないかを検索する.

D：意識障害があり，閉鎖空間での火災であれば，一酸化炭素中毒を考え高濃度酸素を投与する．パルスオキシメーターは，一酸化炭素中毒で低酸素血症があっても正常値を示すことがあるため信頼できない．また，熱傷の原因検索を行う.

2 熱傷の原因は何か

1) how：火災(直接，間接)，爆発，熱湯，化学物質，電撃傷など.

2) why：事故，先行する内因性疾患発症による火の不始末など.

3 他の合併外傷はないか．自動車事故，転落，爆発，雷撃などによる鈍的損傷など.

4 虐待の疑いはないか．小児に限らず高齢者の虐待も増えているので注意が必要である．新旧混在する熱傷パターン，熱湯への浸漬による熱傷などでは疑う.

これで診断確定！

1 熱傷深度.

1) I 度熱傷：表皮熱傷で受傷部皮膚の発赤.

2) 浅達性 II 度熱傷：水疱形成，水疱底の真皮は紅色に変化，痛みを伴う.

3) 深達性 II 度熱傷：水疱形成，水疱底の真皮は白色に変化，知覚鈍麻がある.

4) III 度熱傷：皮膚全体が壊死で白色レザー様に変化，痛みはない.

2 熱傷面積(臨床的には II 度以上の熱傷面積をさす)：いずれの手段を用いて計算してもよい.

[%BSA＝Body Surface Area]

1) 9 の法則(図 1)：10 歳以上の患者に対して ER でもっとも多く用いられる.

2) 5 の法則(図 1)：乳幼児に対して ER でもっとも多く用いられる.

3) 手掌法(図 1)：患者の手掌を 1 % と換算する．早いが正確性には欠ける.

4) Lund and Browder の図表(図 1)：年齢に応じてもっとも正確な熱傷面積が算出できるが，時間がかかるため入院後に計算されることが多い.

3 重症度.

1) Burn Index(BI)＝III 度熱傷 %＋0.5(II 度熱傷 %)：10 ～ 15 以上で重症.

2) Prognostic Burn Index(PBI)＝BI＋年齢：100 以上で予後不良.

4 気道熱傷.

1) 喘鳴，呼吸促迫，低酸素血症，ススの混入した痰，鼻毛の焦げは気道熱傷を疑う.

2) 一酸化炭素中毒の合併を考慮：意識障害，閉鎖空間での火災，局所神経症状，不整脈，心筋虚血.

5 拘束性損傷.

1) 呼吸：焼痂による胸郭および頸部の換気制限.

2) 四肢：全周性熱傷は血流障害，痛み，感覚鈍麻の原因となる(コンパートメント症候群をおこす).

ERでの治療

1 気道：気道熱傷が疑われたら気管挿管を考慮する．また気

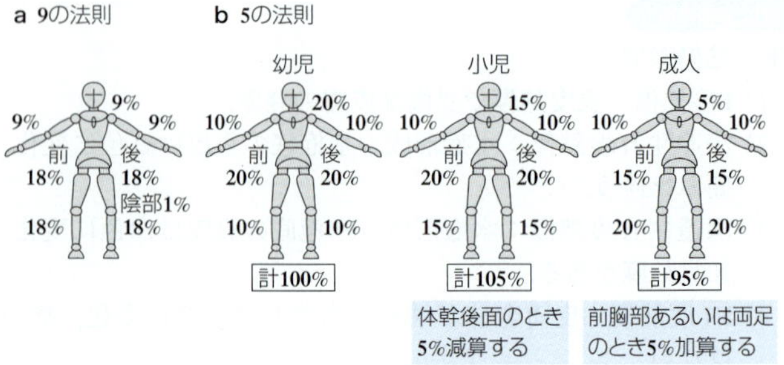

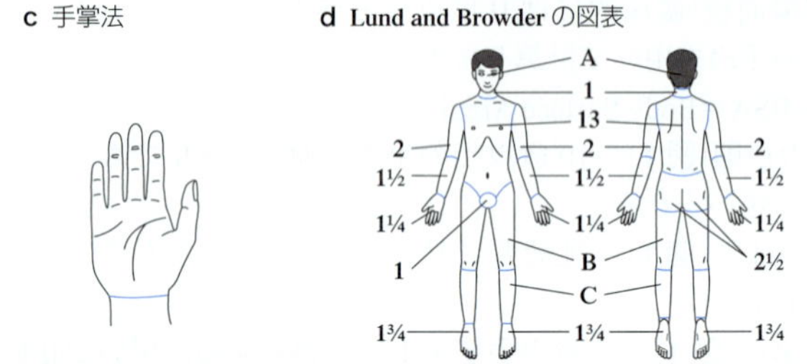

患者手掌が体表面積の1%

熱傷面積を算出する際に小範囲の面積を加算算出するのに用いる

年齢による広さの換算

	年齢					
	0歳	1歳	5歳	10歳	15歳	成人
A：頭部の½	9½	8½	6½	5½	4½	3½
B：大腿部の½	2¾	3¼	4	4¼	4½	4¾
C：下腿部の½	2½	2½	2¾	3	3¼	3½

図1 熱傷面積の算定法
（日本熱傷学会用語委員会（編）：熱傷用語集，1985）

管支鏡を行い浮腫などを確認する．

2 輸液：熱傷のない皮膚から静脈ラインを確保する．

1）細胞外液補充液〔生理食塩水やソルアセト®F輸液（酢酸リンゲル）など〕．

2）輸液投与量はParkland（Baxter）公式が一般的である．生理食塩水やソルアセト®F 4 mL×%BSA×体重（kg）の1/2を8時間で，残りの1/2を次の16時間で投与する．その後は時間尿量が0.5～1.0 mL/kg/時間を目安として補液を行う．

3 酸素：COHb濃度は重症度に関連しない．5％以上の濃度上昇があれば気管挿管も考慮し，高濃度酸素を投与する．

4 局所治療：創部は水（水道水も可）で洗い，創部が乾燥しないように白色ワセリンベースの軟膏〔アズノール®（アズレン）やフシジンレオ®（フシジン酸ナトリウム）］を塗布のうえ，滅菌の被覆材で覆う．大きい水疱（＞2 cm）や関節にできた水疱は穿刺して内容液を排出しておく．水疱膜は無理に除去する必要はない．

5　鎮痛：I 度，II 度熱傷は強い疼痛を伴う．カロナール®（アセトアミノフェン），非ステロイド性抗炎症薬（NSAIDs）の定期内服を考慮する．入院患者で疼痛が強い場合はフェンタニルの DIV を考慮する．

6　抗菌薬：予防的抗菌薬の全身投与は推奨されない．沈降破傷風トキソイド 0.5 mL　IM は必須である．

7　治療方針：

1）局所熱傷の場合は外来にて毎日創部の包交を行う．尿量減少がないか確認するように本人，家族に説明する．

2）熱傷面積が大きい場合は，形成外科医にコンサルトし入院治療とする．

専門医にコンサルト

特殊化学熱傷．

1）フッ化水素：弱酸性であるが浸透性が高く，容易に脂肪膜を通過し，曝露された組織に深く浸透して拡散する．そのため曝露が局所でも広範囲に腐食性に進行し，全身症状が生じるため注意が必要である．低 Ca 血症，低 Mg 血症，高 K 血症，電解質異常に伴う不整脈を生じることがある．必ず専門医へのコンサルトが必要である．
治療はカルチコール（グルコン酸カルシウム）の局所注射，動注，全身投与を行う．

2）フェノール：接触した組織への腐食性障害をおこすほか，揮発性が高いため吸引している可能性が高く，多臓器不全をきたす．医療者の被曝の可能性もあるため，ER に入る前（可能なら現場）に除染を行う必要がある．

（中山恵美子）

3 中毒

A 中毒の診断と初期治療

ポイント

①AB & 3 Cs〔A：airway の確保，B：breathing の管理，C：circulation の管理，C：CNS（中枢神経系）の異常の管理，C：complications（合併症）の予防〕．
②意識障害がある場合は他の原因を必ず除外する（頭蓋内出血など）．
③薬物の種類，摂取した時間の同定と，患者の安定化をはかる．

まず素早くチェックすること

1 病歴．
1）摂取したすべての薬物，ビタミン剤，漢方薬，市販薬．
2）患者だけでなく，家族，目撃者からも聴取する．
3）持参した薬物を調べる際には，必ず接触予防を行う．血液が付着した針などに注意すること．
4）内服した理由，時間の確認（自殺企図？ 事故？）．

2 モニター：心電図を確認する．抗精神病薬には心毒性をもつものが多い．

3 一般所見：Toxidrome（表1）に気づくこと．

4 目の所見（表1，2）．

5 神経所見：慢性中毒でみられることが多いが，薬物によっては急性中毒でも認められることがある（ヒ素，タリウム，

表1 おもなトキシドローム

Toxidrome	BT	BP	PR	RR	Mental	Pupil	粘膜／皮膚	蠕動	反射
抗コリン	↑	−↑	⇧	↑↓	せん妄	↑	Dry	↓	…
コリン作動	…	↑↓	↑↓	−↑	変動	−↓	Wet	⇧	…
オピオイド	−↓	−↓	−↓	⇩	抑うつ	↓	…	↓	−↓
鎮静催眠剤	−↓	−↓	−↓	−↓	抑うつ	−↓	…	−↓	−↓
鎮静剤離脱	↑	↑	↑	↑	↑	↑	Moist/発汗	−↑	↑
セロトニン症候群	−↑	↑	↑	−↑	変動	↑	Moist/発汗	−↑	↑
交感神経作用薬	↑	↑	↑	↑	↑	↑	Moist/発汗	−↑	↑

（Levine M, et al.: Toxicology in the ICU: Part 1: general overview and approach to treatment. *Chest* 2011；140：795-806 より改変）

鉛など）（表3）.

6 腹部所見.

1）自律神経障害によるイレウス症状.
2）腸管穿孔の症状（異物誤飲や薬物による）.
3）アンフェタミンでまれに腸管膜動脈れん縮が生じる.

7 皮膚所見（表1）.

1）発汗.
2）発疹（CO中毒，ホウ酸中毒，化学熱傷，抗コリン作動薬）.
3）チアノーゼ（低酸素，メトヘモグロビン血症など）.

8 異臭.

1）約半数は青酸化合物のアーモンド臭を感じ取れないため，アーモンド臭がないからといって安心してはいけない.
2）アセトン臭（アセトン，エタノール，イソプロピルアルコール），ガーリック臭（有機リン），卵の腐臭（硫化水素）.

表2 瞳孔所見

瞳孔縮瞳	瞳孔散瞳
交感神経遮断薬	交感神経興奮薬
クロニジン	アンフェタミン
アヘン，麻薬鎮痛薬	コカイン
フェノチアジン系	ドパミン
バルプロ酸	LSD
コリン作動薬	MAO阻害薬
カーバーメート系殺虫剤	ニコチン
ニコチン	抗コリン作動薬
有機リン	アトロピン
フィゾスチグミン	三環系抗うつ薬
ピロカルピン	

表3 急性・慢性中毒症状

原因物質	急性中毒症状	慢性中毒症状
ヒ素	せん妄，けいれん，意識障害	末梢神経障害による感覚，運動障害
タリウム	せん妄，けいれん，意識障害	痛みを伴う末梢神経障害
鉛	脳症	集中力低下，運動失調，知能低下，難聴，視覚と運動の共応低下
水銀		振戦，聴力障害，運動失調，感覚障害
メタノール	視力障害，けいれん，昏睡	
エタノール	意識障害，眼振	末梢性感覚障害，Wernicke脳症
笑気ガス	頭痛，意識障害，けいれん	末梢神経障害
ビタミンB_6	ビンクリスチンで遅延性に	感覚障害
抗腫瘍薬	けいれん，昏睡	

これで診断確定！

1 血液検査：血清浸透圧，電解質，アニオンギャップ，血糖値，BUN，Cr，肝酵素，アルコール血中濃度，妊娠検査，可能であればアセトアミノフェン血中濃度．

2 浸透圧ギャップ：
浸透圧ギャップ＝血清浸透圧実測値－計算値(2 Na＋血糖値/18＋BUN/2.4)．
通常は5以下である．浸透圧ギャップ開大をきたす薬物は"GAME"と覚える．
G：グリコール(glycol)類(エチレングリコール，プロピレングリコールなど)．
A：アルコール(alcohol)類(メタノール，エタノール，イソプロパノール)，アセトン(acetone)．
M：マグネシウム(magnesium)，マンニトール(mannitol)．
E：エチルエーテル(ethyl ether)．

3 アニオンギャップ：
アニオンギャップ＝Naイオン－(Clイオン＋HCO_3イオン)．
12以上で開大である．アニオンギャップ開大をきたす薬物は"CHEMIST"と覚える．
C：一酸化炭素(CO)，青酸化合物(cyanide)．
H：硫化水素(hydrogen sulfide)．
E：エタノール(ethanol)，エチレングリコール(ethylene-glycol)．
M：メタノール(methanol)．
I：鉄(iron)，イソニアジド(isoniazid)．
S：サリチル酸塩(salicylate)．
T：テオフィリン(theophylline)．

4 薬物スクリーニング：スクリーニング検査キット(トライエージ)．

ERでの治療

1 A・B・Cの確保(気道確保，酸素投与)．B，Cにおいて重症例では経皮的心肺補助(percutaneous cardiopulmonary support：PCPS)を考慮する．

2 静脈ライン確保．

3 保温，積極的加温による低体温改善をはかる．

4 けいれんがあればホリゾン®(ジアゼパム)5～10 mg IVま

たはミダゾラム2 ～ 10 mg IV.

5 不穏があれば，セレネース®(ハロペリドール)5 ～ 10 mg IV.

6 除染.

1) 皮膚：衣服を除去，汚染部位を大量の水で洗浄する.

2) 眼：局所麻酔〔ベノキシール®点眼液(オキシブプロカイン)など〕後，大量の水で洗浄する.

3) 血液：血液灌流法および血液透析法の適応薬剤は“CAT-MEAL”と覚える.

C：カルバマゼピン(carbamazepine)，カフェイン(caffeine).

A：抗けいれん薬(anticonvulsants：フェノバルビタール，フェニトイン).

T：テオフィリン(theophylline).

M：メタノール(methanol).

E：エチレングリコール(ethylene glycol)

A：アスピリン(aspirin)，サリチル酸(salicylic acid).

L：リチウム(lithium).

7 胃洗浄.

服用後1時間以内であれば考慮する．エビデンスは乏しい．左側臥位で，微温湯もしくは生理食塩水を1回200 ～ 300 mL注入する(洗浄液がきれいになるまで繰り返す).

チューブは成人36 ～ 40 Frの太い胃管，小児では24 Fr以上の胃管を用いる.

胃洗浄での誤嚥，チューブの器械刺激による心室性不整脈(Vf，VT)に注意する.

胃洗浄の禁忌

- 意識障害があり，気管挿管などで気道確保されていない.
- 腐食性物質(酸，アルカリなど).
- 石油.

8 活性炭の投与.

薬物服用後，原則は1時間以内が有効．しかし，1時間以上経過していても効果あり．ただし中毒量に達していない薬物量しか内服していない場合は，投与を見送る場合も多い．投与量は1 g/kg(50 ～ 100 g)，投与方法はPOもしくは経鼻胃管．著者施設では瀉下薬としてマグコロール®(クエン酸マグネシウム)250 mL に溶解して投与する．
活性炭投与の禁忌は，気道確保されていない場合，腸管蠕動の低下，もしくは腸閉塞の場合である．活性炭はほとんどの薬剤を吸着するが，吸着できない薬物は"A FIKLE"である．
A：アルコール類(alcohol)，アルカリ類(alkali)．
F：フッ素化合物(fluorine compound)．
I：鉄(iron)，ヨウ化物(iodide)，無機酸類(inorganic acids)．
K：カリウム(potassium)．
L：リチウム(lithium)．
E：エチレングリコール(ethylene glycol)．

9 最近の治療(Lipid rescue)

1) 適応：局所麻酔薬中毒，降圧薬中毒で通常の昇圧剤に反応しない場合，三環系抗鬱薬など脂溶性の高い薬物による中毒．

2) 投与方法

・20％脂肪乳剤 1～1.5 ml/kg を 1 分かけて bolus.
・反応なければ(または心停止患者では)同量を 3 ～ 5 分毎に 3 回まで投与可．
・初回投与に続き，0.25～0.5 mL/kg を循環動態改善するまで IV(30 ～ 60 分間)．

B 主な中毒の診断と治療

▶ベンゾジアゼピン中毒

ポイント

①脳細胞からの不活性組織への移行が速いため，血中半減期よりも速く症状が消失する．
②中毒症状：意識障害，呼吸抑制．

ER での治療

1 A・B & 3 Cs が重要．そのなかでも気道確保がもっとも重要である．

2 対症療法のみで経過は良好となる．

3 アネキセートは拮抗薬であるが，半減期が短いので有効ではない．また使用によりけいれん誘発の恐れがある(鑑別に有用ではあるが治療には不要なことが多い)．

4 活性炭の投与，胃洗浄は推奨されない．

▶三環系抗うつ薬

ポイント

①必ず心電図で QT 延長，wide QRS，torsadesdepointes（トルサードドポアント）の有無をチェックする．
②中毒症状：ムスカリン作用による頻脈，尿閉，意識障害，Na，K チャネル阻害作用による心毒性．

ERでの治療

1 意識障害がないか，もしくは気道確保がされていれば活性炭の投与を行う．胃洗浄のエビデンスはない．

2 QRS 幅が 100 ms 以上，心室性不整脈，輸液に反応のない低血圧が存在する場合はメイロン®（重炭酸ナトリウム）の投与．初期投与量は 1 ～ 2 mEq/kg IV．状態が改善するか血中 pH 7.5 ～ 7.55 になるまで反復投与を行う．
維持量は 2 ～ 3 mEq/kg/時 DIV.

▶アセトアミノフェン中毒

ポイント

① 140 mg/kg 以上の内服，もしくは 7.5 g/日以上の摂取で中毒症状がおこる．
② Rumack&Matthew および Smilkstein らのノモグラム（治療線）（図 1）より上方，またはアセトアミノフェン≧ 150 mg/kg の摂取，または治療用量を上回る服用および肝障害（肝酵素の上昇），または服用時間が不明およびアセトアミノフェン血中濃度：＞ 10 μg/mL，または治療用量を上回る服用の繰り返しおよびアセトアミノフェン血中濃度＞ 10 μg/mL，のいずれかに該当するときアセチルシステイン「ショーワ」の PO を行う．
③中毒症状：初期は消化器症状のみ 24 ～ 48 時間で肝毒性が生じる．

ERでの治療

1 消化管からの吸収が速く，基本的には胃洗浄，活性炭の投与の適応にはならない

2 中毒摂取量，もしくは血中濃度が高い時にはアセチルシステイン「ショーワ」を PO．投与量は初期に 140 mg/kg，その後 70 mg/kg を 4 時間おきに合計 17 回投与する．アセチルシステイン「ショーワ」は臭いが大変強いため，コーラで

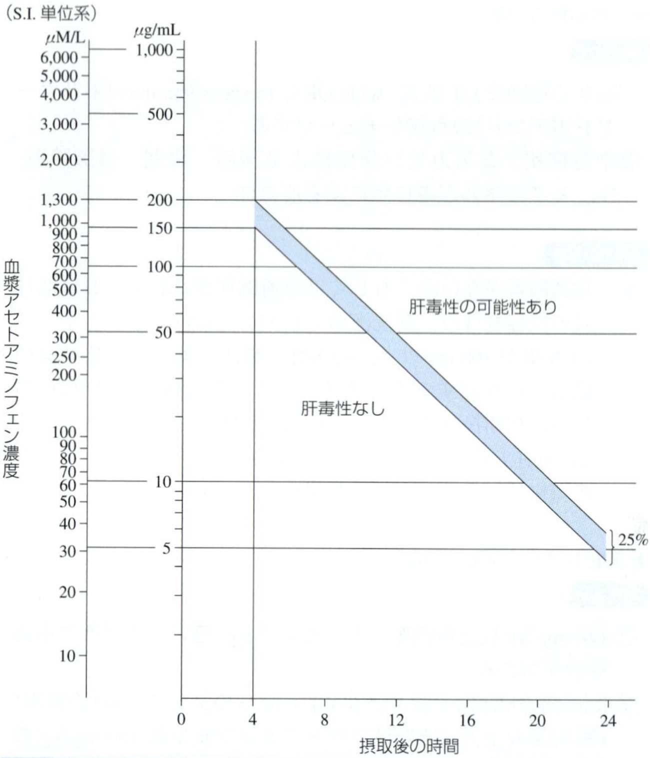

図1 Rumack & Matthew および Smilkstein らのノモグラム

希釈すると飲みやすくなる(投与開始後に血中濃度が治療線を下回っていることが確認されれば，投与中止する).

3 肝不全(動脈血 pH < 7.3 または PT 時間 > 100 秒，血清 Cre > 3.4 mg/dL，Grade III 以上の肝性脳症)を認めれば最悪の場合は肝移植を検討する．肝不全，腎不全に対しては血漿交換や血液透析法などによる対症療法を追加する．

▶アスピリン中毒

ポイント

①代謝産物のサリチル酸により呼吸性アルカローシス，代謝性アシドーシスを生じる.
②中毒症状：難聴，耳鳴り，傾眠，過換気，嘔吐.

③ 1 回に 300 ～ 500 mg/kg 以上摂取，もしくは 100 mg/kg/日で 2 日以上摂取すると生じる．

ERでの治療

1 全身管理（ABC の確認の他，高体温には，アルコールの塗布や冷却マットを用いる）．

2 排泄の促進

1）大量服用後 6 時間の濃度が＞ 35 mg/dL または症状が著しい場合ではメイロン®を 0.5 ～ 1 mEq/kg IV で pH 7.4 になるまで反復する．

2）血中濃度が急性中毒で 100 mg/dL 以上，慢性中毒で 60 mg/dL 以上，重度のアシドーシス，意識障害が存在する場合は血液透析の適応となる．

▶有機リン中毒

ポイント

①ガーリック臭が特徴的．揮発性のためコンタクトプリコーションは必須であり，また加療も通気性のよい場所で行う．
②強力なムスカリン様作用により，徐脈と血圧低下，ニコチン様作用による筋けいれんと脱力が出現する．
③中毒症状：縮瞳，徐脈，血圧低下，流涎，下痢，意識障害，心室性不整脈，QT 延長．

ERでの治療

1 気道確保されていれば，胃洗浄，活性炭投与を行う．

2 アトロピン 0.6 ～ 3.0 mg IV を行う（ムスカリン様症状の消失を認める量）．症状の消失まで 2 ～ 5 分毎に反復投与．持続静注は 0.05 mg/kg/時で開始し，適宜増減する．

3 PAM 1 ～ 2 g（30 mg/kg）を 10 ～ 20 分かけて IV 後，200 ～ 500 mg/時（8 ～ 10 mg/kg/時）で 24 ～ 48 時間 DIV（アトロピンが不要になった後 12 時間まで使用する）．WHO はアトロピンが必要な全ての患者に PAM の使用を推奨している．

▶酸とアルカリ製剤

ポイント

①いずれも胃洗浄は禁忌．早期に消化管ファイバースコープ(gastrointestinal fiberscope：GIF)にて消化管の障害の程度を評価する．
②中毒症状：化学熱傷，食道穿孔，胃穿孔．

ERでの治療

1 中和熱が組織損傷を悪化させるため，中和は行ってはならない．
2 活性炭は効果がない．
3 体表面の毒物は大量の水で洗浄し，胃内に関しては対症療法として，牛乳または水を飲ませて希釈する．

▶一酸化炭素中毒

ポイント

① COHb によって細胞は低酸素状態であっても，SpO_2 は100 % と表示される．
②中毒症状：意識障害，ピンク色の皮膚．

ERでの治療

純酸素投与，場合によっては高圧酸素療法を行う．

▶アニリン中毒(除草剤が主)

ポイント

①症状はメトヘモグロビン血症による．
② PaO_2 が正常にもかかわらずチアノーゼを認める場合や，CO オキシメータによる酸素飽和度と SpO_2 の値にずれがある場合は，メトヘモグロビン血症を疑う．
③皮膚や肺から容易に吸収されるため，2 次災害予防が必要．
④中毒症状：チアノーゼ，意識障害，皮膚，眼への刺激．

ERでの治療

1 全身管理：ABC の確認の他，溶血があれば急性尿細管壊死や急性腎不全を予防するためハプトグロビンを投与する．
2 吸収の阻害：気道確保がされていれば，胃洗浄，活性炭投与を考慮する．皮膚や粘膜が汚染を認める場合には大量の水と石鹸で洗浄する.

3 解毒薬・拮抗薬メトヘモグロビン濃度が 30 % を超える場合や, 呼吸苦, 意識障害がある場合は, 1 % メチレンブルー溶液®1 ~ 2 mg/kg IV を 5 分以上かけて投与する.

▶ヒ素中毒

ポイント

①ヒ素(無味無臭)の急性曝露によって, 血管の透過性亢進, 拡張が生じる. ピルビン酸脱水素酵素の抑制により, ATP の減少が出現する.
②中毒症状:嘔吐, 下痢, 脱水, 視野障害, 四肢脱力, 心室性不整脈, QT 延長, 腎障害.

ER での治療

1 低血圧の原因は脱水であるため, 晶質液の DIV を行う.
2 不整脈には, QT 延長を招く抗不整脈薬は避ける.
3 気道確保されている状況であれば, 胃洗浄, 活性炭投与を考慮する.
4 キレート薬として, バル®(ジメルカプロール)3 ~ 5 mg/kg IM, 4 ~ 12 時間毎.

▶硫化水素中毒

ポイント

①速やかに新鮮な空気がある場所に搬送し, 酸素投与を開始.
②中毒症状:粘膜刺激症状, 呼吸障害, 頭痛, 意識障害.

ER での治療

1 全身管理, ABC の確認. 100 % 酸素投与への反応や後述する亜硝酸塩に反応しない患者は, 高気圧酸素療法が可能な施設であれば試みてもよい.
2 解毒薬・拮抗薬. 病院到着後に重篤な症状があれば亜硝酸アミルを速やかにかがせる. さらに亜硝酸ナトリウムを緩徐に静注する. 副作用として血圧低下とメトヘモグロビン血症がある. 前者は補液と昇圧剤で対応, 後者は適宜濃度測定して 30 % 以上にならないようにする.
1) 亜硝酸アミルの投与:アンプルの内容物を専用の布に湿らせて鼻より 1 分間隔で吸入(3 分毎に新しいアンプルへ).

2）亜硝酸ナトリウムの投与：3％亜硝酸ナトリウム 300 mg を小児では 10 mg/kg を 5 分かけて IV．効果がなければ 30 分毎に半量ずつ追加投与．

▶パラコート中毒

ポイント

①経口摂取の場合，口腔粘膜のびらん，潰瘍，嘔吐を認め，数日後に肝腎・呼吸機能不全が出現する．口腔内が青色は本症を疑うこと．
②大量服毒では服毒数時間後にショック症状が出現，食道穿孔をおこすこともある．
③診断は 0.1％ハイドロサルファイトナトリウム含有 1 N-NaOH 溶液を尿に加え，肉眼的に色調変化を観察する．
④皮膚，肺，消化管から容易に吸収され，腐食作用がある．
⑤肺で選択的に蓄積され，急性呼吸窮迫症候群（acute respiratory distress syndrome：ARDS）様の症状を呈し，晩期には肺線維症を生じる．

ERでの治療

1 少量でも致死性が高いため，エビデンスはないが，胃洗浄，腸洗浄を積極的に考慮する．吸着剤として活性炭もしくはケイキサレート®（ポリスチレン）を投与する．

2 おもな排泄経路は腎臓であり，十分な補液により尿量を確保する．

3 診断がつけばただちに持続血液濾過透析（continuous hemodiafiltration：CHDF）を開始し，血液からパラコートが検出されなくなるまで行う．

いずれも予後を改善するエビデンスには至らなかった．

▶シアン化物中毒

ポイント

①胃内容の苦いアーモンド臭が特徴的．シアン化物自体の毒性は低いが，酸との反応で，もしくは低い沸点のため容易に発生しうるシアン化水素（青酸ガス）の毒性が強い．
②アニオンギャップ開大性のアシドーシス，静脈血酸素飽和度の上昇，皮膚の鮮紅色，チアノーゼを伴わない低酸素血症などが認められれば，シアン化物中毒を疑う．

③プラスチックやポリウレタンなどの化学繊維が燃えることでも発生する.
④シアン化物中毒が疑われれば，診断を待たずに，速やかに治療を開始する.

ERでの治療

1 疑えば速やかに治療を開始する．使う薬剤は，経口摂取によるものであれば，亜硝酸アミルの吸入，3％亜硝酸ナトリウム10 mL IV，および10％デトキソール(チオ硫酸ナトリウム)125 mL IVもしくはヒドロキソコバラミン5 g IVを行う．火災現場での煙の吸入によるものであれば，ヒドロキソコバラミン5 g IVを行う．

2 活性炭は効果なし．胃洗浄も2次災害の可能性があるため避けた方がよい(青酸ガスの有毒性が高いため).

▶テオフィリン中毒

ポイント

①キサンチン誘導体であり，カフェインも同様の化学式であるため，類似した症状を呈する.
②症状は副腎皮質からカテコラミンの遊離を促し，カテコラミンの代謝を阻害し，循環カテコラミン濃度を増加させる．これにより，βアドレナリン受容体刺激作用を発揮し，各種症状(中枢神経症状，気管支平滑筋弛緩作用，心筋刺激作用，利尿作用，骨格筋興奮作用)を呈する.
③中毒症状は血中濃度が20 μg/dL以上でおこる.
④中毒症状：けいれん，昏睡，低血圧，心室性不整脈，低リン血症，代謝性アシドーシス，横紋筋融解症.

ERでの治療

1 現在のテオフィリンの経口摂取での場合は，徐放剤であるため，活性炭の繰り返し投与および全腸洗浄が有効である．

2 頻脈性不整脈，血圧低下に対してはインデラル®(プロプラノロール)0.01 ～ 0.03 mg/kg IVを行う．

3 急性中毒で100 μg/dL以上，慢性中毒で60 μg/dL以上，けいれん発作や重篤な頻脈性不整脈，血圧低下，臨床症状が悪化傾向をたどる場合は血液灌流法の適応である．

C 食中毒

ポイント

①乳児，小児，高齢者では生命を脅かしかねない．
②基本的には自然治癒する．
③しばしば抗菌薬は必要としない．
④体液と電解質補正など，対症療法が重要である．
⑤菌血症のリスクを増大させたり，熱や保菌状態を長引かせるため，基本的に止痢薬は避ける．

まず素早くチェックすること

1 脱水の有無，点滴の必要性．
2 症状により小腸型(悪心，嘔吐，水様便)か大腸型(腹痛血便，発熱)かを鑑別する．
3 食歴(外食，水産物，未調理食物)．
 1) 同様の症状の人との接触歴．
 2) 海外渡航歴，野外活動歴(飲水)．

	腸炎ビブリオ	カンピロバクター
病原体	*Vibrio parahaemolyticus* グラム陰性桿菌 塩分のない所，10℃以下で発育しない 熱に弱く，煮沸で死滅する	*Campylobacter jenuni* グラム陰性らせん状桿菌
主要病態	小腸型(毒素による腸管分泌促進) 腸管内腔(主に小腸)で産生された毒素による	大腸型(腸管粘膜損傷型) 腸管粘膜(主に大腸)に侵入して毒素を産生
原因食品	魚介類およびその加工品	鶏肉調理食品，井戸水，湧き水
発病時期	夏期	5～6月，9～10月
潜伏期間	12時間前後	2～5日と長い
臨床症状	基本的に小腸型 腹痛，悪心，嘔吐，水様性下痢 発熱，血便はまれ 通常1～2日間	基本的に大腸型 腹痛，発熱，下痢，血便 通常2～3日，1～2週間続くこともある 1～3週間後にGuillain-Barré症候群発症例あり
病原診断	便培養	便培養(特殊培地)
治療	対症療法．抗菌薬は不要	対症療法．抗菌薬不要 例外的抗菌薬投与対象者： 新生児，高齢者，免疫抑制状態の患者，人工物挿入者 ジスロマック®500 mg 分1 PO，3日間 キノロン耐性が多い
予防	魚介類の低温保存 調理時の汚染防止 十分な加熱で菌は死滅	鶏肉調理時の汚染防止 生肉料理を避ける

＊HUS：溶血性尿毒症症候群

3）ペット（両生類，爬虫類）.

4 潜伏期間：超急性か急性か.

これで診断確定！

1 便中白血球，便培養.

2 発熱，腹痛，脱水など全身状態が強い時，および血便があるときは細菌性食中毒を疑う.

3 食後数時間でおこる下痢，嘔吐は毒素性食中毒を疑う.

ERでの治療

1 基本的に対症療法，脱水管理（電解質，体液の補正）を行う.

2 基本的に抗菌薬は不要である.

3 例外的に抗菌薬を使用する場合：新生児，高齢者，免疫抑制者，人工物挿入者.

4 基本的に制吐薬，止痢薬の使用は避ける.

5 絶食は必要ない.

（今本俊郎）

サルモネラ	腸管出血性大腸菌	黄色ブドウ球菌
Salmonela enteritidis 好気性グラム陰性桿菌	ベロ毒素産生性大腸菌 O抗原による血清型はO-157がもっとも多い	黄色ブドウ球菌が産生するエンテロトキシン（毒素）
大腸型（腸管粘膜損傷型） 腸管粘膜（おもに大腸）に侵入して毒素を産生	大腸型（腸管粘膜損傷型） 腸管粘膜（おもに大腸）に侵入して毒素を産生 人人感染あり（非常に強い感染力）	食物内で産生された毒素による
鶏卵関連食品	汚染された牛肉，牛乳	握り飯，加工乳
夏期	夏期	
8～48時間，3～4日後もあり	3～5日	約3時間
基本的に大腸型 腹痛，発熱，下痢，血便 通常2～7日間	基本的に大腸型 腹痛，発熱，下痢，血便 初発症状発現後数日～2週間以内にHUSを発症することがある 高齢者，小児がHUS* を発症しやすいとされる	激しい悪心，嘔吐，腹痛，下痢 1～2日で軽快 合併症はまれ
便培養，血液培養	便培養，ベロ毒素検出 O-157の抗体価測定	便，食品より菌検出 食品よりエンテロトキシン検出
対症療法　抗菌薬不要（保菌状態を長引かせるとされる） 例外的抗菌薬投与対象者： 新生児，高齢者，免疫抑制状態の患者，人工物挿入者（菌血症防止目的） シプロフロキサシン 1,000 mg 分2 PO， 2～3日のみ	抗菌薬使用に関してはHUS* のリスクを高めるともいわれ，意見が分かれている	対症療法
食肉，鶏卵の低温保存管理 調理時の汚染防止	手洗い．下痢の間はコンタクトプリコーション	手洗い．食品の10℃以下での保存，化膿創ある人は食品に触らない

4 生物化学兵器

ポイント

①疫学的特徴でまずは疑う.
②同じ症状の人の大量発生，生来健康な人の重篤な症状など.
③化学兵器
非常に似通った症状をもった大勢の患者.
とくに呼吸器，眼，皮膚，神経症状.
衣服や呼気の臭気.
同じ地域から来院.
突然数分以内に症状発現.
④生物兵器
健康な人々の間に急速に広がる(時間や日の単位).
発熱，呼吸器症状，消化器症状で受診する人の急速な増加.
異常な時期，傾向で急速に現れる.
症状が急速に重篤化し，致死的となる患者が多い.
患者が 1 カ所から多数発生する.

表 1 代表的な化学兵器

	サリン	ホスゲン
特徴	神経剤(人の神経系統を麻痺させ死に至らしめるもの) 無色無味無臭 液体で運搬し揮発させガスにする	窒息剤(おもに肺に作用して，肺水腫をおこし窒息させるもの) 無色の気体．干し草の臭い
曝露経路	吸入，皮膚，眼吸収 体表のどこからでも吸収される	吸入
作用機序	アセチルコリンエステラーゼ阻害	加水分解による塩酸刺激
症状発現までの時間	数分	無症状の潜伏期あり 数時間～1 日
臨床症状	皮膚刺激なし アセチルコリン過剰による症状 縮瞳，嘔吐，分泌物過多，呼吸筋麻痺，けいれん	皮膚粘膜を強く刺激 吸入(咽頭痛，咳，胸痛，呼吸苦) 皮膚(眼刺激) 24 時間以内に呼吸困難，肺水腫
曝露後管理	曝露地域から離れる 汚染除去 個人防護装備	曝露地域を離れる 汚染除去 個人防護装備
治療	呼吸管理(スキサメトニウム不可) アトロピン注 0.05 % シリンジ 初期投与 2 ～ 4 mg IV(IM 可)，5 ～ 10 分おきに追加 パム®(プラリドキシムヨウ化メチル)1 ～ 2 g IV (IM 可)早期投与が重要 けいれんに対し， セルシン®(ジアゼパム)5 ～ 10 mg IV(IM 可)	呼吸管理(PEEP 下高濃度酸素による人工呼吸管理). 対症療法

日常滅多にみられない病気はバイオテロの可能性がある．
バイオテロは密かに進行することがある．

まず素早くチェックすること

1　A・B・C．
2　とくに呼吸器，眼，皮膚，神経症状に注意する．
3　疫学的特徴があるか．
4　症状をそれぞれの病原体，物質の特徴に当てはめてみる．
5　原因病原体，物質の特定に努める．

これで診断確定！

1　化学兵器（表1）．
1）アセチルコリンエステラーゼ阻害症状あり：サリン．
2）曝露後数時間で発症する呼吸苦：ホスゲン．
3）曝露後 2 ～ 12 時間で熱傷または眼刺激発症：マスタードガス．
4）数分で発症した熱傷：ルイサイト．

マスタードガス	ルイサイト
びらん剤（水疱形成）：人の皮膚や粘膜を爛れさせる ニンニク，タマネギの臭い 室温で液体．兵器によりガス化	びらん剤（水疱形成）：マスタードガスと同様無色透明の油状液体， ゼラニウムの臭い 取り扱い，運搬が難しい
吸入，皮膚，眼吸収，経口摂取， 体の湿った部分に強く作用	吸入，皮膚，眼吸収，経口摂取
アルキル化，SH 基含有酵素阻害	アルキル化，SH 基含有酵素阻害
数時間から数日 曝露時には痛みほとんどなし	数分
吸入（咽頭痛，咳，嗄声，呼吸苦） 皮膚（発赤，水疱，皮膚熱傷） 眼（催涙性，眼痛，角膜障害） 経口（悪心，嘔吐，下痢） 曝露後 12 時間で，呼吸困難，肺水腫，気道粘膜の壊死，二次性細菌性肺炎 骨髄幹細胞障害	曝露後ただちに眼，皮膚の痛み マスタードガスより重篤な皮膚熱傷 毛細血管透過性亢進によるショック マスタードガスより強い下痢，嘔吐を伴った肝・腎壊死
曝露地域を離れる 汚染除去 個人防護装備	曝露地域を離れる 汚染除去 個人防護装備
呼吸管理〔急性呼吸窮迫症候群（acute respiratory distress syndorome：ARDS）対策〕 熱傷治療〔DDB（deep dermal burn）～ III 度熱傷対策，頻回の皮膚移植が必要〕	目に入った場合，1 分以内に水で洗い流さなければ失明の危険 対症療法 BAL 軟膏で皮膚，眼を保護（未発売） バル®（ジメルカプロール）2 ～ 4 mg/kg/回 IM，4 時間毎 3 回反復投与

2 生物兵器(表2)
各種培養で細菌検出，ウイルス検出，毒素検出を行う．

ERでの治療 (表1，2)

1 スタンダードプリコーション(手洗い，手袋，マスク，ゴーグル，ガウン)，もしくは個人防護装備を徹底する．
2 患者の汚染除去，脱衣，石鹸を使用してシャワー浴を行う．

表2 代表的な生物兵器

	炭疽(肺炭疽)	天然痘
病原体	炭疽菌(*Bacillus anthracis*) 好気性グラム陽性芽胞形成桿菌	天然痘ウイルス
通常の感染様式	感染動物(ヒツジ，ヤギ，ウシなど)の製品に含まれた芽胞の吸入感染(肺炭疽) 接触感染(皮膚炭疽) 経口感染(腸炭疽)	空気感染，飛沫感染，皮疹や分泌物の接触感染 皮疹が出現して痂皮がとれるまで感染性あり(約3週間) 現在自然発症なし
バイオテロによる感染様式	侵入経路により3つの病型(肺，皮膚，消化器)があるが，芽胞吸入による肺炭疽がバイオテロと深く関係する 人人感染なし，空気感染なし	エアロゾルの吸入 人人感染あり．空気感染あり
潜伏期間	吸入後1～6日(多くは48時間以内)	7～17日(平均12日)
臨床症状	インフルエンザ様の非特異的前駆症状後，2～4日で突然の呼吸不全 胸部X線・CT写真上縦隔陰影拡大(縦隔のリンパ節炎，出血性縦隔炎)	非特異的発熱，筋肉痛，インフルエンザ様前駆症状 2～4日後に特異的な発疹出現 紅斑→丘疹→水疱→膿疱→結痂→落屑と規則正しく移行 発疹は顔面，上肢から始まり下肢へ，その後1週間で体幹に広がる 1～2週間で痂皮へ 皮膚病変は同レベルで進行，変化する
検査	血液・胸水培養，PCR	血液，喀痰，咽頭，鼻腔，皮膚病変拭い検体から．PCRなどでウイルス同定(国立感染症研究所)
曝露後管理	汚染除去．隔離不要 スタンダードプリコーション 不活化炭疽ワクチン接種：曝露直後，2，4週間後(わが国にはない，米軍) ワクチンは一般には勧められない シプロキサン®(シプロフロキサシン)1,000 mg 分2 PO，60日間 (ワクチン併用4週間)	汚染除去不要，陰圧の部屋に隔離，スタンダードプリコーションに空気，飛沫感染対策追加 種痘(皮内接種用生ワクチン)：曝露後7日以内．ワクシニア免疫グロブリン(0.6 mg/kg) IM併用(わが国にはない)， 大量投与が必要で，現実的でない
治療	シプロキサン®400 mg IV，12時間毎，60日間 セファロスポリン，ST合剤は使用しない 呼吸不全発症後は治療効果は期待できない	支持療法のみ

3 原因物質が特定できるまで局所管理，呼吸管理，循環管理を含め，まずは対症療法を行う．

4 エンピリカルな抗菌薬投与を行う．

5 拮抗薬，抗毒素血清投与を考慮する．（中井智子）

野兎病	肺ペスト	ボツリヌス
Francisella tularensis （好気性グラム陰性桿菌）	*Yersinia pestis* （グラム陰性桿菌）	*Clostridium botulinum*（嫌気性グラム陽性芽胞形成桿菌）が産生する強力な神経毒
ウサギなどの感染した野生動物との接触	感染したネズミからノミによって媒介 リンパや血液に病原体存在（腺ペスト，敗血症ペスト）	汚染された食物摂取による
エアロゾルの吸入 人人感染なし	エアロゾルの吸入 人人感染あり，飛沫感染あり	ボツリヌス毒のエアロゾル吸入 人人感染なし
2～10日	1～3日	エアロゾル吸入感染後 24～72時間で神経症状
■通常の臨床症状 高熱，頭痛，悪心，嘔吐 有痛性局所リンパ節腫脹，膿瘍化，潰瘍化 まれに肺炎 ■バイオテロの臨床症状 気管支肺炎の症状：乾性咳，血痰（まれ），胸水	高熱，頭痛，咳，胸痛，喀血が急激に発症 肺炎，呼吸不全，敗血症に進展し，1～2日で死亡	神経伝達部位のアセチルコリン放出抑制：運動神経，副交感神経遮断 発熱なし，感覚異常なし，精神症状なし 神経症状，麻痺が急速に進行（複視，眼瞼下垂などの眼症状や嚥下障害，構語障害などの球麻痺から発症し，呼吸筋麻痺，下肢麻痺へと進展）
血液，喀痰，リンパ節培養（選択培地），PCR，皮膚潰瘍のグラム染色は通常陰性	血清抗体，PCR 血液培養，喀痰グラム染色，培養	咽頭，鼻腔拭い液，血清，便，胃分泌物から毒素検出
汚染除去，隔離不要 スタンダードプリコーション ワクチン（わが国にはない） 曝露後24時間以内に シプロキサン®1,000 mg 分2 PO ビブラマイシン®（ドキシサイクリン）200 mg 分2 PO，7日間	汚染除去，隔離必要（飛沫感染予防，72時間の抗菌薬治療完了まで）スタンダードプリコーション ペストワクチン（国立感染症研究所で製造．検疫所で入手可能），曝露後接種無効 ビブラマイシン®200 mg 分2 PO または シプロキサン®1,000 mg 分2 PO，7日間	汚染除去不要，隔離不要 スタンダードプリコーション トキソイドワクチン（免疫獲得まで数カ月かかる）：一般的には勧められない
ゲンタシン®（ゲンタマイシン）（5 mg/kg）IM or IV または硫酸ストレプトマイシン（15 mg/kg）IM，12時間毎，10～14日間	硫酸ストレプトマイシン（15 mg/kg）IM，12時間毎 またはゲンタシン®（5 mg/kg）IV，12時間毎，10～14日間	抗ボツリヌス抗毒素血清投与 人工呼吸管理 （2～3カ月かかる）

5 原発事故による放射能汚染

ポイント

①原子力災害の際には，原子力災害対策指針に基づき整備された原子力災害拠点病院を中心とした医療ネットワークが対応する．
②放射能汚染を伴う患者であっても，生命に関わる外傷・疾病への対応を最優先とする．
③一般的な医療機関では，原子力災害医療体制から外れた軽度汚染を伴う患者に対する通常の救急処置と表面汚染の簡易的な検査および簡易除染への対応がありうる．
④放射線測定用機材がない場合などでは，患者受け入れが決まった段階から，高度被曝医療支援センター等に支援を要請する．
⑤高度な外部被曝，内部被曝に対する線量評価・治療は高度被曝医療支援センター等で行う．

患者到着前の準備

●汚染患者の受け入れ要請時の情報収集

1 事故の概略．
2 被曝，汚染の状況．
3 脱衣・除染の実施状況．
4 患者の人数，全身状態など．

●受け入れに必要な機材などを準備

1 放射線関連(サーベイメータ・個人線量計・防護衣等)．
2 汚染防止用(養生用ビニールシート等)．

ERでの対応

1 生命に関わる救急措置は除染に優先させる．
2 汚染拡大防止のため，スタンダードプリコーションで対処する．
3 直読式個人線量計を装着し対応にあたる．
4 除染の基本は脱衣・拭き取りで，体表面汚染の大半は除去できる．
5 処置室へ収容する前に脱衣し，全身の汚染検査を行う．
6 創傷部位は洗浄，健常な皮膚は拭き取りで除染する．
7 洗浄水は吸水パット等を利用して貯め，放射性廃棄物として処理する．

8 数回洗浄しても取れないものは固着していると判断し，テガダームなどの被覆材で汚染拡大の防止措置を行う.
9 患者や医療者の退室時には，汚染検査が必要である.
10 治療後，施設の汚染検査・除染を行い，現状復帰する.

●専門的な被曝医療が必要なケース

ERでの処置を終えた段階で以下の状況にあるときは，高度被曝医療支援センター等へ連絡して指導を受ける.

1 高線量被曝が考えられるとき.
2 内部被曝が考えられるとき.
3 除染後も汚染が残り，さらに除染が必要な場合.
4 全身被曝が考えられ，経過観察・線量評価が必要な場合.

健康不安による相談者への対応

医学的な処置は不要だが，不安のため来院する人々への対応が必要となることがある.

1 更衣・拭き取り・シャワーによる除染を指導し，効果の説明を行う.
2 通常，一般大衆には，更衣・シャワー以外の処置が必要なことはほとんどない.
3 衣類などは，家庭で洗濯機を用いて洗濯すればよい.
4 被曝線量は，事故発生時からの行動で大まかに推定する.
5 不安が強い場合は，簡易検査などの対応が必要な場合もある.
6 必要に応じて放射線の専門家，カウンセラーへ依頼を行う.

参考文献

・青木芳朗，ほか(監修)：緊急被ばく医療テキスト．医療科学社，2004
・ICRP : Protecting people against radiation exposure in the event of a radiological attack. A report of the International Commission on Radiological Protection. *Ann ICRP* 2005; **35**: 1-110

（今　大輔）

6 溺水(drowning)

溺水とは，浸漬(submersion)もしくは浸水(immersion)することによる窒息をきたした状態をさす．低酸素血症に注意が必要である．

ポイント

①外傷(頸椎：頸髄損傷，頭部外傷)を見逃さない．
②溺水の原因検索を忘れない(失神，けいれん，低血糖，心疾患，アルコール，薬物，中毒，自殺など)．
③低体温に注意する．

まず素早くチェックすること

1 A・B・C・D．
2 心肺停止例ではACLSに準じて加療する．
3 低体温の有無．
4 必要な検査：胸部X線検査，血液ガス，採血，トライエージ，頸髄損傷が疑われたときには頸椎画像検査(X線やCT)．

ERでの治療

1 A・B・Cの確保：気道確保，酸素投与，SpO_2モニター，静脈ライン，心電図．
2 頸椎保護(潜水事故，多発外傷，状況不明時)．
3 体温管理：保温，加温した細胞外液の投与，深部体温モニタリング．
4 アルゴリズム(図1)を参照．

入院適応 (図1)

1 Grade 3～6は入院．
2 Grade 2の場合は6～24時間経過観察したのち，自覚症状なく，酸素化良好であれば帰宅させる．
3 予防的抗菌薬は基本的には必要ない．
4 人工呼吸器管理が必要な症例の約半分は，入院4日目までで2次性の肺炎を呈する．喀痰増加，喀痰の性状，色の変化などがあれば敏感に対応する．グラム染色を行い，菌を推定して抗菌薬投与を行う．同時に喀痰培養を提出しておく．

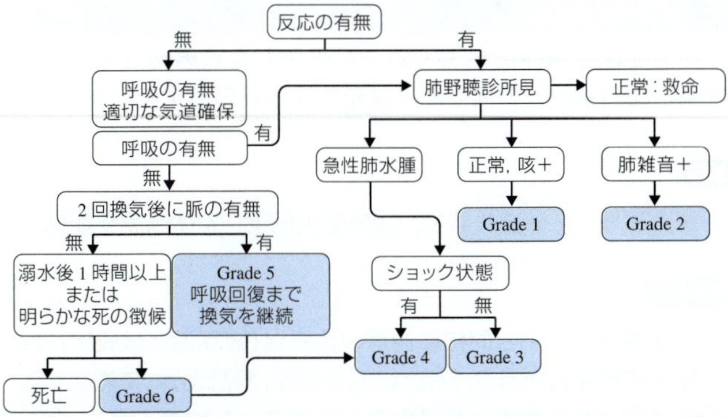

図 1 溺水アルゴリズム

救　命：咳なし，泡沫痰なし，呼吸苦なし．
Grade 1：呼吸音正常，咳あり．酸素投与なし，保温で病院搬送．
Grade 2：肺雑音聴取あり．酸素投与，保温，6 ～ 8 時間の経過観察．胸部 X 線検査と血液ガス施行．
Grade 3：急性肺水腫あり，血圧低下なし．入院(ICU)．48 ～ 96 時間は経過をみる．酸素投与(15 L マスク)または人工呼吸器管理(PEEP をかけて)．pH 補正．胸部 X 線検査，血液ガス，採血(電解質，BUN，Cr，血糖)，尿検
Grade 4：急性肺水腫＋低血圧．早期挿管・人工呼吸器管理(PEEP をかけて，PaO_2/FiO_2 ＞ 250 を保つように)．血圧が維持できるまで輸液負荷(外液)：尿量 0.5 ～ 1.0 mL/kg/時を確保．昇圧薬はほとんど使用しない．
Grade 5：呼吸停止．換気補助．挿管・人工呼吸器管理．自発呼吸再開したら Grade 4 へ．
Grade 6：心停止，呼吸停止．ACLS(心臓マッサージ継続・挿管)に準じて加療．体温 34℃以上に上昇するまで蘇生を継続．心拍再開，自発呼吸再開したら Grade 4 へ．
死　亡：溺水後 1 時間以上経過または明らかな死の徴候あり．蘇生しない．

(鈴木利直)

7 偶発性低体温症

低体温症は深部体温が35℃以下に低下した状態をさし，事故や意図しない状況での低体温を偶発性低体温症とする．

原因

①寒冷環境，②熱喪失状態，③熱産生低下，④体温調整能低下．

ポイント

①低体温は高体温と同様に通常の体表温(腋窩温，鼓膜温)では見逃す可能性があり，深部体温(直腸温，膀胱温)にて測定する．
②低体温になりやすい基礎疾患：アルコール中毒，バルビツール系薬物中毒，甲状腺機能低下症，副腎機能低下症，低血糖，低栄養，外傷，熱傷．
③外傷では，体温が低下すると予後は不良である(35℃で約半分，32℃でほぼ全例死亡)．
④心停止であっても，体温が32℃以上に上昇するまで死亡と判断してはならない．
⑤低体温では除細動やボスミン®(アドレナリン)，アドレナリン注0.1％などの薬物の効果は少ない．低体温での心肺蘇生では薬剤投与はせずに，除細動も1回のみ行い，30℃以上になるまで待つ．
⑥復温の仕方(表1)：passive external rewarming, active external rewarming, active core rewarming.

まず素早くチェックすること

1 A・B・C・D.
2 心停止の場合.

表1 復温法の種類

種類	適応	方法
passive external rewarming	循環の安定した軽症低体温	暖かい環境におき，冷たい衣服を脱がせる
active external rewarming	循環の安定した中等症低体温	電気毛布やヒーター，ストーブなど
active core rewarming	心肺停止や32℃以下で循環動態の安定しない症例，非侵襲的な方法で加温できない時など	ECMO，透析，腹膜透析など

ECMO：体外式膜型人工肺(extracorporeal membrane oxygenation)

1) 30℃以上であれば通常通り復温，心肺蘇生を行う．
2) 補液は加温し，可能なら加温した酸素を使用する．
3) 30℃以上であっても，34℃以下であればボスミン®，アドレナリン注 0.1 % は比較的長い間隔で投与する．
4) 30℃以下であれば薬剤投与は行わない．
5) 除細動の適応があれば，30℃以下では除細動は 1 回のみの使用とし，その後は体温が上昇するのを待つ．

3 体温に応じた重症度分類：軽症，中等症，重症(表 2)．

4 適切な病歴と身体所見をとる．
1) 低体温の背景にある基礎疾患を見逃さない．
2) 感染症は積極的に検索を行う．
3) 血液培養，各種培養は基本的に提出する．

5 心電図も確認する．低体温によって，心房細動や心室細動，心静止になる(表 3)．J wave(Osborn 波)がみられることもある(図 1)．

表 2 重症度と中枢温

重症度	中枢温
軽症	32 ～ 35℃
中等症	28 ～ 32℃
重症	＜ 28℃

表 3 低体温での心電図変化

T 波の陰転化	Junctional rhythm
PR，QRS，QT 延長	房室ブロック
筋収縮によるアーチファクト	心室期外収縮
Osborn 波	心室細動
洞性徐脈	心静止
心房細動・心房頻拍	

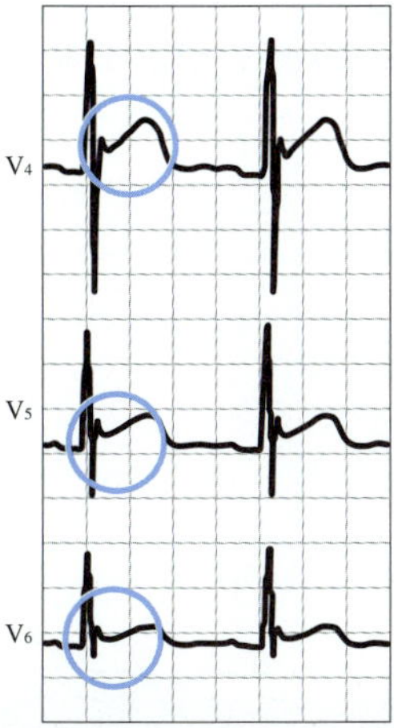

図 1 J wave (Osborn 波)

これで診断確定！

1 まずは疑うことから始める.
2 疑わしければ，体表温ではなく，必ず深部体温で評価する.
3 体温より低い気温では低体温になりうる.

ERでの治療

1 A・B・Cの安定しない症例では蘇生を行う．心肺停止でなくても適切に呼吸と循環をサポートする．循環動態が不安定な場合が多く，しっかりと補液を行う.
2 保温方法に関しては表1を参照.
 1）心肺停止例では積極的にECMOを考慮する.
 2）より体温が低い重症例で，バイタルが不安定なときほどactive core rewarmingでの復温が必要になる.
3 復温を行いつつ，低体温の背景にある基礎疾患の是正に努める.
 1）救急外来で見逃してはならないのは，アルコールによる低栄養(ビタミンB_1欠乏)，敗血症，低血糖である.
 2）原因が不明のときは，各種培養，ビタミン用検体を採取のうえで，抗菌薬投与による敗血症の治療と，ビタミンB_1の補充などを開始する.

入院の適応

1 寒冷による低体温であれば，ERでの復温で症状が消失すれば帰宅可能である.
2 原因不明で精査が必要な場合や，症状持続時には入院させる.

(鈴木利直)

8 熱中症

体温調節の破綻により，正常範囲よりも深部体温が上昇する高体温である.

熱そのものによる臓器障害，臓器血流低下による虚血が病態の本質である.

新分類と今までの分類 (表1)

I 度：熱失神(heat syncope)，熱けいれん(heat cramps).
II 度：熱疲労(heat exhaustion)
III 度：熱射病(heat stroke)

ポイント

①中枢神経症状，肝・腎機能障害，血液凝固異常があればIII度(体温は加味されていない).

②高体温と発熱を区別する.
高体温：感染症，膠原病，悪性腫瘍など.
発熱：熱中症，悪性症候群，甲状腺機能亢進症など.

③速やかに深部温を38.5～39℃まで下げる.

④熱射病は重篤な外因性損傷であり，迅速に体温を下げることで予後が改善する.

⑤発熱と意識障害を伴う鑑別疾患は多い．発症状況から鑑別を行うが，病歴が取れない場合は熱中症として治療しながら鑑別を進めていく.
鑑別疾患：感染症，内分泌疾患(甲状腺機能亢進症，褐色細胞腫)，悪性新生物，てんかん，悪性高熱症，薬物中毒.

⑥体表温での体温測定はあてにならない：体表温は直腸温や膀胱温，鼻腔温などの深部体温と比較して約1℃低く，来院までの冷却にてさらに差が大きくなる可能性がある.

まず素早くチェックすること

1 A・B・C・D：III度熱中症ではショックになっている可能性もあるため，適切な蘇生が必要である.

2 意識レベルの確認：中枢神経症状や多臓器障害があればIII度.

3 体温(膀胱温，直腸温などの深部温を素早く測定する).

4 慢性疾患のある人，利尿薬や血管拡張薬などを服用している場合など，患者背景によって熱中症にかかりやすくなる.

表 1 熱中症

	分類	症状	今までの分類
軽症	I	めまい，大量の発汗，欠神，筋肉痛，筋肉の硬直（こむら返り）	heat syncope heat cramp
↓	II	頭痛，嘔吐，倦怠感，虚脱感，集中力や判断力の低下（JCS1 以下）	heat exhaustion
重症	III	下記の 3 つのうちいずれかを含む． (1)中枢神経症状 （意識障害≧ JCS2，小脳症状，けいれん発作） (2)肝・腎機能障害 (3)血液凝固異常：DIC	heat stroke

（日本救急医学会：「熱中症に関する委員会」の推奨する分類より作成）

5 III 度では，腎不全，肝不全，播種性血管内凝固（disseminated intravascular coagulation：DIC），不整脈，肺水腫，横紋筋融解をおこす可能性があり，それらに応じて各種血液検査，尿検査，心電図検査などを行う．発汗を経口の低張液（水道水など）で補ったために低 Na 血症になっている可能性もあり，その場合は低 Na 血症の補正スピードに注意して輸液を選択する必要がある．

これで診断確定！

1 病歴とバイタル，身体所見で診断は可能である．その他の高体温をきたす疾患の除外が必要となる．

2 来院時に高体温でなくても来院までに低下した可能性もあり，病歴で疑うことが大切である．

3 その他に高体温および意識レベルの変化をきたすのは，神経疾患，甲状腺機能亢進症，感染，悪性症候群，セロトニン症候群，褐色細胞腫，抗コリン薬中毒などが考えられる．敗血症との鑑別は病歴がなければ困難である．

ER での治療

1 A・B・C・D の確保．意識レベルが悪く，A・B の確保が必要なら気管挿管．血圧低下があれば適切に補液を行いながら血圧を維持する．

2 III 度であればとにかく迅速に深部体温を下げること．早期に体温を下げれば予後はよい．

3 冷却の方法としては 40 ～ 45℃の微温湯を霧吹きでかけて，扇風機で送風（15℃の水をかけて，温風機で送風）．Arctic

Sun5000®（ASTMS）も有用である．

4 体温をどこまで下げるかの厳密な目標設定は難しいが，下げ過ぎないように．37 ~ 38℃でキープできるように．下げ過ぎはシバリングを誘発するため体温は上昇することがある．

5 III 度では合併症がおこる可能性があり，集中治療を要する．横紋筋融解，腎不全，肝不全，DIC などに対して支持療法を行う．

6 II 度は暑い場所から移動して，適切に水分摂取を行うことが第 1 の治療となる．経口摂取が困難であれば点滴を考慮する．治療により全身症状が 30 分程度で改善すれば，経口で適切な塩分と水分を摂るように促して帰宅可能．全身状態の改善がなければ III 度と同様に扱い入院とする．

7 I 度では経口で水分補給を行い，状態が改善すれば帰宅可能である．

8 解熱薬は無効である．

9 帰宅するときには熱中症の予防について説明する必要がある．発症から数日間は炎症が持続するため，帰宅後 24 ~ 48 時間は熱曝露に注意するよう説明する．

入院の適応

1 III 度であれば，厳密なモニターと慎重な経過観察が必要なため入院とする．そのほかの熱中症であっても，30 分程度の経過観察で状態が改善しなければ ICU 管理とする．

2 自宅に冷房装置がない状況やひとり暮らしなど，社会的状況も考慮する．

（鈴木利直）

9 気管・気管支異物

ポイント

①閉塞の程度(完全か不完全か)と部位(上気道か下気道か)を素早く判断する.
②不完全閉塞では，完全閉塞にしないように異物除去はゆっくりと慎重に行う.

まず素早くチェックすること

1 病歴：摂取時間，異物の大きさ，形，素材など.
2 症状：チョーキングサイン,咳,喘鳴,呼吸困難,チアノーゼ.
3 身体所見：
 1) 閉塞の程度と部位で所見が異なる(表1).
 2) 気管支異物の場合，患側は過膨張のため鼓音を呈することが多い.

これで診断確定！

1 単純X線検査(頸部および胸部).
 1) 胸部では呼気と吸気の2枚を撮影する.
 2) 直接的に異物を確認できることがある.
 3) 間接的に無気肺や過膨張所見で判断することもある.
 4) 異物が食道にある場合は冠状断，気道にある場合は矢状断で描出されることが多い.
2 単純CT：異物の形状や大きさを同定できる.

ERでの治療

1 図1を参考に異物の除去，気道確保を行う.
2 ERで除去できない場合はオペ室へ移動し，硬性鏡下除去または熟練者による気管支鏡下除去を行う.
3 上記で解決しない場合は，可能な施設であればVV-ECMOを上級医と相談し検討する.

(南　三郎)

表1 閉塞の程度・部位

	上気道閉塞	下気道閉塞
完全閉塞	両側呼吸音減弱	患側呼吸音減弱
不完全閉塞	stridor	wheeze

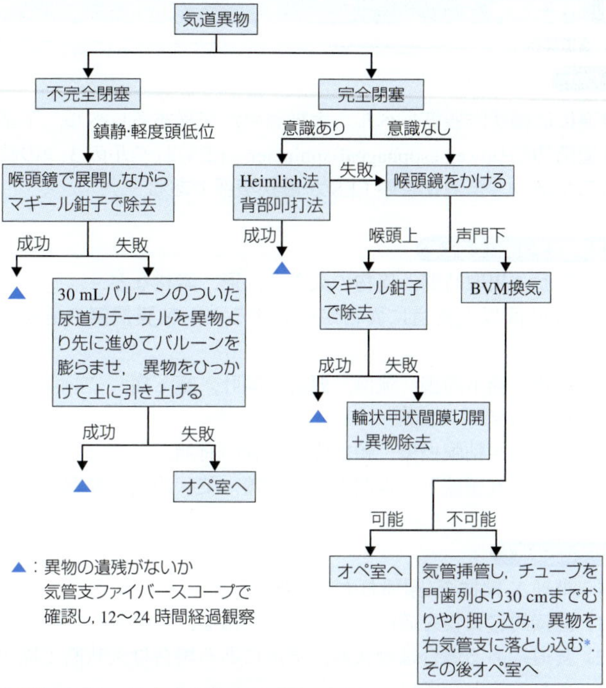

図 1　ERにおける気道異物の治療

BVM：バッグバルブマスク

＊：右気管支異物は間欠的に除去が可能であるうえ，健側肺での換気さえできれば，たとえ対側が閉塞していても生命維持可能である．
また気管狭窄が完全ではなく，異物が中枢部に存在していなければ，ラリンジアルマスクを挿入してもよい．気道確保がしっかりでき，気管支鏡での異物除去も安全に行うことができるため，とくにこの方法は小児の場合に有効である．

10 消化管異物

A 食道異物

ポイント

食道には輪状喉頭筋レベル，大動脈弓が交叉するレベル，下部食道括約筋(lower esophageal sphincter：LES)レベルの3つの狭窄部があり，全消化管中LESが最狭窄部である．

まず素早くチェックすること

1 病歴：摂取時間，異物の大きさ，形，素材など．
24時間以上食道に異物が停滞すると，粘膜損傷の危険性がある．

2 症状：嚥下障害，流涎，悪心・嘔吐，嚥下痛．

3 身体所見：
1) 口腔咽頭粘膜損傷，頸部皮下気腫の有無．
2) 舌根，喉頭蓋下，声門上，喉頭蓋，梨状陥凹の観察．

これで診断確定！

1 単純X線検査(頸部および胸部)．
1) 直接的に異物を確認できることがある．
2) 食道にある場合は冠状断，気道にある場合は矢状断で描出されることが多い．

2 単純CT：異物の形状や大きさを同定できる．

ERでの治療

1 薬物療法(表1)：異物を胃内に移動させる．

2 内視鏡的摘出法：発症から48時間以内の合併症のない患者に適応となる．

3 透視下バルーンカテーテル挿入法：尿道カテーテルを口から食道異物の下まで通し，1～2 mLの造影剤＋2～3 mLの生理食塩水をバルーンに入れ，透視下でゆっくりと引いて異物を取り出す．

4 ブジー挿入法：異物を胃内に押し込む．

5 経過観察：24時間以内の食道遠位にある安全な異物(コインなど)が適応となる．

6 手術：異物が食道外に出ているときに適応となる．

表1 消化管異物の薬物療法

薬剤名	投与法	適応	禁忌
鎮痙薬			
グルカゴン	0.5～2 mg IV	平滑な異物，食物塊	尖鋭な異物，グルカゴン過敏症，Zollinger-Ellison 症候群，インスリノーマ，褐色細胞腫
ガス産生物			
重曹	15 mL PO	平滑な異物，食物塊	発症から6時間経過している
炭酸水	100 mL PO		食道損傷を示唆する場合

B 胃腸内異物

ポイント

①異物は胃まで到達すると大きな問題となることは少ない．
②幅 2 cm 以上，または長さ 6 cm 以上のものは早期除去が必要となる．
③平滑な異物の 90 % は肛門から排泄されるが，尖鋭な異物は腸管穿孔をおこす危険性があり，注意が必要である．
④消化されない食物や異物が胃石を形成し，胃潰瘍や腸閉塞をおこすことがある．

まず素早くチェックすること

1 病歴：摂取時間，異物の大きさ，形，素材など．
2 症状：無症状のものから腹部違和感，穿孔時の腹痛までさまざまである．
3 身体所見：腹膜刺激症状の有無を確認する．

これで診断確定！

1 単純 X 線検査：直接的に異物を確認できることがある．
2 単純 CT：異物の形状や大きさを同定できる．

ERでの治療

1 経過観察．
 1）平滑な異物は便に排泄されるまで経過観察可能．
 2）尖鋭な異物でも 90 % は合併症なく腸内を通過する．
2 手術．
 1）穿孔・腸閉塞をおこした場合は適応となる．
 2）24 時間以上経過しても異物の移動がない場合は積極的な治療が必要となる．

（南 三郎）

11 高山病

ポイント

①3つの病型分類.
- 急性高山病(acute mountain sickness：AMS)：軽症〜中等症.
- 高地性脳浮腫(high altitude cerebral edema：HACE)：重症.
- 高地性肺水腫(high altitude pulmonary edema：HAPE)：最重症，致命率が高い.

いずれも低酸素血症による細胞内浮腫と，血管透過性亢進による間質性浮腫が関与する.

②予防と早期対処が重要である.

まず素早くチェックすること

1 A・B・C.

2 AMSの場合.

1) 症状：初期は軽度の頭痛のみ．高所到着後24時間以内に症状が出現.
- 頭痛，呼吸苦，倦怠感，めまい，消化器症状(食欲不振/悪心/嘔吐)，睡眠障害など.

2) 所見：起立性低血圧，末梢・顔面の浮腫，限局性肺雑音.

3 HACEの場合.

症状：意識障害，運動失調，昏迷，昏睡，第III，IV脳神経障害.

4 HAPEの場合.

症状：頻脈，頻呼吸，安静時呼吸苦，極度の衰弱，湿性咳嗽，チアノーゼ，全肺野でのラ音，微熱．低酸素の増悪により意識障害．治療なしでは昏睡や死に至る場合もある.

5 他の疾患を除外：低体温，CO中毒，呼吸器・神経感染症，脱水，疲労，肺塞栓症，心原性肺水腫，肺炎，脳梗塞.

これで診断確定！

1 LLC(Lake Louise criteria)に従い，診断する.

1) AMS：4日以内の高所への登山歴＋頭痛＋下記の1つ以上(倦怠感，めまい，消化器症状，睡眠障害).

2) HACE：意識障害 or 運動失調±AMS.

3) HAPE：以下の2つ以上の症状(安静時呼吸苦，咳嗽，易疲労感，胸苦しさ)＋以下の2つ以上の所見(ラ音，中枢のチアノーゼ，頻呼吸，頻脈).

2 検査項目：胸部X線検査，血液ガス検査，頭部CT/MRI（HACEの場合），眼底検査.

ER での治療

1 AMS.

1）予防：ダイアモックス®（アセタゾラミド）125 mgを12時間毎PO. 前日より開始し，高地に到着してから2日間継続. サルファ剤アレルギーには禁忌.

2）可能であれば，症状消失するまで下山する.

3）休憩で順応できなければ，治療適応.

4）軽症で頭痛のみ：ブルフェン®（イブプロフェン）200 mgを8時間毎PO，カロナール®（アセトアミノフェン）600 mgを6～8時間毎PO，などの鎮痛薬.

5）軽症：ダイアモックス®（アセタゾラミド）125～250 mgを12時間毎PO. 症状消失後24時間継続.

6）軽症～重症：デカドロン®（デキサメタゾン）4 mgを6時間毎PO/IV/IM. 症状消失後24時間継続.

7）難治性で，下山できない場合：酸素補給（SpO_2 > 90 %），携帯型高圧酸素室.

8）意識レベルの変化，運動失調，肺水腫があれば，緊急下山の適応.

2 HACE

1）緊急下山.

2）下山できなければ，酸素補給，携帯型高圧酸素室.

3）デカドロン®初回8 mg，その後4 mgを6時間毎PO/IV/IM.

3 HAPE

1）緊急下山.

2）下山できなければ，酸素補給，携帯型高圧酸素室.

3）アダラート®（ニフェジピン）20 mgを8時間毎か，30 mgを12時間毎PO. 完全に下山，もしくは症状・SpO_2が改善するまで.

4）重症の場合：気管挿管，人工呼吸管理.

参考文献

・Luks AM, et al.: Wilderness Medical Society consensus guidelines for the prevention and treatment of acute altitude illness. Wilderness Environ Med 2010; 21: 146-155

（野田　剛）

IV-11 高山病

12 刺咬症

ポイント

①感染しやすい部位・創部(四肢＞体幹＞顔面・頭部，人＞猫＞犬)の理解.
②抗菌薬投与より，十分な創部洗浄とデブリドマンが重要.
③一期的閉鎖，抗菌薬，破傷風予防の適応.
④好気性菌＋嫌気性菌の混合感染.

まず素早くチェックすること

1 A・B・C.
2 病歴：詳細な病歴聴取，基礎疾患(易感染性の有無)，薬剤歴(抗凝固/抗血小板薬・免疫抑制剤・破傷風ワクチン接種歴の有無)，アレルギー歴(局所麻酔薬に対して).
3 身体所見：腱・神経・血管・骨/関節の損傷，異物混入の可能性がないか注意.
4 蜂刺症ではアナフィラキシー反応に注意.

これで診断確定！

1 病歴，所見より診断.
2 マムシ咬傷では目撃情報のほか，牙痕，激しい疼痛・腫脹・皮下出血などで診断.

ERでの治療

1 犬・猫・人咬傷.
1) 局所麻酔後，大量の水道水で洗浄．汚染が強い場合はブラシで，穿通創はメスで小切開.
2) 壊死組織はすべて，かつ必要最小限にデブリドマン(顔面/頭部はしすぎない).
3) 膿瘍を形成している場合は細菌培養検査.
4) 一期的閉鎖の検討.
・感染徴候のない頭皮・顔面・頸部・体幹・四肢近位咬傷は一期的縫合.
・手・足・手首・足首または骨・関節・腱・血管に達する創傷，受傷後6時間以上経過，感染徴候，糖尿病・免疫抑制・腎不全・末梢循環障害の基礎疾患，人工弁・人工関節の場合，生理食塩水で湿らせたガーゼを創内に充填し，72時間後の閉鎖を検討．ただし，閉鎖しないリスクも考慮.

5) 抗菌薬投与.
・ 人咬傷・猫咬傷(感染率 80 % 以上)では投与，犬咬傷(感染率 5 %)では創部に応じて投与を検討する.
・ 起因菌は，グラム陽性菌(ブドウ球菌属など)＋嫌気性菌(Peptostreptococcus 属, Corynebacterium 属, Fusobacterium 属, Bacteroides 属など)の他，Pasteurella multocida や Pasteurella canis，Capnocytophaga など.
・ まずは，予防的にオーグメンチン®(アモキシシリン・クラブラン酸カリウム)3 T 分 3 PO＋サワシリン®(アモキシシリン)3 T 分 3 PO を 3 日間，感染徴候あれば継続，増悪あれば入院のうえ，ユナシン®-S(アンピシリン・スルバクタム)1.5 ～ 3 g 6 時間毎 DIV.
6) 破傷風については V－5 破傷風参照.
7) 日本国内での咬傷であれば狂犬病ワクチンは不要，海外での咬傷であれば適応を検討.
8) 翌日と 3 日後に再診，感染徴候があればすぐ受診.

2 マムシ咬傷.
1) 合併症の横紋筋融解症／播種性血管内凝固症候群(disseminated intravascular coagulation：DIC)鑑別のため，採血(血算・生化・凝固・検尿)，静脈ライン確保.
2) 重症度を判定.
・ Grade(腫脹の範囲)：Grade1(局所のみ)，Grade2(手・足関節まで)，Grade3(肘・膝関節まで)，Grade4(1 肢全体に及ぶ)，Grade5(1 肢を超えるか，全身症状を伴う).
3) 腫脹部位をマーキングし，20 分毎に周囲径を測定する.
4) 局所冷却・鎮痛薬で疼痛軽減を図る.
5) Grade4 以上(肘・膝関節を超える)・全身症状(DIC 含む)の場合，マムシ抗毒素 1 バイアル(6,000 単位)＋生理食塩水 100 mL を 30 分以上かけて DIV(6 時間以内).
6) マムシ抗毒素により，高確率でアレルギー反応が起こるため，事前にボスミン®(アドレナリン)0.25 mL SC，抗ヒスタミン薬[クロール・トリメトン®(クロルフェニラミン)10 mg]・ステロイド[ソル・メドロール®(メチルプレドニゾロン)125 mg]を DIV.
7) 沈降破傷風トキソイド 0.5 mg IM(V－5 破傷風参照).
8) 合併症にミオグロビン血症からの急性腎不全，DIC があるため，原則は入院し輸液療法.

9) 1時間経っても腫脹しない場合，毒は入っていない(dry bite，15 ～ 25 %).

3 蜂刺症.

1) 針が残っていたら，刺傷を受けた時点で速やかに，カードなどでこすり落とすように毒針を除去(ミツバチなど). 20秒以上かかるようであれば，針をつまんで除去.
2) アナフィラキシー徴候があれば，A・B・Cの確保＋ボスミン®(アドレナリン)0.3 mg IM，ステロイド，H_1・H_2受容体拮抗薬 DIV(VI－1－D 血液分布異常性ショック参照).
3) ステロイド軟膏塗布，抗ヒスタミン薬・鎮痛薬内服，局所冷却，必要に応じ局所麻酔を検討.
4) 抗菌薬は不要.
5) 2関節以上を含む広範囲の局所反応に対しては，プレドニン®(プレドニゾロン)30 ～ 50 mg/日，3日間を検討.

4 クラゲ刺傷.

1) できれば海水で洗浄，市販のシェービングクリームとひげ剃りで咬傷部位をシェービングし，刺胞を除去.
2) 創処置.
3) 必要に応じ鎮痛薬，局所麻酔.
4) 破傷風予防.
5) 抗菌薬は通常不要.

5 その他の魚介類(オコゼ，ゴンズイなど).

1) 棘の除去，洗浄.
2) できるだけ熱い湯(45℃以下)に患部を30 ～ 90分間浸漬.
3) 創処置.
4) 必要に応じ鎮痛薬，局所麻酔.
5) 破傷風予防.
6) 抗菌薬は通常不要. 汚染高度，免疫不全，肝疾患，感染徴候があればシプロキサン®(シプロフロキサシン)1回400 mg 1日2回PO.

(野田　剛)

13 縊頸（hanging, near hanging）

ポイント

①一端を何かに固定した索状物を頸部に巻きつけて，自己の全体重(ないし一部)をかけ，巻きつけた索状物で頸部を圧迫すること.
②ほとんどが自殺目的で，他殺はまれ．ほかに性的興奮目的，事故によるものがある.
③初期の意識障害の程度と予後は必ずしも相関しない.
④意識レベルが悪い例, 心肺停止例でも予後良好な場合がある.
⑤自殺目的では甲状軟骨骨折，舌骨骨折，頸椎損傷(軸椎椎弓根骨折)がみられる.

まず素早くチェックすること

1 A・B・C(頸椎の保護よりも気道の確保を優先).
2 意識状態(脳虚血の程度と時間により種々の意識障害がある).
3 頸を吊っていた状況の確認：高さ，体の一部が地面についていたかどうか.
4 身長より高いところから飛び降りて頸を吊ったときは，頸椎損傷や頸髄損傷がおこりうる.
5 意識のあるときは，咳，嗄声，喉頭部痛，神経学的所見を確認.

これで診断確定！

1 体表所見：頸の索状痕，頸部・顔面浮腫(痕より頭側の皮膚のうっ血や眼結膜の点状出血).
2 頸部X線検査：自殺目的で頸椎骨折はまれ．以前は，ハングマン骨折(軸椎椎弓根骨折)の誘因として絞首刑がいわれていたが，実際には1割にも満たない.
3 頸部軟部X線検査：甲状軟骨や舌骨の骨折では軟部組織損傷が隠れていることがある.
4 頸部CT：頸椎骨折，軟部組織損傷を検出しやすい．頸動脈内膜の損傷，解離，血栓を観察.
5 胸部X線検査と胸部CT：急性肺水腫がおこりうる.
6 頭部CT：脳虚血による脳浮腫.

ERでの治療

1 頸椎の保護よりも気道の確保を優先.

2 自殺目的では頸椎の骨傷，甲状軟骨骨折，舌骨骨折，頸髄損傷をおこしうるため頸椎を固定.

3 誤嚥性肺炎，急性肺水腫(acute lung edema)に対する呼吸管理.

4 脳虚血による脳浮腫対策として低体温療法を考慮する.

縊頸

・定型的縊頸：索状物が前頸部で舌骨と甲状軟骨の間にかかり，左右対称に側頸部を後上方にあがって耳介後方を通り，体が完全に宙に浮いて全体重が索状物にかかっている場合.
・非定型的縊頸：それ以外のすべて.
・完全縊頸：体全体が浮いて地面についていないとき.
・不完全縊頸：体の一部が地面についているとき.

縊死の機序

前頸部に索状物をかけて頸の後方で吊り上げた場合，体重の一部が加わっただけで，頸動脈，椎骨動脈，気道がいずれも閉塞する. 気道閉塞より動脈閉塞による脳虚血がおもな機序である.

①気道閉塞(舌の基部が押し上げられて咽頭後壁に密着).
②頸部血管の血流途絶.
③頸部神経(頸動脈洞，迷走神経など)の圧迫による心停止.
④頸椎骨折，脱臼による頸髄損傷，頸椎離断骨折(頸髄離断). いずれもまれである.
⑤剖検上，頸部内部での皮下筋肉内出血や舌骨，甲状軟骨の骨折はほとんどみられない.

(野田　剛)

V

救急で知っておきたい感染症

1 ショックを伴う感染症

肺炎や尿路感染などフォーカスを伴う感染症でもショックを伴うことがある．敗血症性ショック時の対応については**VI-1 ショック**の項目を，肺炎，尿路感染，髄膜炎，胆管炎，壊死性筋膜炎に関しては各項を参照されたい．

A 毒素性ショック症候群（toxic shock syndrome：TSS）

ポイント

①黄色ブドウ球菌とA群溶血性連鎖球菌（Group A streptococcus：GAS）の産生する毒素が原因となる．
②非常に進行が早く，朝元気だった患者が昼には激しいショックとなる．
③発熱と皮疹とショックで鑑別に上がる．ERでの確定診断は難しく，他の鑑別診断の治療とともに経過を追っていくこととなる．
④GASによるTSSの場合は壊死性軟部組織感染症をはじめとした局所感染を伴うことが多い．

まず素早くチェックすること

1 バイタルサインのチェック．
2 病歴を確認する．発熱，皮疹に加えて消化器症状，意識障害，筋肉痛を含む様々な症状を伴うことがある．黄色ブドウ球菌の場合は生理用タンポンの使用，手術創の感染の有無をチェックする．GASの場合は，外傷や手術に関連する場合，ウイルス感染（インフルエンザ，水痘），産褥がリスクとされる．
3 皮疹は，典型例ではびまん性の紅斑を示し，注意しないと見逃すことがある．治療経過で全身に落屑を伴う．

これで診断確定！

1 血液培養は，ブドウ球菌の場合はほとんど陽性にならない（5％程度）が，GASの場合には60％程度陽性になる．
2 その他の部位の培養（黄色ブドウ球菌であれば腟や創部の培養，GASであれば創部，咽頭や喀痰，腟）が参考となる．
3 一般的な血液検査では非特異的な異常を呈する．
4 症例定義が存在する（**表1，2**）．黄色ブドウ球菌の場合は微生物の分離が診断に必須でないが，GASの場合は微生物の分離が必須である.

ERでの治療

1 呼吸/循環管理.

2 黄色ブドウ球菌による場合はセファメジン®α(セファゾリン)2 g 8時間毎(MRSAのリスクが高い場合にはバンコマイシン20～25 mg/kg初回投与, その後15 mg/kg 12時間毎)+ダラシン®S(クリンダマイシン)IV 900 mg 8時間毎で治療を開始する. GASによる場合はペニシリンG 2,400万単位/日+クリンダマイシンでの治療を開始する. しかし, TSSのみを疑って初期治療を開始する状況はまれで, 他の診断を疑った初期治療に加えてクリンダマイシンを追加する, という方針でもよい.

3 膿瘍や壊死性筋膜炎などの局所感染が明らかな場合には, ソースコントロール目的に外科にコンサルトを行う.

表1 毒素性ショック症候群症例定義(溶連菌以外)CDC(2011)

臨床基準
- 発熱38.9℃以上
- 発疹:びまん性斑状紅皮症
- 落屑:発疹の出現から1-2週間後に出現
- 低血圧:成人においては収縮期血圧90 mmHg未満か, 16歳未満の小児においては5パーセンタイル未満
- 多臓器障害(以下の3つ以上の臓器)
  - 消化器:症状発症時に嘔吐もしくは下痢
  - 筋肉:強い筋痛もしくはCPK値が正常上限の2倍以上
  - 粘膜:膣, 口腔, 眼瞼結膜の充血
  - 腎:BUNもしくはクレアチニン値が正常上限の2倍以上もしくは尿路感染のない状況での尿沈渣での膿尿(5以上/HPF)
  - 肝:総ビリルビン, ALTもしくはASTが正常上限の2倍以上
  - 血液:血小板数100,000/mm^{3}未満
  - 中枢神経:発熱, 血圧低下のない場合に, 巣症状を欠いた見当識障害もしくは意識変容

検査基準－入手可能であれば, 以下が陰性であること
  - 血液培養, 脳脊髄液培養(黄色ブドウ球菌の場合は血液培養が陽性になることもある)
  - ロッキー山脈紅斑熱, レプトスピラ症, 麻疹の抗体が陰性

疑診:検査基準+臨床基準5項目中4項目を満たすもの
確診:検査基準+臨床基準5項目を満たすもの(落屑が起きる前に患者が死亡しない限り落屑も満たすもの)

表 2 溶連菌性毒素性ショック症候群(Streptococcus pyogenes) CDC(2010)

臨床基準
- 低血圧：成人においては収縮期血圧 90 mmHg 未満か，16 歳未満の小児においては 5 パーセンタイル未満

多臓器障害(以下の 2 つ以上)
- 腎障害：成人ではクレアチニン 2 以上，もしくはその年齢における正常上限の 2 倍以上．基礎疾患に腎障害がある場合，ベースラインから 2 倍以上の上昇．
- 凝固障害：血小板数 100,000/mm^3 以下か，DIC(凝固時間の延長，フィブリン値低下，フィブリン分解産物の存在で定義される)
- 肝障害：ALT，AST，総ビリルビンが正常の 2 倍以上．基礎疾患に肝疾患のある場合，ベースラインから 2 倍以上の上昇．
- ARDS
- 落屑を伴うことのある全身性の斑状紅斑
- 壊死性筋膜炎，筋炎，壊疽を含む軟部組織壊死

検査基準：Group A *Streptococcus* の分離

疑診：臨床基準を満たし，他の疾患が否定され，A 群溶連菌が無菌的でない部位から分離された場合
確診：臨床基準を満たし，A 群溶連菌が無菌的部位(血液，脳脊髄液，関節，心嚢液)から分離された場合

B 脾臓摘出後重症感染症（overwhelming post-splenectomy infection：OPSI）

ポイント

①脾臓摘出後(脾臓があっても機能的に無機能な場合は同様の病態となる)には，莢膜を有する細菌の重症感染症を起こすことがある．肺炎球菌，インフルエンザ桿菌 Typeb，髄膜炎菌が代表的な細菌で，犬咬傷後の *Capnocytophaga canimorsus* もよく知られている．
②全身に紫斑を伴い，ショックを呈する重症感染症である．
③脾臓摘出後にワクチン接種により予防可能な疾患である．

まず素早くチェックすること

1 バイタルサインのチェック．

2 病歴では，腹部手術歴に注目する．外傷などでの脾臓摘出術はもちろん，胃癌や膵癌でも脾臓合併切除することがあり，患者は認識していないこともある．脾臓摘出後数年以内に起きることが多いが，一生リスクがある．*Capnocytophaga canimorsus* の感染症は犬咬傷の病歴を確認する．

3 身体所見では，明らかに sick な状態であり紫斑を伴う(電撃性紫斑病)．中耳炎，咽頭炎，副鼻腔炎，肺炎を疑う症状を認めることもある．

これで診断確定！

1 血液培養を2セット採取する．buffy coat(血漿と血球を分離させたときにできる白血球＋血小板の層)の塗抹で菌を認めることがある．

2 胸部X線で肺炎の有無を確認する．髄膜炎を疑う症状がある場合には腰椎穿刺を考慮するが，バイタルサイン異常や凝固異常で施行できないこともある．肺炎があれば喀痰培養，腰椎穿刺ができれば髄液培養も提出する．

ERでの治療

1 呼吸/循環管理．

2 血液培養2セット採取後すぐにロセフィン®(セフトリアキソン)2 g投与，その後バンコマイシン20〜25 mg/kgの投与を行う．細菌性髄膜炎の疑いが高ければデキサメサゾン0.15 mg/kgをセフトリアキソン投与前に投与することを考慮してもよい．

C ツツガムシ病，日本紅斑熱

ポイント

①ダニ媒介疾患であり，発熱，皮疹，リンパ節腫脹を特徴とする．本人はダニに刺されたことを覚えていないことも多い．
②地域性・季節性があり，好発地域・時期を知る必要がある．
③確定診断には時間がかかるため，疑った段階で治療を行う．

まず素早くチェックすること

1 バイタルサインのチェック．

2 発熱，皮疹，痂皮(eschar)が三徴だが，それらがそろわないこともある．日本紅斑熱では特に痂皮がわかりにくいこともあり，下着に隠れる部分も含め，体中くまなく調べる．

これで診断確定！

1 病歴と身体所見による臨床診断で治療を開始する．

2 非特異的ではあるが，血液検査では血小板減少，肝逸脱酵素・LDH・CKの上昇，低Na，尿検査では尿蛋白や尿潜血がみられることがある．

3 ツツガムシ病に対しては検査室に抗体検査を依頼，日本紅斑熱に対しては行政機関(保健所，地方衛生研究所)に連絡し検査を依頼する．ペア血清での診断，痂皮のPCRが有用なので，可能であればそれも提出する．

ERでの治療

1 ミノサイクリン100 mg 12時間毎IVかPO，またはビブラマイシン®(ドキシサイクリン)初回200 mg PO，その後100 mg 12時間毎PO.

2 日本紅斑熱で重症の場合にはシプロフロキサシン300 mg 12時間毎IVの併用を検討する．

3 妊婦や8歳以下の小児ではテトラサイクリン系抗菌薬は使用できない．ジスロマック®(アジスロマイシン)10 mg/kg 24時間毎POの使用を考慮する．

D 感染性心内膜炎（Infective endocarditis：IE）

ポイント

① IEの臨床症状は，急激に進行し弁破壊→心原性ショックとなるものから不明熱のみのものまで様々である．

②診断の第一歩は血液培養陽性である．IEを疑ったら持続菌血症を証明するために血液培養3～4セットを採取する．

③ Duke基準を参考に鑑別を行う．

まず素早くチェックすること

1 バイタルサインのチェック．

2 心不全の所見(頸静脈圧亢進，S2亢進，S3，肺野のcrackle，wheeze，下肢浮腫)を確認する．

3 心雑音の有無，眼瞼結膜の出血点，四肢のJaneway斑点(無痛性)，Osler結節(有痛性)，爪下出血をくまなく観察する．眼底も観察しRoth斑をチェックする．

これで診断確定！

1 IEを疑った段階で，血液培養を3セット採取する．

2 心エコーで疣贅の確認＋心機能をチェックする．

3 血液検査でRF，補体を，また尿沈渣をチェックする(Duke基準の項目)．

4 Duke基準(表3)に照らし合わせてIEの確率を見積もる．

表3 修正 Duke 基準

〈大基準〉

1. 血液培養陽性
  ——典型的な心内膜炎の起因菌が2つの別々な血液培養から検出される
  ・連鎖球菌(Viridans streptococci, *Streptococcus bovis*), HACEK グループ
  ・黄色ブドウ球菌, 市中感染の腸球菌が検出され, 他に感染巣がない場合
  ——IE に矛盾しない微生物が, 以下に定義される. 持続的血液培養陽性を呈する
  ・12時間以上の間隔をあけて採取された血液培養が2回以上陽性
  ・3回の血液培養がすべて, あるいは4回以上の血液培養のほとんどが陽性(最初と最後の採血間隔は1時間以上)
  ——1つの血液培養から *Coxiella burnetii* が陽性か, 抗フェーズ1 IgG 抗体価が>1：800

2. 心内膜病変の存在
  ——心エコーにより以下のいずれかが認められる場合
  ・弁またはその支持組織などに可動性の心臓内腫瘤が存在
  ・膿瘍
  ・人工弁の新たな部分的裂開
  ——新たな弁閉鎖不全(既存する心雑音の悪化や変化のみでは十分でない)

〈小基準〉

——素因：素因となる心疾患または静注薬物常用
——発熱：38.0℃以上
——血管現象：主要動脈塞栓, 敗血症性肺梗塞, 感染性動脈瘤, 頭蓋内出血, 結膜出血, Janeway 発疹
——免疫学的現象：糸球体腎炎, Osler 結節, Roth 斑, リウマチ因子陽性
——微生物学的所見：血液培養陽性であるが大基準を満たさない場合, あるいは感染性心内膜炎として納得できる活動性炎症の血清学的所見

IE 確診：大基準2つ, 大基準1つ+小基準3つ, 小基準5つ
IE 疑診：大基準1つ+小基準1つ, 小基準3つ
IE 否定：心内膜炎症状に対する別の確実な診断, または心内膜炎症状が4日以内の抗菌薬により消退, または4日以内の抗菌薬投与後の手術時または剖検時に IE の病理学所見なし

(Li JS, et al.: Proposed modifications to the Dukecriteria for the diagnosis of infective endocarditis. Clin Infect Dis 2000; 30: 633-638)

ER での治療

1 呼吸 / 循環管理. 心不全があればその治療も行う.

2 状態が安定していれば, empiric 治療は行わずに血液培養の結果を待つ.

3 empiric 治療のレジメンは難しく, 感染症科医へのコンサルトを勧める.
固有弁の場合, ユナシン®-S(アンピシリン / スルバクタム)+バンコマイシン.
人工弁の場合, 手術1年以内であればセフェピム+バンコマイシン+ゲンタシン®(ゲンタマイシン)+リファジン®(リファンピシン).
手術1年以上経過していれば, バンコマイシン+セフトリアキソン.

(鈴木啓之, 細川直登)

2 尿路感染症

ポイント

①膀胱炎，腎盂腎炎を区別する．
②尿グラム染色・尿培養は全例で行う．腎盂腎炎を疑えば血液培養2セットも採取する．
③男性の尿路感染の場合，精巣上体と前立腺の診察を全例で行う．

まず素早くチェックすること

1 尿路感染症を示唆する病歴のチェックを行う．膀胱炎であれば頻尿，排尿時痛，残尿，血尿．腎盂腎炎であれば発熱，悪寒戦慄，腰痛，悪心・嘔吐．前立腺炎の場合，尿閉を主訴にする場合もある．以前の膀胱炎，腎盂腎炎の既往も聴取する．

2 若年女性で帯下の増量や悪臭があれば，尿路感染ではなく細菌性腟症を疑う．

3 尿路感染症を示唆する身体所見のチェックを行う．恥骨直上の圧痛，CVA叩打痛の有無をチェックする．男性であれば精巣上体の圧痛，直腸診で前立腺の圧痛を必ずチェックする．

これで診断確定！

1 尿沈渣で白血球10/HPF以上で膿尿であり，新規膿尿があれば尿路感染症を支持する．

2 尿亜硝酸は腸内細菌科の尿路感染でみられる．

3 尿グラム染色では典型的には白血球とともに腸内細菌様の太いグラム陰性桿菌を認める．若年女性の尿路感染では，*Staphylococcus saprophyticus* を疑うGPC clusterを認めることもある．医療曝露のある患者，尿道カテーテル挿入中の患者では緑膿菌が関与する場合もあり，細いやや小型のグラム陰性桿菌を認める．

4 尿培養は必ず提出する．腎盂腎炎を疑う場合には血液培養2セットも採取する．

5 腎盂腎炎を疑う場合，超音波かCTで水腎症の有無をチェックする．尿管結石などで尿管閉塞があれば泌尿器科にコンサルトして尿管ステントの挿入が必要となる．

ERでの治療

1 膀胱炎を疑う場合，バクタ®(ST合剤)2 T 12時間毎PO 3日分で治療が可能であることが多い．ST合剤に耐性の場合もあるので，必ず後日外来で症状と培養結果を確認する．副作用でST合剤が使用できない場合にはシプロキサン®(シプロフロキサシン)400 mg 12時間毎POでもよい．

2 急性腎盂腎炎を疑う場合，状態が安定していればパンスポリン®(セフォチアム)2 g 8時間毎で治療を開始し入院を検討する．医療曝露がある場合には，セフォチアムに耐性の腸内細菌(*Enterobacter* spp.など)を考えてロセフィン®(セフトリアキソン)1～2 g 24時間毎での初期治療を考えてもよい．入院が難しい場合には，セフトリアキソン1～2 gを救急外来で投与し翌日の外来でフォローアップを計画する．ショックでカテコラミンが必要な時などの場合にはメロペン®(メロペネム)1 g 8時間毎での治療開始を検討する(ESBL産生腸内細菌やAmpC過剰産生腸内細菌の関与を考える)．過去に耐性腸内細菌の検出がある場合の初期治療は，感染症科に相談する．

(鈴木啓之，細川直登)

3 肺炎

A 細菌性肺炎

ポイント

①発熱，気道症状がある患者では疑う.
②細菌性肺炎は頻度は多いが，診断は意外と難しい.
③何でも肺炎と容易に診断しないこと．結核，心不全，septic emboli, 肺塞栓, 急性呼吸促迫症候群(ARDS)などを鑑別する.
④非定型肺炎(*Mycoplasma pneumoniae*, *Chlamydophila pneumoniae*, *Legionella pneumophilia* による肺炎)の可能性も考慮する.
⑤誤嚥性肺炎では，原因を考えること．嘔吐があれば嘔吐の原因を検索する．嚥下力低下があれば意識状態の評価，脳梗塞などの中枢性病変の評価を行う.

まず素早くチェックすること

1 バイタルサイン，特に呼吸状態.
2 A・B・C に異常があれば適切に蘇生処置.
3 意識状態.

これで診断確定！

1 症状.
 1) 発熱，咳そう，喀痰，呼吸困難感が典型的な症状である.
 2) 特に高齢者では症状が非典型的となることが少なくないので注意が必要である(例：全身倦怠感，脱力感，食欲低下など).
 3) レジオネラ肺炎では意識障害や消化器症状を認めることがある.

2 身体所見.
 1) バイタルサインで酸素化低下，頻呼吸を認める.
 2) 胸部の聴診で crackle を聴取する.
 3) 胸膜痛を認めることもある.

3 痰グラム染色
可能な限り行うべきである．起炎菌を推定し，初期治療に役立てる.

4 痰培養
起炎菌を同定するため, 肺炎を疑う場合には必ず提出する.

5 血液培養

菌血症の診断に必須である.

6 胸部レントゲン

1) 浸潤影をチェックする. 過去の肺炎の陰影が残存していることもあるので, 以前のX線があれば必ず比較し, 新規かどうか確認する.

2) 受診時には浸潤影がなくても肺炎の否定はできない. その後明らかになることがある.

7 尿中抗原

1) 肺炎球菌抗原, レジオネラ抗原が検査可能.

2) 感度はそれほど高くはないが, 特異度は高い. レジオネラは血清型1型しか検出できない.

8 血清抗体

マイコプラズマ肺炎, クラミドフィラ肺炎を疑う場合に使えるが, 結果がすぐには出ない.

9 LAMP法

マイコプラズマ肺炎の診断に有用. 迅速で, 感度特異度とも高い.

ERでの治療

1 可能な限り微生物を想定して治療を行う.

2 喀痰グラム染色を参照することが望ましい. ただし, グラム染色の判別には経験を要するため, 不慣れな場合には熟練者とともに行うほうがよい.

1) グラム陽性双球菌：肺炎球菌を想定する.

・ペニシリンG®(ベンジルペニシリン)1,800万単位/日

・ロセフィン®(セフトリアキソン)2g1日1回

3 グラム陽性ブドウ球菌.

1) 黄色ブドウ球菌が想定される場合, 塩酸バンコマイシン®(バンコマイシン)1g　腎機能に応じて.

2) グラム陰性双球菌：モラクセラカタラーリス菌を想定する.

・ロセフィン®2g1日1回

4 グラム陰性桿菌.

1) インフルエンザ桿菌が想定される場合, ロセフィン®2g1日1回.

2) 緑膿菌が想定される場合　ゾシン®(ピペラシリンタゾバクタム)4.5g1日3回.

・マキシピーム®(セフェピム)2g1日2回

・メロペン®(メロペネム)1 g 1 日 3 回

3) 肺炎で想定される菌とグラム染色所見.

	グラム陽性	グラム陰性
球菌	肺炎球菌，黄色ブドウ球菌	モラクセラカタラーリス
桿菌	コリネバクテリウム	インフルエンザ桿菌 肺炎桿菌(クレブシエラ) 緑膿菌

・グラム染色で菌が見えない時：ウィルス性肺炎，非定型肺炎，結核を考える.

・喀痰グラム染色が行えない場合には，臨床背景からエンピリックに治療を開始する.

・市中肺炎.
ロセフィン®2 g 1 日 1 回.
非定型肺炎を想定する場合には，ジスロマック®(アジスロマイシン)500 mg 1 日 1 回.
嘔吐による誤嚥性肺炎では，ユナシン®S(アンピシリン/スルバクタム)3 g 1 日 4 回.

・医療関連肺炎.
ゾシン®(ピペラシリンタゾバクタム)4.5 g 1 日 4 回.
マキシピーム®2 g 1 日 2 回.

B 結核

ポイント

①放置した場合のリスクが大きいため，疑ったら検査する.
②まずは隔離，3 日間の抗酸菌塗抹検査で排菌の有無を確認する.
③画像で結核の診断，除外はできない．必ず喀痰検査を！

結核を疑う時

1 2～3 週間持続する咳嗽で，発熱，体重減少，食欲低下，寝汗を伴う場合.

2 不明熱.

3 市中肺炎として抗菌薬で治療しても改善がない肺炎.

4 胸部レントゲンや CT で結核を示唆する所見を認めた時(粒状影，空洞影，結節影，肺門リンパ節腫大など).

5 HIV 患者で，原因不明の咳嗽，発熱があるとき.

結核のリスク

1 高齢者.

2 免疫不全.

・ 糖尿病，塵肺，悪性腫瘍，透析，HIV 患者，免疫抑制薬使用や化学療法中の患者.

3 社会的背景.

・ 医療従事者，路上生活者，結核蔓延国(アフリカ，東南アジア)からの入国，ネットカフェなどへの長期滞在.

疑った時の対応

1 空気感染予防策を行う(陰圧個室隔離).

2 患者本人はサージカルマスク，医療者や面会者は N95 マスクを着用する.

3 3 日連続で抗酸菌塗抹染色，培養検査を提出する(PCR，感受性も).

4 喀痰が出ない場合には 3 % 高張食塩水を超音波ネブライザーで 30 ~ 60 mL 吸入し誘発する．それでも出ない場合には胃液培養で代用する.

5 迷う場合には専門医に相談する.

(安間章裕，細川直登)

4 皮膚軟部組織感染症

A 蜂窩織炎

ポイント

①常に壊死性筋膜炎(致死的な外科疾患)を鑑別に挙げる.
②常に深部静脈血栓症も鑑別に挙げる.
③炎症は真皮から皮下組織にかけての表在性軟部組織に存在する.
④菌血症になるケースは少ないが(5 % 未満),特殊な微生物を想定する場合,治療失敗例,免疫抑制患者では積極的に血液培養を採取する.
⑤抗菌薬以外に,下肢挙上,冷却,患部の安静が重要.また,細菌感染の浸入門戸となる白癬があればその治療も同時に行う.

まず素早くチェックすること

1 危険因子:リンパ浮腫,足白癬症,開放創や外傷,褥瘡,皮下異物,ステロイド使用,アルコール依存症,糖尿病,肝硬変,腎不全,低栄養,四肢の血流不全.
2 菌血症・敗血症の有無:意識レベル,バイタル(頻脈,頻呼吸,低血圧など),血液ガス分析での代謝性アシドーシスの進行の有無.
3 注意を要する蜂窩織炎(**表1**):糖尿病患者,ステロイドやその他の免疫抑制薬使用患者,好中球減少症患者,動物咬傷,眼窩蜂窩織炎,顔面蜂窩織炎,ヒト・動物咬傷,肝硬変患者の海水・淡水曝露.

これで診断確定!

1 臨床診断が基本であり特異的な検査はない.
2 炎症が進行すると皮下膿瘍を形成することもある(特に黄色ブドウ球菌).
3 丹毒(レンサ球菌)は蜂窩織炎に比べて,境界が明瞭で鮮紅色の浮腫性病変である.
4 培養に提出できるような膿瘍や排膿があればよいが,それがない場合には微生物を同定する検査はない.
5 点滴治療を行う必要のある蜂窩織炎の場合や,免疫抑制患者の場合には基本的に血液培養を行う(頻度は少ないが菌血症に至っているケースが含まれるため).

表 1 注意を要する蜂窩織炎

患者背景	代表的な原因微生物
通常の蜂窩織炎	*S. aureus* *Streptococcus*
糖尿病(壊疽病変あり)	*S. aureus, Streptococcus*
褥瘡(特に仙骨部)	腸内細菌科 GNR(時に緑膿菌の関与も) 嫌気性菌
淡水曝露(特に肝硬変患者)	*Aeromonas hydrophila*
海水曝露	*Vibrio vulnificus*
動物咬傷	*Pasteurella multocica*(猫) *Capnocytophaga canimorsus*(犬) *Eikenella corrodens*(ヒト)
新生児	Group B *streptococcus*

ERでの治療

1 原則的治療.

1) 想定される起炎菌(表 1)をカバーした抗菌薬治療を行う.
2) 鎮痛薬.
3) 患部の挙上, 安静.
4) 患部の冷却.
5) 重症例, バイタル異常時, 菌血症を疑う場合, 内服治療失敗時は入院点滴治療を開始する.

2 抗菌薬選択.

1) 通常の蜂窩織炎.
- シンクル®(セファレキシン)1 回 500 mg 1 日 3 ~ 4 回 PO.
- セファメジン®(セファゾリン)1 回 2 g 8 時間毎 DIV.

2) 糖尿病, 免疫不全(判断に悩む場合は感染症科にコンサルト).
- オーグメンチン®(アモキシリン・クラブラン酸)+サワシリン®(アモキシリン)1 回それぞれ 1 錠 1 日 3 ~ 4 回 PO.
- ユナシン®-S(アンピシリン・スルバクタム)1 回 3 g 1 日 4 回 DIV.
- ゾシン®(ピペラシリン・タゾバクタム)1 回 4.5 g 1 日 4 回 DIV.

3) 小児.
- ケフレックス®(セファレキシン)20 ~ 40 mg/kg/日を 2 ~ 3 回に分けて PO.

4) ヒト・動物咬傷.
- オーグメンチン®+サワシリン®1 回それぞれ 1 錠 1 日 3 ~

4回PO.
・ユナシン®-S 1回3g 1日4回DIV.
5) 海水曝露(判断に悩む場合は感染症科にコンサルト).
・シプロキサン®(シプロフロキサシン)1回400～600 mg 1日2回PO.
・ミノマイシン®(ミノサイクリン)1回100 mg 1日2回DIV＋ロセフィン®(セフトリアキソン)1回2g 1日1回DIV.
6) 淡水曝露(判断に悩む場合は感染症科にコンサルト).
・シプロキサン® 1回400～600 mg 1日2回PO.
・ロセフィン® 1回2g 1日1回DIV.

その他の注意点：眼窩周囲・眼窩蜂窩織炎

1 小児に多く，副鼻腔炎から進展する場合が多い.
2 髄膜炎，海綿静脈洞血栓症を合併することがある.
3 眼窩蜂窩織炎は視力障害をきたしうるため緊急疾患である(眼科コンサルト).
4 眼窩周囲蜂窩織炎は眼球運動に痛みは伴わないが，眼窩蜂窩織炎は眼球突出や眼球運動時の疼痛を伴うのが特徴.

B 壊死性筋膜炎・ガス壊疽

ポイント

①ガス壊疽は，*Clostridium perfringens* による感染症で，画像上も皮下気腫を認めるが身体所見としても握雪感から皮下気腫を確認できる．壊死性筋膜炎は，少なくとも1つの嫌気性菌とその他の菌種の混合感染(Type I infection)で糖尿病などの基礎疾患を有する者に多いタイプと，A群β溶連菌による感染(単独あるいはその他のβ溶血菌との組み合わせ：Type II infection)で特に既往歴のない健康な者にも発症しうるタイプとがある．ともに緊急外科疾患であり，速やかに整形外科，感染症科などの専門家にコンサルトすること.
②皮膚所見は外観上目立たないが，「疼痛が強い」「バイタルサインがおかしい」「意識レベルが悪い」「皮膚所見の進行が速い」などの場合は本疾患を疑う(表2).
③特に，発赤部位と疼痛部位が乖離している場合は本疾患を疑う手がかりになる.

④「疑う」ことが最も大切で，典型的な所見がそろわないからといって安易に本疾患を除外してはならない．
⑤採血データも，画像所見も，早期診断には役に立たないことがある．
⑥病態は急速に進行しやすく，高率に敗血症，多臓器不全，急性呼吸促迫症候群（ARDS）などを起こし，死亡率が高い．
⑦診断には試験切開，筋膜生検を行う．治療には壊死組織のデブリドマンが必要であり，抗菌薬治療だけでは基本的に不十分である．

まず素早くチェックすること

1 意識レベル，バイタル（頻脈，頻呼吸，低血圧など），血液ガス分析での代謝性アシドーシスの進行の有無．
2 A・B・C に異常が出れば躊躇せず蘇生処置を行う．
3 発赤部位と疼痛部位の解離が時間経過とともに拡大していないか．

これで診断確定！

1 筋膜生検，迅速病理検査，迅速グラム染色検査で診断する．
2 CT，MRI，X 線検査などの画像検査も，血液検査もあくまで参考所見を得るためのものであり，少なくとも除外診断には使用できない．ガス壊疽の場合は画像が参考になる．
3 壊死組織の培養，血液培養 2 セットを必ず提出する．

ER での治療

1 ただちに専門家（整形外科，感染症科など）にコンサルトし，外科的デブリドマンを行う．その際に必ず検体を培養および病理検査に提出する．
2 抗菌薬治療は速やかに開始する．しかしながら，多くの場合起炎菌を最初から絞り込むことは困難であるため，初期

表 2 壊死性筋膜炎・ガス壊疽を疑う所見

強い痛み
意識レベルやバイタルが悪い
代謝性アシドーシスの進行，多臓器不全
発赤部位と疼痛部位の乖離
水泡，血泡，皮下気腫，皮膚壊死などの局所所見
蜂窩織炎として治療している場合の急変，所見の進行

治療は抗菌スペクトラムを広く設定しても構わない.

- メロペン®(メロペネム)1回1g1日3回＋ダラシン®(クリンダマイシン)1回600 mg 1日3回＋バンコマイシン初回25 mg/kg以後12時間毎に15 mg/kg(TDM管理下に投与計画作成).
- 初期治療から抗菌スペクトラムを狭く設定する場合は感染症科にコンサルトし，グラム染色やその他の患者情報から具体的かつ安全に抗菌薬を選択すること.

(藤田浩二，細川直登)

5 破傷風

A 破傷風の診療

ポイント

①破傷風の診断は臨床診断で行なう．症状，受傷歴，予防接種歴から診断する．高齢者の発症が多いことも意識する．
②鑑別は向精神薬等による薬剤性のジストニア，歯科感染症による開口障害，ストリキニーネの中毒（殺鼠剤），悪性症候群，1 型糖尿病に伴う Stiff-person 症候群．
③治療はテタノブリン®（抗破傷風ヒト免疫グロブリン）を IM．抗菌薬はアネメトロ®（メトロニダゾール）かペニシリン G．

まず素早くチェックすること

1 筋が spastic であるかに注目し，「大きく口を開けてアー，と言ってください」と指示し痙笑が生じるかどうか確認する．
2 疑った場合は破傷風リスクのある受傷歴，予防接種歴を確認し，リスクがあるかどうかを判断する．潜伏期は 3 ～ 21 日，通常受傷後 8 日くらいである．
3 鑑別に必要な向精神薬の投与歴，殺鼠剤中毒の可能性，1 型糖尿病の可能性をチェックする．

これで診断確定！

1 破傷風の確定診断は臨床診断で行う．確定的な検査はない．
2 項部硬直，後弓反張（opisthotonus），痙笑（risus sardonicus），腹部の板状硬，嚥下障害，筋のれん縮による無呼吸や上気道の閉塞等の症状から破傷風を考えるが，疑うきっかけは開口障害であることが多い．
3 受傷歴があり，破傷風トキソイドの接種歴が 3 回以上なく，開口障害等の特徴的な症状があり，鑑別で除外すべき疾患を除外したら確定診断とする．
4 診断が確定しなくても，破傷風が強く疑われる場合は治療を行う．

ER での治療

1 破傷風毒素による筋のスパスムが病気の本体であるので，診断がついたらできる限り早くテタノブリン®を 3,000 単位 IM．抗菌薬は補助的であるが，アネメトロ®（メトロニダゾール）500 mg を 8 時間毎，またはペニシリン G 200 ～

400万単位を4～6時間毎DIV．治療期間は7～10日間．

2 重症の場合は筋のスパスムによる気道閉塞，誤嚥がおこるので，挿管管理とする．

3 刺激によるスパスムのコントロールのため，静かで暗い部屋で管理し，必要があればベンゾジアゼピン(セルシン®など)の投与によるセデーションを行う．それでも不足の場合は神経筋遮断薬〔マスキュラックス®(ベクロニウム臭化物)〕による筋弛緩を併用する．

4 自律神経の障害による血圧，脈拍の変動，発汗，唾液分泌亢進等がおこるのでICUで管理する事が望ましい．

B 外傷後破傷風予防

ポイント

①刃物などで生じた線状で深さ1 cm未満の傷以外は破傷風予防が必要である．

②破傷風トキソイドの接種歴が3回以上記録されていない場合は，破傷風トキソイドを筋注する．

③上記に加えて，清潔で軽微な傷以外ではテタノブリン®IMを反対側に行う．

④外傷を負いやすい職業，生活環境にある患者は，10年ごとに破傷風トキソイドを接種する．

まず素早くチェックすること

1 創の形態，深さ，受傷からの時間，感染・壊死組織の有無，土壌等による汚染があるかどうかをチェックする．

2 創が線状・鋭的で深さ1 cm未満，受傷6時間未満で，感染・壊死組織がなく汚染されていない創以外は破傷風予防の適応がある．したがって，救急受診でみるほとんどの傷は破傷風予防の適応があると考えられる(表1)．

ERでの治療 (表2)

1 破傷風予防はまず破傷風トキソイド(三種混合/四種混合ワクチンを含む)の接種歴確認から始める．母子手帳，接種手帳等で破傷風トキソイドの接種記録を確認するので，あらかじめ受診の問い合わせがあった場合はこれらを持参するように患者に伝える．多くの場合は記録の持参はないので，その場合は接種していないものとして対応する．

表 1 破傷風を予防すべき創

	受傷からの時間	創形態	深さ	感染	壊死組織	汚染
破傷風リスク(+)	6 時間以上	挫滅, 鈍的	> 1 cm	+	+	糞便, 土, 唾液, 熱傷, 凍傷
破傷風リスク(−)	6 時間以内	線状, 鋭的	< 1 cm	−	−	−

〔Centers for Disease Control and Prevention: Tetanus Epidemiology and Prevention of Vaccine-Preventable Diseases. The Pink Book: Course Textbook - 13th Edition (2015). (http://www.cdc.gov/vaccines/pubs/pinkbook/downloads/tetanus.pdf)〕

表 2 破傷風トキソイドと免疫グロブリンの適応

破傷風トキソイド接種記録	清潔で軽微な創		その他の創	
	破傷風トキソイド	抗破傷風ヒト免疫グロブリン	破傷風トキソイド	抗破傷風ヒト免疫グロブリン
3 回接種以下または不明	+	−	+	+
3 回接種以上	+ (最終接種から 10 年以上経過している場合のみ)	−	+ (最終接種から 5 年以上経過している場合のみ)	−

〔Centers for Disease Control and Prevention: Tetanus Epidemiology and Prevention of Vaccine-Preventable Diseases. The Pink Book: Course Textbook - 13th Edition (2015). (http://www.cdc.gov/vaccines/pubs/pinkbook/downloads/tetanus.pdf)〕

2 接種記録がない場合は破傷風トキソイドを 0.5 mL．添付文書では“皮下又は筋肉内に注射する”とあるが，国際的には不活化ワクチンは IM が標準的であり，IM の方が局所の副作用が少ないとされている．

3 記録が確認できた場合，清潔で軽微な傷の場合は 10 年以内に接種があれば追加接種は不要である．それ以外の傷の場合は 5 年以内に接種があれば追加接種は不要である．

4 破傷風トキソイド接種から抗体の上昇までは 2 週間以上かかるので，受傷時の破傷風予防には間に合わない．受傷時の破傷風発症予防には受動免疫であるテタノブリン®の投与が必要である．清潔で軽微な傷以外の場合，3 回以上の破傷風トキソイド接種歴が確認できない場合はテタノブリン®を 250 単位，トキソイドと反対側に IM.

参考文献

・Sexton DJ: Tetanus. Up To Date Topic 5525 Version 17.0

(細川直登)

6 渡航者発熱

ポイント

①必ずマラリアの否定を行う．熱帯熱マラリアは治療の遅れが致死的な結果につながる．
②途上国でもありふれた病原体(インフルエンザ等)に感染することもあるし，先進国でも馴染みのない病原体(Lyme(ライム)病，ウエストナイル脳炎，ダニ媒介脳炎など)に感染することもある．
③マラリア，デング熱，伝染性単核球症，リケッチア感染症，腸チフスが重要．
④熱帯ではインフルエンザは通年性，南半球は7月がピーク．夏休みの帰国後の発熱は，インフルエンザも確認する．

まず素早くチェックすること

1 旅行先(都会か田舎，宿泊先)，旅行日程と帰国からの日数，旅行内容(食事・性的曝露・針や血液への曝露・動物や節足動物の咬刺傷・水への曝露)，ワクチン接種や予防内服の有無を確認する．

2 渡航先の地域特性を確認する．参考となるウェブサイトを以下に示す．
- 厚生労働省検疫所 FORTH(http://www.forth.go.jp/)
- CDC(米国疾病予防管理センター)Traveler's health(http://wwwnc.cdc.gov/travel)
- WHO(世界保健機関)International travel and health(http://www.who.int/ith/en/)
- Fit for travel(http://www.fitfortravel.nhs.uk/home.aspx)

3 旅行日程から潜伏期間による鑑別を確認する(表1)．

4 出血傾向の有無を確認する．出血傾向を示す渡航者発熱は，エボラなどのウイルス性出血熱以外に，髄膜炎菌菌血症，重症マラリア，デング出血熱など早急に対応が必要な疾患が含まれる．

これで確定診断

1 血算・白血球分画(デング熱・リケッチア感染症では白血球・血小板減少，伝染性単核球症・急性HIV感染症では単核球増加)．

2 肝酵素(ウイルス性肝炎，伝染性単核球症)．

表1 潜伏期間による鑑別

潜伏期間	疾患
＜14日	マラリア，デング熱，チクングニヤ熱，リケッチア感染症，レプトスピラ症，腸チフス，インフルエンザ，急性HIV感染，レジオネラ，脳炎(日本脳炎，ダニ媒介脳炎，ウエストナイルウイルス等)
14日～6週間	マラリア，腸チフス，レプトスピラ症，A型肝炎，E型肝炎，急性住血吸虫症，アメーバ肝膿瘍
＞6週間	マラリア，アメーバ肝膿瘍，E型肝炎，B型肝炎，結核，内臓リーシュマニア症

3 血液培養(2セット).

4 マラリア血液塗抹(初回陰性でも8～24時間後に再検する).

5 尿検査.

6 胸部X線.

7 マラリアとデング熱は迅速検査あり(国内では利用できる施設は限られる).

マラリアの治療

1 マラリアを疑ったら専門医にコンサルトする.

2 熱帯熱マラリア.

1) クロロキン感受性地域(パナマ運河以西の中米，ハイチ，ドミニカ共和国，中東の一部)であればクロロキン(国内入手困難). メファキン(メフロキン)で代用可.

2) 三日熱マラリアと卵形マラリアでは，G6 PD欠損症がなければプリマキン(国内未認可)をクロロキンに追加する.

3) クロロキン耐性または耐性不明の地域(上記以外のマラリア発生地域と中東の一部：イラン，オマーン，サウジアラビア，イエメン)では，

・塩酸キニーネに加えて，ビブラマイシン®(ドキシサイクリン)またはアクロマイシン®(テトラサイクリン)またはダラシン®(クリンダマイシン)カプセル.

・マラロン®(アトバコン・プログアニル).

・メファキン(メフロキン).

3 三日熱，四日熱，卵形マラリアはクロロキン感受性として対応(パプアニューギニア，インドネシアでは耐性の報告あり).

(清水彰彦，細川直登)

7 性感染症

A 男性の尿道炎

ポイント

①淋菌性尿道炎(gonococcal urethritis：GCU)と非淋菌性尿道炎(non-gonococcal urethritis：NGU)に分類．GCUは比較的急激に発症し，NGUは徐々に発症することが多い．
②ひとつ性感染症を発見したら，他の性感染症も探す(例：淋菌感染症の患者は，クラミジア，A，B，C型肝炎，HIV，HSV，梅毒感染症も疑う)．
③治療は1回で終えることができるものを考慮する．
④いわゆるピンポン感染があるので，同時にパートナーの治療も考慮する．

まず素早くチェックすること

1 排尿時痛・不快感，尿道から分泌物があるか，皮疹の有無．
2 性交渉歴(unsafe sexやoral sex，直腸を使用しての性交の有無を含む)．

これで確定診断

1 GCUでは，尿道分泌液のグラム染色で，腎臓型のグラム陰性双球菌が白血球に貪食されている像が認められる．培養は，専用培地が必要．検査室に連絡し，採取後速やかに検査室に持って行くこと．菌が死滅するので検体は冷蔵保存しない．
2 クラミジアは遺伝子検査で診断する．
3 淋菌とクラミジアを同時に検出する遺伝子検査があるが，淋菌の感受性がわからない欠点がある．尿検体で提出可能．
4 他の性感染症のスクリーニングを行う．

ERでの治療

1 再診が約束できない場合もあり，1回で治療する
2 淋菌とクラミジアの合併が多いので同時に治療する．
3 ロセフィン®(セフトリアキソン)250 mg IMまたは1 g IVに加え，ジスロマック®(アジスロマイシン)1 g PO.

B 骨盤内感染症（Pelvic inflammatory disease：PID）

ポイント

①起因菌は，淋菌・クラミジア・腸内細菌群・嫌気性菌で，複数菌（polymicrobial）感染症.
②他の性感染症のスクリーニング（前述）.
③確実な診断が難しいので，治療機会を逃すよりもオーバートリートを許容する.

まず素早くチェックすること

1 妊娠反応検査.
2 月経歴・性交渉歴などを含む病歴.
3 下腹部痛・性交痛・排尿時痛・膣分泌物の有無.
4 直腸診で cervical motion tenderess（子宮頸部を動かした時に生じる疼痛）を確認する.

これで確定診断

1 典型的な症状が揃うことは少ない.
2 超音波や CT で骨盤内膿瘍，卵管膿瘍，肝周囲の炎症を確認する.
3 産婦人科医に診察を依頼し，子宮頸部の淋菌・クラミジア検査（グラム染色・培養・PCR）を行う.

ERでの治療

1 入院での治療が基本である.
・セフメタゾン®（セフメタゾール）2 g 1 日 3 回 DIV＋ビブラマイシン®（ドキシサイクリン）100 mg 1 日 2 回 PO（内服不可能であればミノマイシン®（ミノサイクリン）100 mg 1 日 2 回 DIV）.

2 入院が不可能な場合.
・ロセフィン®（セフトリアキソン）1 g 1 回のみ DIV＋ビブラマイシン® 100 mg 1 日 2 回 PO ±フラジール®（メトロニダゾール）500 mg 1 日 2 回 PO.
・ビブラマイシン®の代わりにジスロマック®（アジスロマイシン）1 g 1 週間 1 回 PO でも可.

C 急性HIV感染症：診断のみ

ポイント

①急性HIV感染症を診断するのは，公衆衛生的な側面（新たな感染者を出さない）だけでなく，早期治療開始のために意義がある.

② HIV抗体検査は約1カ月のwindow periodがある.

まず素早くチェックすること

1 疑わしい病歴（性交渉歴を含む）や身体所見の確認.
キーワード：長引く発熱・咽頭炎・リンパ節腫脹・皮疹，治りの悪い風邪，伝染性単核球症，若年者の脳血管病変，口腔内アフタ.

2 HIV感染症を疑う既往歴：他の性感染症に罹患した既往.

確定診断

HIV-PCR：HIV抗体が陽転化していない可能性があり，PCRを提出する.

ERでの治療

対症療法のみ．必ず適切な診療科の外来を受診させる.

（清水彰彦，細川直登）

VI

緊急を要する特殊病態

1 ショック

A 総論

ポイント

①ショックの病態とは，末梢組織の酸素の供給が需要に追いついていない状態である．つまり酸素供給するための運搬物（酸素），運搬車（血液量・Hb），道（血管）のいずれかに異常が生じていることになる．

②まずショックであることを認識する．意識障害，冷汗，頻脈，頻呼吸などが手がかりになる．

③迅速に原因検索とその解除，蘇生を行い安定化を図る．必要がある場合には，原因となる病態の治療を専門医にコンサルトする．

まず素早くチェックすること

1 意識，A・B・C，心電図，SpO_2 などのモニター装着，酸素投与．

2 静脈ライン：20 G 以上の留置針で確保．
ショックにおいては，A・B について異常があればそれに対する蘇生を行いながら，すぐに C の原因検索と治療を平行して行う必要がある．

これで診断確定！

ショックであることを認識し，その原因疾患の診断を確定することが最重要である．

1 ショックの認識：血圧だけに頼るのではなく，頻脈，毛細血管再充満時間（capillary refill time：CRT）の 2 秒以上の延長，発汗，チアノーゼ，顔面蒼白，意識障害，不穏などから疑うことをスタートとする．

2 原因疾患の診断：前述したようにショックにおいては迅速な対応が必要であり，ショックの原因を検索しながら解除するため，この過程で診断に至る．
ショックの分類：治療で除外する順番に，①心原性ショック，②閉塞性ショック，③血液分布異常性ショック，④低容量性ショック．

ERでの治療 (表1)

表1 ショックの病態，診断，治療

	病態	疾患	検査	治療
心原性	心臓のポンプ失調	心筋梗塞 拡張障害 低酸素血症	心エコー	昇圧薬，PCI 昇圧薬 酸素投与
	伝導路障害	致死的不整脈 (徐脈・頻脈)	モニター 12誘導心電図	PM，除細動など
	弁開閉異常	高度弁膜症	心エコー 聴診	補液，手術
閉塞性	心臓の拡張障害	心タンポナーデ (大動脈解離，心膜炎，心破裂) 緊張性気胸	心エコー 胸部X線 聴診，触診，打診 胸部X線	心嚢ドレナージ 胸腔ドレナージ
	静脈還流制限	肺血栓塞栓症	大腿静脈エコー 心エコー 造影CT	抗凝固療法，血栓溶解療法， PCPS
血液分布異常性	血管透過性亢進	アナフィラキシー 敗血症	病歴，視診，聴診， 病歴，採血など感染源の検索	ボスミン®(アドレナリン)IM 抗菌薬，昇圧薬
	神経調節異常	頸髄損傷	外傷の病歴，CT	昇圧薬，固定術
低容量性	水分喪失	脱水	病歴(下痢や摂食不良など) 採血	補液
	血液喪失	外傷 内因性 消化管出血 腫瘍破裂	直腸診，採血 エコー，造影CT (**IV−1 外傷初期診療**参照)	輸血，止血

PCI：経皮的冠動脈インターベンション(percutaneous coronary intervention)，
PM：ペースメーカー，PCPS：経皮的心肺補助(percutaneous cardiopulmonary support)

1 ショックを認識したら，原因検索と平行して治療を開始する．検査の順番はより緊急度が高く，多くの原因を除外できる順番に行う．最初に補液を行うことで，低容量性ショックに対する治療を始めておくことになる．大量補液が有害となりうるのは心原性ショックのみなので，素早く心原性ショックの有無を検索し補液速度を決定する．

2 酸素投与・心電図，脈拍，血圧などのモニター装着→静脈ライン確保(採血と補液)→心エコー〔心壁運動，弁膜症，心タンポナーデ，下大静脈径(IVC)，右室負荷所見〕，心電図(虚血，不整脈)，聴診(心雑音，呼吸左右差)→視診(皮疹など)→腹部エコー(出血の検索，敗血症感染源の検索)→胸部X線検査(縦隔拡大，気胸，肺炎)→病歴の聴取→直腸診やコンプレッションテスト，CTなどの精査．
ショックの診療は，いかに早くショックであることを認識し，原因検索，治療を行えるかが勝負である．各原因疾患の治療がすなわちショックの根本治療になる．血圧維持目標値は MAP > 65 mmHg である．

B 心原性ショック

ポイント

①心臓の機能不全により心拍出量が低下する．
②原因となるのは心筋障害（急性冠症候群など），伝導経路（致死的不整脈など），弁障害のいずれかである．
③心電図，心エコーが有用な検査となる．

これで診断確定！

1 心電図，心エコーで虚血性変化や心機能の評価を行う．
2 胸部 X 線検査で肺うっ血の合併，縦隔の異常を探す．
3 血算，生化学，心筋逸脱酵素，凝固系，BNP を提出する（ただし血液検査の結果は待たずに確定診断をつけなければならないこともある）．
4 類似症状で受診する大動脈解離との鑑別が重要である．

ER での治療

1 各原因疾患の治療に準じる（II－8 呼吸困難，III－2－A 急性冠症候群，III－3 動悸，III－4－F うっ血性心不全を参照）．
2 ショックを伴っている場合には，上記に加え昇圧剤の使用，気管挿管，除細動，ペーシングの必要性を迅速に判断する．
3 循環器内科医にコンサルトする．

C 閉塞性ショック

ポイント

①救急外来ではおもに 3 つの病態が考えられる．心タンポナーデ，緊張性気胸，肺血栓塞栓症である．

これで診断確定！

1 視診（頸静脈の怒張），奇脈，心エコー（心嚢液の有無）にて心タンポナーデを診断する．
2 視診（頸静脈怒張，胸郭呼吸運動の左右差），聴診（呼吸音の左右差），触診（皮下気腫の有無，気管偏移），打診（鼓音の有無）から緊張性気胸を診断する．緊急を要するため胸部 X 線検査なしで確定診断をつける必要性がある．

3 肺血栓塞栓症の確定診断は造影CT(肺動脈相)であるが，ベッドサイドでは補助診断として心エコー（右心系負荷所見），心電図，大腿静脈エコー（圧迫での虚脱の有無）を診る．

ERでの治療

各原因疾患の治療に準じる．

1 心タンポナーデに対しては，心嚢穿刺，ドレナージにて解除後にその原因をさらに検索し(外傷，大動脈解離など)根本治療へとつなげていく．

2 緊張性気胸に対しては，胸腔ドレーンを挿入し，ただちに脱気する．胸腔ドレーン挿入準備に時間を要するようならば穿刺を先に行う．

3 肺血栓塞栓症に対しては抗凝固療法，線溶療法やカテーテル治療，経皮的心肺補助(PCPS)などが用いられるが，いずれも循環器内科にコンサルトのもと行うのが望ましい．

D 血液分布異常性ショック

▶アナフィラキシーショック

ポイント

①病歴，身体所見から瞬時に診断をつける．
②ボスミン®(アドレナリン)IMを躊躇しない．
③繰り返し気道・呼吸状態を確認する．

これで診断確定！

1 気道狭窄症状(のどの違和感，喘鳴，唇・舌の腫脹)，消化器症状(嘔吐，下痢，腹痛など)，皮膚粘膜症状(蕁麻疹)，血圧低下の4つのうち，2つを満たす症状がある．

2 病歴から疑わしいアレルゲン曝露がある(新規薬剤，蜂，青魚，甲殻類など)．

ERでの治療

1 酸素投与，静脈ライン確保を行う．

2 抗原曝露を中止する(薬物投与を中止，異物の除去)．

3 高度の気道狭窄をきたしている場合には早期の気管挿管を考慮する．輪状甲状靱帯切開の準備もしておく．

4 呼吸急迫やショックがあればボスミン®(アドレナリン)0.3 mg IMを行う．反応をみながら5～10分おきに投与可．

反応が悪ければDIV(1～4 μg/分)を考慮する.

5 β遮断薬服用中の患者でボスミン®に反応のない場合は，グルカゴン1～2 mg IVを行う.

6 遅発性アレルギー反応予防として，リンデロン®(ベタメタゾン)6～10 mg，クロール・トリメトン®(クロルフェニラミン)10 mg，ガスター®(ファモチジン)10 mg IV.

7 ボスミン®IM後は，重症度，肺水腫合併の危険性から，基本的には入院経過観察を考慮する．症状が軽い場合，1時間経過観察し，同居人がいれば帰宅とする.

8 退院時にはプレドニン®(プレドニゾロン)30 mg 分1 PO，アレジオン®(エピナスチン)3 T 分3 PO，ガスター® 20 mg 分1 POを3日間処方し，アレルギー外来受診を勧める.

▶敗血症性ショック

敗血症ガイドラインはSurviving Sepsis Campaign: International Guideline for Management of Severe Sepsis and Septic Shock: 2012[1)]［以下SSCG(表2)］が知られている．近年ではearly goal-directed therapy(EGDT)プロトコル(図1)評価を見直すための大規模RCT(ProCESS，ARISE，ProMISe)が行われており，まさに日進月歩の領域である.

表2 SURVIVING SEPSIS CAMPAIGN BUNDLES（04/2015改訂版）

●3時間以内に達成すべき目標
①乳酸値の測定.
②抗菌薬投与前の血液培養採取.
③広域スペクトラム抗菌薬を投与.
④血圧低下または乳酸4 mmol/L以上の場合は，晶質液を30 mL/kgで投与.
●6時間以内に達成すべき目標
⑤初期輸液に反応しない血圧低下に対して血管収縮薬を使用し，平均動脈圧(MAP) 65 mmHg以上を保つ.
⑥初期輸液に反応しない遷延する平均動脈圧(MAP)65 mmHg未満の血圧低下，または初期の乳酸値が4 mmol/L（36 mg/dL)以上であった場合は体液量と組織灌流の再評価を行う．この場合aもしくはbのいずれかの方法を用いる.
a. (初期輸液の後に)バイタルサイン，循環呼吸，毛細血管再充満，脈拍，皮膚所見などをふくむ診察を専門医により繰り返す.
b. 以下のうち2つを行う.
・中心静脈圧(CVP)を測定.
・中心静脈酸素飽和度($ScvO_2$)を測定.
・ベッドサイドで心血管エコーを行う.
・下肢挙上と輸液負荷に対する循環動態の変化を評価する.
⑦初期尿酸値が高値だった場合には乳酸値を再度測定する.

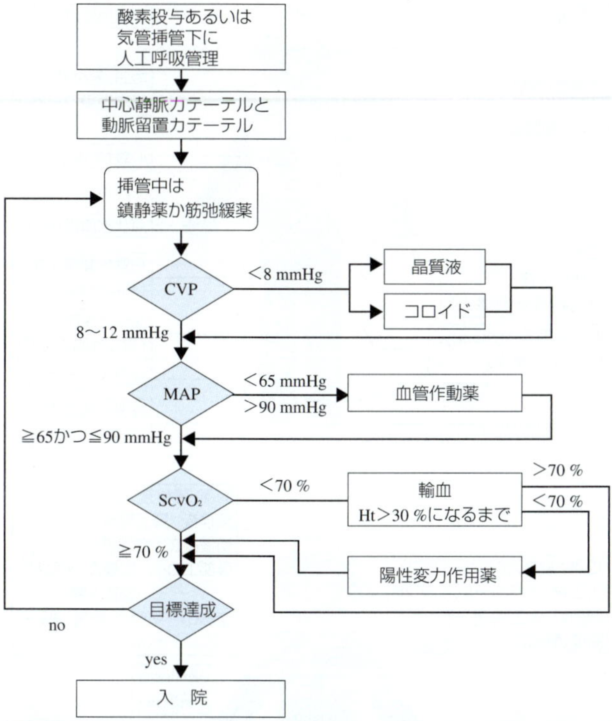

図1 EGDT

CVP：中心静脈圧，MAP：平均体血圧，$ScvO_2$：混合静脈血酸素飽和度，血管作動薬はノルアドリナリン®を使用，陽性変力作用薬は 0.3 % ドブポン®（ドブタミン）を使用
（Rivers E, et al.: Early goal-directed therapy in the treatment of severe sepsis and septic shock. N Engl J Med 2001; 345: 1368-1377）

ポイント

①その他の明確なショックの原因が否定される場合は，発熱の有無にかかわらず必ず敗血症性ショックを疑う．
②早期に感染源を探し（図2），各種培養を採取したうえで抗菌薬投与を行う．
③敗血症性ショックを含む重症敗血症では，SSCG にあげられている 7 つのバンドル，初期蘇生と感染管理を速やかに行う．

これで診断確定！

1　SSCG で提唱されている敗血症の定義を，日本集中治療学会の日本版敗血症診療ガイドラインの定義と照らし合わせ

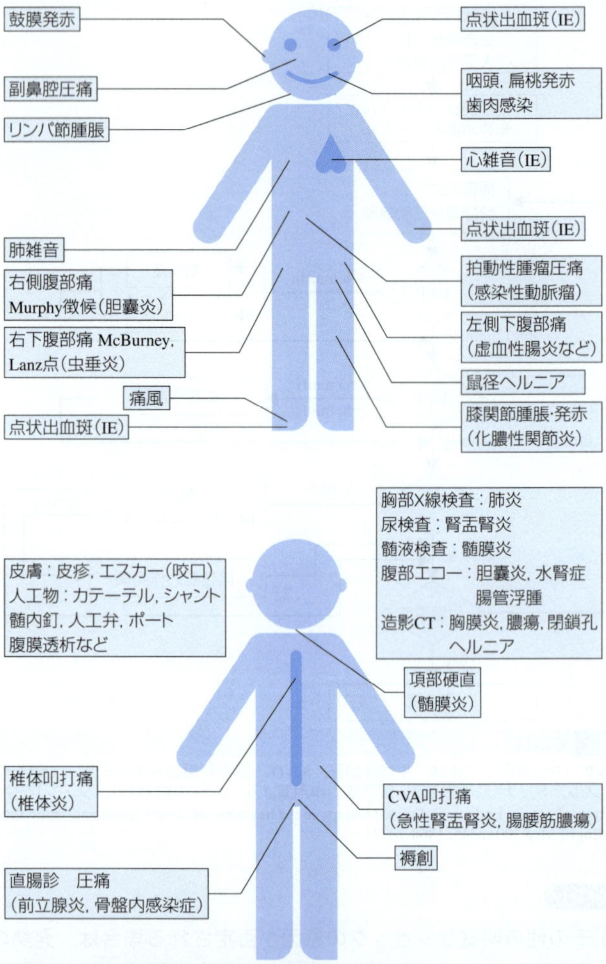

図2 敗血症性ショックの症状と原因疾患

て示す(図3)．

2 「敗血症性ショック」と「敗血症によって引き起こされた低血圧」とは区別されていることに留意する．

3 血液培養最低2セット，尿培養，痰培養，創部培養など感染が疑われる部位の培養を必ず採取する．

敗血症の定義

感染の存在(推定もしくは実証), および以下の症状のうちいくつかを有する状態	
全身的指標	発熱(>38.3℃) 低体温(深部温<36℃) 心拍数(>90/分, もしくは年齢の基準値よりも>2 SD:標準偏差) 頻呼吸 精神状態の変化 著名な浮腫または体液増加(24 時間で>20 mL/kg) 非糖尿病患者の高血糖(血糖値>140 mg/dL もしくは 7.7 mmol/L)
炎症反応の指標	白血球増多(WBC>12,000/μL) 白血球減少(WBC<4,000/μL) 白血球数正常で未熟型白血球>10 % CRP(基準値から>2 SD) プロカルシトニン(基準値から>2 SD)
循環動態の指標	低血圧(成人では収縮期血圧<90 mmHg, 平均血圧<70 mmHg, 収縮期血圧は 40 mmHg 以上の低下, もしくは年齢基準値よりも 2 SD 以上の低下)
臓器障害の指標	低酸素血症(PaO_2/FiO_2<300) 急性発症の乏尿(適切な補液にもかかわらず尿量<0.5 mL/kg/時が 2 時間以上継続) クレアチニン値の上昇(>0.5 mg/dL もしくは 44.2 μmol/L) 凝固異常(PT-INR>1.5 もしくは aPTT>60 秒) イレウス(腸蠕動音の消失) 血小板数減少(<100,000/μL) 高ビリルビン血症(T-Bil>4 mg/dL もしくは 70 μmol/L)
臓器灌流の指標	高乳酸血症(>1 mmol/L) 毛細血管再充満時間の延長, もしくはまだらな皮膚

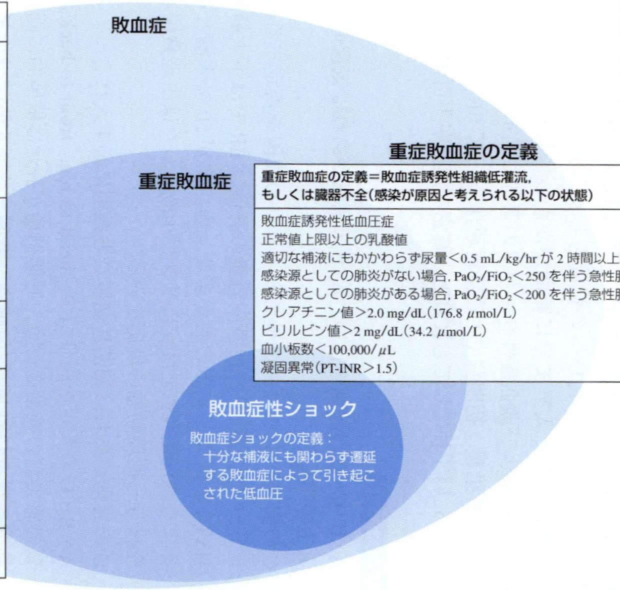
敗血症
重症敗血症
敗血症性ショック
敗血症ショックの定義:
十分な補液にも関わらず遷延する敗血症によって引き起こされた低血圧

重症敗血症の定義

重症敗血症の定義=敗血症誘発性組織低灌流, もしくは臓器不全(感染が原因と考えられる以下の状態)
敗血症誘発性低血圧症 正常値上限以上の乳酸値 適切な補液にもかかわらず尿量<0.5 mL/kg/hr が 2 時間以上継続 感染源としての肺炎がない場合, PaO_2/FiO_2<250 を伴う急性肺障害 感染源としての肺炎がある場合, PaO_2/FiO_2<200 を伴う急性肺障害 クレアチニン値>2.0 mg/dL(176.8 μmol/L) ビリルビン値>2 mg/dL(34.2 μmol/L) 血小板数<100,000/μL 凝固異常(PT-INR>1.5)

図 3 敗血症の定義

ERでの治療

ERではICU(集中治療室)につなげるための治療を開始するため，ICU入室後の治療を理解しておく必要がある．ERでは循環呼吸の安定化，初期培養の提出，抗菌薬投与，感染源検索と除去を行い，速やかにICUへの転院もしくは入室を行う．またICUの準備などで入室までに時間がかかってしまう場合には，「重症敗血症および敗血症性ショックの管理に関する国際ガイドライン」表5「推奨：初期蘇生と感染管理」に従ってERで継続治療を開始する．いずれにしてもICUとの綿密な連携が不可欠である．

当院での診療の流れ

1 A･B･C･Dの評価を行い，A･Bの異常があれば気管挿管，人工呼吸を行う．

2 Cの異常があればその他のショックの原因を否定する(VI−1−A 総論参照)．血管内容量の評価はERでは下大静脈(IVC)を指標とすることが多く，虚脱率が50%未満となるよう30 mL/kgを目安にリンゲル液もしくは生理食塩水を投与し循環動態の反応をみる．

3 Dの異常があれば細菌性髄膜炎も鑑別に必ず入れる．

4 A・B・Cの安定を図りつつ，head to toe，front to back診察で感染源の検索を行う．呼吸循環が許せば積極的に画像検索も行う(特に腹腔内感染，膿瘍，壊死性筋膜炎などを疑う場合)．

5 血液培養2セット，尿培養，痰培養，創培養，Dの異常があれば髄液培養をとる．髄液培養や膿瘍穿刺培養は時間がかかる場合は45分以内の抗菌薬投与を優先する．

6 抗菌薬の選択は感染源がわかり次第，迅速グラム染色や過去の培養結果を考慮し決定するが，感染源が同定困難な場合はメロペネム(もしくはピペラシリンタゾバクタム)とバンコマイシンとする．髄膜炎を否定できない場合は細菌性髄膜炎の治療プロトコール(III−1−E 髄膜炎参照)をカバーできるよう薬剤を加える．この場合，抗菌薬投与前のステロイド投与があるため注意する．

7 血管内容量が満たされても平均血圧＜65 mmHgの場合は昇圧剤を開始する．当院では中心静脈確保するまでの間はノルアドレナリン3 mgを5%糖液100 mLに溶解(1 mL/時＝約0.5 mcg/分)し0.1 mcg/kg/分程度から開始し増減している．すぐに準備ができない場合はドパミンを5～10 mcg/kg/分から開始し増減する．中心静脈が確保できしだい，ノルアドレナリン3 mgを5％糖液50 mLで希釈(1 mL/時＝1 mcg/分)を開始する．

8 相対的副腎不全を疑う場合は，ハイドロコートン100 mg(初回分として)を投与する．

9 感染源が除去可能な病態であれば，ドレナージもしくは摘出可能な対応科に早急にコンサルトする．

参考文献

・Surviving Sepsis Campain: International Guideline for Management of Severe Sepsis and Septic Shock: 2012. *Crit Care Med* 2013; 41: 580-637

・Rivers E, et al.: Early goal-directed therapy in the treatment of severe sepsis and septic shock. N Engl J Med 2001; 345: 1368-1377

・日本版敗血症診療ガイドライン．日集中医誌 2013; 20: 143-170

・Gilbert DN, ほか：日本語版サンフォード感染症治療ガイド2013(第43版)．ライフ・サイエンス出版，2013, 17

▶神経原性ショック

ポイント

①徐脈を伴うことが多い．
②外傷に伴うことが多い．

これで診断確定！

頸椎・頸髄損傷を証明する(身体所見では四肢麻痺，画像診断ではCTやMRI)．

ERでの治療

1 頸髄損傷では誤嚥，呼吸不全が合併するため気管挿管を考慮．

2 輸液に反応なければイノバン®を5 γから開始する．

3 有症状の徐脈であればアトロピン注0.05％シリンジ0.5 mg IVを行う．

E 低容量性ショック

ポイント

①血液喪失と水分喪失の 2 種類がある.
②頻脈や冷汗などのショック症状から早期発見をする．血圧低下をきたす前の治療が不可欠.
③急性出血では Hb の低下はみられない.

これで診断確定！

1 血液喪失(出血)の場合は，外傷(胸腔・腹腔・後腹膜腔)，腫瘍破裂(とくに肝細胞癌)，大動脈病変(大動脈瘤破裂)，婦人科疾患(卵巣出血，子宮外妊娠など)，消化管出血が主である．エコー検査に加え，造影 CT が有用である.

2 水分喪失の場合は脱水のエピソードを探す(体調不良による摂取不足，下痢など).

ER での治療

1 血液喪失(出血).

1) 加温した生理食塩水を 1 ～ 2 L 急速輸液する．その間に輸血の準備を行う.
2) 急速輸液後，輸液速度を維持量にして血圧の変動をみる．再度血圧が下がるようなら活動性出血が予想され，輸血と緊急止血術が必要となる．輸血目標は Hb ＞ 8 g/dL である.
3) 輸血は交差適合試験が望ましいが，間に合わない場合は O 型(＋)や型適合血を使用する.
4) 尿道カテーテルを挿入し，尿量を 0.5 mL/kg/時以上に維持するように輸液を行う.
5) すみやかに止血術を行う〔外傷，腫瘍破裂→経カテーテル動脈塞栓術(TAE)または手術，消化管出血→内視鏡的止血術〕.

2 水分喪失.

1) 生理食塩水を急速輸液する．水分喪失性の場合は持続的喪失があるわけではないため，心機能の評価を行い，流速を適宜調節する.
2) 尿道カテーテルを挿入し尿量モニターをする.
3) 原因検索を行い治療する(感染症の合併を疑う).

(中山恵美子)

2 肝性脳症

ポイント

①肝性脳症におけるアンモニア(NH_3)は感度・特異度ともに高くなく(感度 60 ～ 80 %),NH_3 のみで診断できない.
②診断は,意識障害をきたす他の疾患の除外.
③ 80 % で誘発因子があり,原因疾患に対する治療が重要.

まず素早くチェックすること

1 A・B・C.誘発因子に消化管出血の可能性もあり,循環動態に注意する.

2 意識障害をきたす緊急疾患を除外.血糖値を迅速に測定し,頭部 CT 施行.Do Don't!〔Dextrose(ブドウ糖), Oxygene(酸素),Naloxon(ナロキソン),Thiamin(ビタミン B_1)〕

これで診断確定!

1 診断.
 1) 急性または慢性の肝疾患,門脈－体循環シャント.
 2) 肝性脳症特有の臨床症状〔(表 1)参照〕.
 3) 参考として,血液検査所見(NH_3:高値(表 2)≠肝性脳症,前値と比較).
 4) 他の意識障害をきたす疾患の除外.AIUEOTIPS(Ⅱ－1 意識障害参照)で検索.
 5) 極軽度の肝性脳症では,心理試験(reitan test など).

2 重症度(＝昏睡度)分類(表 1)の評価.

3 誘発因子(表 3)の検索.
 1) 病歴(既往,内服歴),身体所見(バイタル,直腸診),検査(腹部 X 線,採血・血ガス・血ガス,検尿).

ER での治療

1 治療は,誘発因子の除去と,血中アンモニア濃度の低下の 2 つである.

2 誘発因子の除去:必要に応じて,内視鏡,抗菌薬,瀉下薬,輸液,K・代謝性アルカローシスの補正などを行う.

3 血中アンモニア濃度の低下.
 1) モニラック®・シロップ(ラクツロース)30 ～ 90 mL 分3 PO or 200 mL＋微温湯 200 mL(注腸)1 日 3 回(1 日 2 ～ 3 回の軟便が目標).

表1 昏睡度分類

I	睡眠覚醒リズムの逆転・多幸気分，ときに抑うつ．だらしなく，気にとめない態度	retrospective にしか判断できない場合が多い
II	指南力(時・場所)障害，ものを取り違える(confusion)，異常行動，ときに傾眠状態，無礼な言動があったりするが，医師の指示に従う態度をみせる	興奮状態がない，尿便失禁がない，はばたき振戦あり
III	しばしば興奮状態またはせん妄状態を伴い，反抗的態度をみせる．嗜眠状態，外的刺激で開眼しうるが医師の指示に従わない，または従えない	はばたき振戦あり，指南力は高度に障害
IV	昏睡，痛み刺激に反応する	刺激に対して払いのけるなどの動作，顔をしかめるなどがみられる
V	深昏睡，痛み刺激にもまったく反応しない	

表2 アンモニア上昇の原因

Reye 症候群	経静脈栄養
消化管出血	化学療法後
腎疾患	バルプロ酸
ショック	バルビツール
過度の運動	利尿薬
喫煙	サリチル酸
尿素サイクル異常などの代謝異常	アルコール
門脈体循環のシャント	

表3 肝性脳症の誘発因子

消化管出血	低 K 血症
感染(SBP を含む)	代謝性アルカローシス
便秘	低酸素血症
脱水	ベンゾジアゼピンなどの鎮静薬使用
蛋白摂取増加	門脈静脈シャント
腎不全	低血糖　ほか

SBP：特発性細菌性腹膜炎(spontaneous bacterial peritonitis)

2) アミノレバン®(肝不全用アミノ酸)500 mL 3～4 時間(150 mL/時)で DIV．

4 入院適応：昏睡度 I＋介護人があれば外来治療も可，それ以外は入院適応．

参考文献

・Ferenci P : Hepatic encephalotathy in adults：clinical manifestations and diagnosis. UpToDate®〔http://www.uptodate.com/contents/hepatic-encephalopathy-in-adults-clinical-manifestations-and-diagnosis〕

（野田　剛）

3 腎不全

ポイント

①緊急的処置を要する病態(高 K 血症・溢水などによる呼吸不全)をまず除外する.
②緊急透析の適応を判断する.
③慢性 / 急性(慢性腎不全の急性増悪を含む), 腎前性・腎性・腎後性を鑑別する.
④治療前に尿検査(一般・生化学)を行い, 保存する.

まず素早くチェックすること

1 A・B・C・D:低酸素血症・血圧低下・血圧異常高値・不整脈・意識障害の有無.

2 腎不全の診断と緊急性の判断:採血, 血ガス, 検尿, 胸部レントゲン, 心エコー.

3 緊急透析の適応(AIUEO).

A:acidosis(重炭酸に反応しない高度の代謝性アシドーシス< 7.1).

I:intoxication(中毒).

U:uremia(心外膜炎・神経障害・意識障害・けいれんを伴う尿毒症).

E:electrolyte(治療抵抗性もしくは心電図異常を伴う K > 6.5 などの電解質異常).

O:overload(利尿剤に反応しない溢水).

これで診断確定!

1 慢性腎不全と急性腎不全の鑑別(表 1).

2 急性腎不全の鑑別(表 2).

1) 慢性腎不全の鑑別:以前の検査結果・基礎疾患(糖尿病・アミロイドーシス)・腹部エコー所見(腎萎縮(< 9 cm), エコー輝度上昇).

2) 腎後性腎不全の鑑別:腹部エコー(膀胱内尿貯留・水腎症).

3) 腎性・腎前性の鑑別:病歴(特に薬剤曝露歴), バイタルサイン, 腹部エコー〔下大静脈(IVC)〕, FENa, 尿沈渣(血尿, 白血球尿, 細胞性円柱).

ER での治療

1 A(挿管)・B(NPPV・人工呼吸器)・C(輸液・利尿剤・降

表1 慢性腎不全と急性腎不全の鑑別

	慢性	急性
腹部エコー	腎サイズ< 9 cm 萎縮腎，エコー輝度上昇 糖尿病・アミロイドーシス・多発囊胞腎はサイズが保たれる	腎サイズ> 10 cm
病歴	長期にわたる高血圧・糖尿病の既往 高度動脈硬化病変の合併 過去の腎機能データと比較	脱水・低血圧をきたす状況(高齢・食欲低下・下痢・発熱・心不全・敗血症・大手術) 腎毒性薬剤使用(NSAIDs・ACE 阻害薬/ARB・造影剤・抗菌薬)

NSAIDs：非ステロイド性抗炎症薬(nonsteroidal antiinflammatory drugs)，ACE：アンギオテンシン変換酵素(angiotensin converting enzyme)，ARB: アンギオテンシンII受容体拮抗薬(angiotensin II receptor blocker)

表2 急性腎不全の鑑別

	腎前性	腎性	腎後性
尿 Na 濃度(mEq/L)	< 20	> 40	> 40
FENa(%)	< 1	> 1	> 1
FEUN(%)	< 35	> 35	
尿浸透圧(mOsm/kgH_2O)	> 500	< 350	< 350
尿 Cr/ 血清 Cr	> 40	< 20	< 20
血清 BUN/ 血清 Cr	> 20	=10	> 10

腎後性において早期では腎前性と同様の所見をとりうる．
FENa＝{(尿 Na/ 血清 Na)/(尿 Cr/ 血清 Cr)}×100
FEUN＝{(尿 UN/ 血清 UN)/(尿 Cr/ 血清 Cr)}×100

圧薬)の安定．

・NPPV(noninvasive positive pressure ventilation)：非侵襲的陽圧換気療法

2 高 K 血症：VI－8 電解質異常参照．

3 代謝性アシドーシス．

1) pH < 7.2 では 8.4 % メイロン®(炭酸水素ナトリウム)IV を検討．
2) BE×体重(kg)×0.4(mL)の半分量を 30 ～ 60 分かけて投与．
3) 反応なければ緊急透析．

4 溢水．

1) ラシックス®(フロセミド)20 mg IV，効果がなければ 30 分毎に 40 mg，100 mg IV．
2) 反応なければ緊急透析．

5 腎後性要素の解除．

1) 閉塞部位に応じた手段(尿道カテーテル挿入，膀胱穿刺，尿管ステント，腎瘻造設など)．
2) 部位に応じて泌尿器科医にコンサルト．

6 腎前性要素の解除.

1) fluid challenge.

2) 生理食塩水 500 mL を 30 分で投与し，腎前性の関与の有無を確認.

Notes

①尿閉は，膀胱内に尿が充満しているにもかかわらず排尿ができない状態である．これに対して無尿，乏尿は，腎臓での尿の生成がないか，あるいは減少している状態を指す．

②尿閉と無尿では，その後の処置が全く異なる．前者は時には導尿，膀胱穿刺，尿管ステント，腎瘻造設などで治療を行う．一方，後者に対しては fluid challenge，高 K 血症に対し，GI 療法，カリメートなどで対処する．溢水に対してはラシックス 40 mg IV などで対処するが，反応がなければ緊急透析（HD）を行う．

（野田　剛）

4 糖尿病性昏睡

糖尿病性ケトアシドーシス（diabetic ketoacidosis：DKA）

高血糖高浸透圧症候群（hyperosmolar hyperglycemic syndrome：HHS）

ポイント

①症状は意識障害, 胃腸炎症状(腹痛・下痢・嘔吐), 全身倦怠感.
② DKA は急速(数時間～数日), HHS は緩徐(数日～数週間)に発症する.
③治療の 3 本柱：1)輸液, 2)血糖コントロール, 3)K 補正.
④誘因検索(感染症, インスリン中止, 脳血管障害, 心筋梗塞, 肺血栓塞栓症, 膵炎, アルコール・薬物中毒, 外傷, 薬剤性)を忘れずに.
⑤ DKA/HHS の診断基準(表 1)を確認する.

まず素早くチェックすること

1 A・B・C.
2 血糖値：DKA/HHS を疑ったら輸液療法を開始する.
3 PH：動脈血ガスでアシドーシスを評価する.
4 カリウム：低 K 血症があれば補正する.

これで診断確定！

1 血糖値, 血液ガス〔pH, HCO_3^-, アニオンギャップ(anion gap：AG)〕, 尿検査(尿中ケトン体), 簡易ケトン体測定.
2 血算, 生化学, 血清浸透圧, HbA1c, 動脈血ケトン体比(arterial ketone body ratio：AKBR).

ER での治療

1 図 1 を参考に輸液(リンゲル液もしくは生理食塩水), 血糖コントロール, カリウム補正を行う.
2 血糖値, カリウムは 1 ～ 2 時間毎に測定する.
3 電解質, BUN, Cr, 血ガス(pH, HCO_3^-, AG)は, 安定するまで 2 ～ 4 時間毎に測定する.
4 高血糖が是正された後も, ケトーシスの改善のためインスリンを減量したうえで継続し, 糖を加える.

表1 DKA と HHS の鑑別

	DKA			HHS
	mild	moderate	severe	
血糖値	> 250	> 250	> 250	> 600
動脈血 pH	7.25 〜 7.30	7.00 〜 7.24	< 7.00	> 7.30
血清 HCO_3^-	15 〜 18	10 〜< 15	< 10	> 15
尿中ケトン体	陽性	陽性	陽性	陰性〜弱陽性
血清ケトン体	陽性	陽性	陽性	陰性〜弱陽性
血清浸透圧	さまざま	さまざま	さまざま	> 320
AG	10 >	> 12	> 12	さまざま
意識障害	意識清明	意識清明・傾眠	昏迷・昏睡	昏迷・昏睡

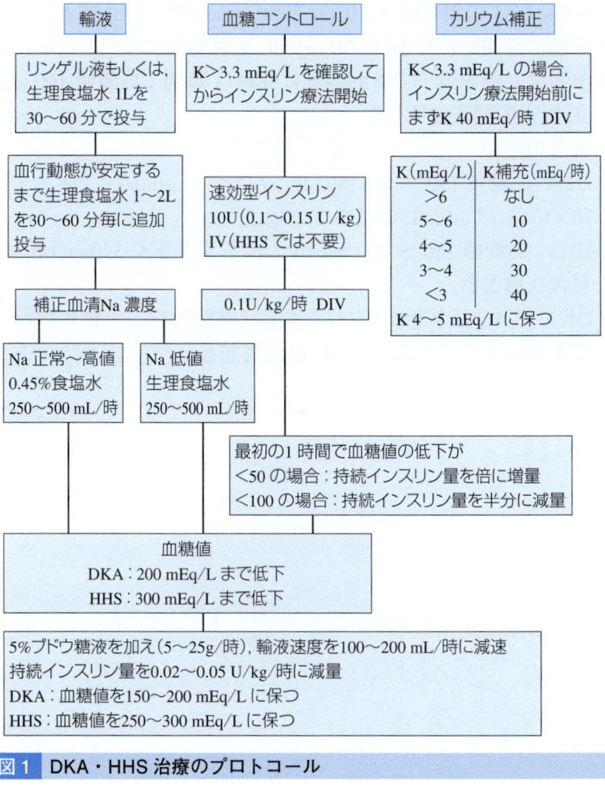

図1 DKA・HHS 治療のプロトコール

Notes

- DKA はインスリン欠乏，HHS は脱水による病態が主である．両者の鑑別点を診断基準（表1）に示した．治療方針の大筋は同じである．
- 浸透圧利尿により DKA では 3 ～ 6 L，HHS では 8 ～ 12 L の体液欠乏がある．
- 補正 Na 濃度＝血清[Na]＋1.6×(血糖値−100)/100
- pH ≧ 6.9 の場合は，アシドーシスの補正のための $NaHCO_3$ 投与は推奨されない．
- pH ＜ 6.85 の場合は $NaHCO_3$ を 50 mmol/時で補正する．
- 血糖は時間あたり 50 ～ 70 mg/dL を目標にする．
- 急激な血糖値低下では脳浮腫に注意（1 時間で血糖値 100 mg/dL 以上の補正は慎む）．
- 改善の指標
  DKA：血糖値 150 ～ 200 mg/dL，AG ＜ 12 mEq/L，pH ＞ 7.3，HCO_3^- ＞ 15 mEq/L のうち 2 つ以上．
  HHS：血糖値 250 ～ 300 mg/dL，血清浸透圧＜ 320 mOsm/L，意識状態改善．
- DKA で AG 正常化，HHS で意識状態が改善し，食事摂取可能となったらインスリン SC に変更する．

（山本良平）

5 低血糖

ポイント

①糖尿病患者では≦70 mg/dL，非糖尿病患者では血糖値が低く臨床徴候を伴うものと定義される．
②診断したならば補正とともに低血糖の原因検索が必要である．
③局所麻痺など，脳梗塞を疑う所見を呈することがある．
④飢餓やアルコール依存症患者の低血糖では，ブドウ糖投与前にビタミン B_1 を投与する．
⑤スルホニル尿素系薬剤（SU 薬）や長時間作用型インスリンによる低血糖は，遷延するため入院のうえ経過観察が必要である．

まず素早くチェックすること

1 A・B・C．必要に応じ酸素投与，静脈ライン，心電図，SpO_2 モニター．
2 症状：発汗，顔面蒼白，震え，不安，悪心，めまい，混乱，頭痛，無気力，意識障害．
3 所見：発汗，頻脈，神経学的所見（振戦，局所麻痺，けいれん）．
4 迅速に血糖測定を行い，低血糖を認めたら治療を開始する．
5 可能な限り治療開始前に血液などの検体を採取し，臨床的に疑いが強ければ結果を待たずに治療を開始する．

これで診断確定！

1 血糖測定．
2 問診（糖尿病治療歴，来院前までの治療，食事摂取歴，ときに詳細に）．
3 血算，生化学（電解質，BUN/Cr），不自然な低血糖を認めたらインスリン（活性・抗体），C-ペプチド（CPR）の測定．

ERでの治療

1 図1を参照して加療する．
2 血糖値＜40 mg/dL または＜50 mg/dL で症候性の場合，すぐに治療開始する．
 1）低栄養やアルコール関連の低血糖時には，ブドウ糖投与前にビタミン B_1 を 100 mg IV（Wernicke 脳症予防のため）．
 2）意識清明の場合：ブドウ糖 20 g 経口または糖質を飲食する．
 3）意識障害がある場合：50 % ブドウ糖液を 50 mL IV．

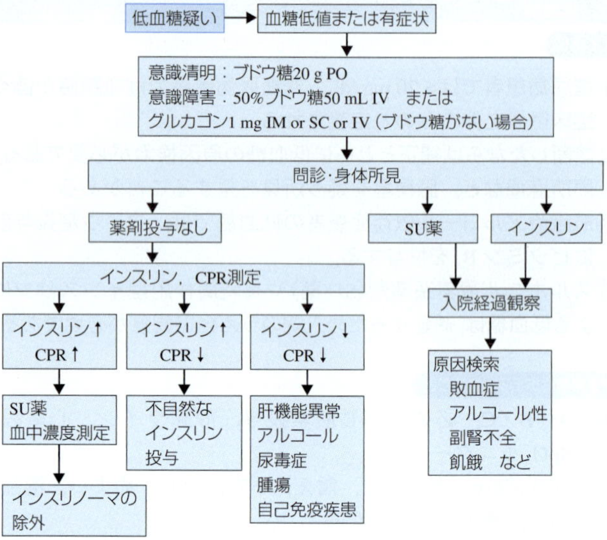

図1 低血糖の治療アルゴリズム

4）ブドウ糖がない場合：グルカゴン1〜2 mg IMまたはSCまたはIV．ただしグリコーゲンが枯渇している場合（アルコール性など），グルカゴンは効果なし．
5）10〜15分後に血糖を再検し，＞80 mg/dLに保つ．その後は30〜60分毎に再検する．
6）ブドウ糖投与後も低血糖が持続する場合：10％ブドウ糖液を持続投与する．
7）低血糖が持続する場合は，副腎不全を考慮しハイドロコートン（ヒドロコルチゾン）100 mg IVする．
8）8歳以下の場合：25％または10％ブドウ糖液を使用する（用量：0.5〜1 g/kg）．

3 入院適応を判断する．

入院適応

1 経口血糖降下薬の過量内服や長時間作用型のインスリン使用．低血糖の発現時間が24時間以上経過後のこともあるため，少なくとも24時間の経過観察が必要である．また72時間以上経過後に再度低血糖をおこすこともあるため，その後の指導が必要である.

2 低血糖治療にもかかわらず神経学的異常が改善しない場合(他の原因検索を行う).

3 繰り返す低血糖発作.

4 経口摂取ができない.

5 低血糖性脳症が疑われる場合(多くは血糖< 20 mg/dL が 5 ～ 6 時間以上遷延した場合).

6 自殺企図.

低血糖の原因検索が非常に重要

・敗血症などの背後に隠れている疾患を見逃さないことが重要である.
・アルコール, 低栄養, 肝硬変, 腎不全, 心不全, ショック, 敗血症, 副腎不全, 下垂体機能不全, 胃切除後などのダンピング症候群, 経口血糖降下薬, インスリン, 妊娠後期, インスリノーマ.

インスリン製剤の作用時間（目安）

・超速効型(Q)：4 時間.
・即効型(R)：8 時間.
・中間型(N), 持効型：24 時間.

経口血糖降下薬

・チアゾリジン薬(ピオグリタゾン)やビグアナイド薬(メトホルミン)は, 重大で遷延するような低血糖をおこすことはまれであるが, SU 薬はよく低血糖をおこす.
・作用時間を調べ, 経過観察期間の参考にする.

(山本良平)

6 副腎不全

ポイント

①重症疾患では常に副腎不全の合併を意識して診察する.
②早期認知と迅速な治療が重要である.
③十分な輸液や昇圧剤に反応のない低血圧では副腎クリーゼを考え，随時コルチゾール値を調べ，診断確定前にソル・コーテフ®(ヒドロコルチゾン)100 mg IV を開始する.

まず素早くチェックすること

1 A・B・C やバイタルサインに異常があれば適切な処置を行う.

2 症状：漠然としていて特異的でない．倦怠感，食思不振，体重減少，悪心・嘔吐・腹痛(急性腹症と間違われる)，微熱，低 Na 血症，高 K 血症，低血糖，色素沈着〔副腎皮質刺激ホルモン(adrenocorticotropic hormone：ACTH)上昇を反映しており，おもに一次性〕，繰り返す低血圧.

3 鑑別(急性期)：敗血症，消化管出血，心筋梗塞，急性腹症，脳卒中.

4 ホルモン値：コルチゾール，ACTH，レニン，アルドステロン.

5 ラピッド ACTH テスト(表 1)：コルチゾール濃度を測定した後，コートロシン®(テトラコサクチド)1 μg もしくは 250 μg IV を行い，30 分後および 1 時間後のコルチゾール濃度を測定する．急を要する ER では現在ほとんど行われることはない.

ER での治療（検査も含めた ER での流れ）

1 ショックがあれば，生理食塩水 2 ~ 3 L を投与．また低血糖のリスクが高ければブドウ糖の補充を行う.

表 1 ラピッド ACTH テスト

	コルチゾール	ラピッド ACTH テスト
急性副腎クリーゼ	＜ 15 で診断 ＞ 33 で除外(随時値)	＜ 9 で診断(Δ値)
相対的副腎不全	＜ 25 で likely(随時値)	＜ 9 で診断(Δ値)
慢性副腎不全	＜ 3 で診断 ＞ 20 で除外(6 ～ 8 AM)	＜ 20 で診断 ＞ 20 で除外(ピーク値)

(単位は μg/dL)

2 重症患者：ラピッドACTHテストは治療が遅れるため推奨されない．

・副腎不全を疑えばソル・コーテフ®100 mg IVの後，50 mgを6時間毎に投与する．

3 診断のゆとりがある場合：デカドロン®(デキサメタゾン)2～4 mg(6時間毎)IV，ラピッドACTHテストを行う．ソル・コーテフ®はコルチゾールの測定と交叉反応を示すため，検査前には使用しない．ソル・コーテフ®は内因的に鉱質コルチコイド活性があるが，デカドロン®にはなく急性期治療に適さないため，検査後はソル・コーテフ®に変更する．

4 誘因となった疾患があればその治療を行う．とくに敗血症は見逃さない．

5 血圧や臨床像は通常4～6時間で改善がみられる．

6 輸液速度やステロイド量は24時間後に漸減，3～4日目には経口投与に移行可能であり，最初は維持量の2倍から，徐々に維持量にしていく．

7 維持量：ソル・コーテフ®20 mg AM，10 mg PM，フロリネフ®(フルドロコルチゾン)100 μg/日．

副腎不全の原因

ステロイドの突然の中止，HIV，結核，転移性腫瘍(肺癌，乳癌)，サルコイドーシス，アミロイドーシス，薬剤〔etomidate(未発売)，抗てんかん薬，ケトコナゾール，リファンピシン〕，副腎出血(髄膜炎菌などによる敗血症，抗凝固薬，外傷)，腫瘍，手術，下垂体卒中，相対的副腎不全(敗血症，外傷，肝不全，重症急性膵炎)．

(山本良平)

7 甲状腺クリーゼ

ポイント

①発熱，循環不全，神経症状を含む多臓器障害を伴った甲状腺中毒症で生命の危険を伴う（死亡率 10 ～ 75 %）．
②発汗，頻脈，高熱の患者をみたら念頭におく．
③ Basedow（バセドウ）病の既往や服薬歴（怠薬の有無）を確認する．

誘因

未治療のまま放置された甲状腺機能亢進症（最多）．感染，甲状腺炎，外傷，糖尿病性ケトアシドーシス，感染，急性心筋梗塞，肺血栓塞栓症，手術，抗甲状腺ホルモン薬の怠薬，放射性ヨード治療，甲状腺ホルモン摂取，偽エフェドリン投与，出産，甲状腺の触診，サリチル酸投与など．20 ～ 25 % が原因不明である．

まず素早くチェックすること

1 A・B・C．静脈ライン，心電図・血圧・脈拍数のモニター．
2 症状：発熱，頻脈，不整脈，うっ血性心不全，精神症状，消化器症状．
3 心電図（甲状腺機能亢進症患者の 10 ～ 35 % で心房細動）．
4 一般血液検査（白血球↑，AST・ALT↑，ビリルビン↑，脱水所見，CRP↑，K↓，Ca↑）
5 内分泌検査（fT_3↑，fT_4↑，TSH↓，コルチゾール↑）．甲状腺中毒症とクリーゼの間で T_3・T_4 の明確なカットオフ値はない．
6 胸部単純 X 線検査：心不全の有無．
7 疑われる原因に応じた検査．
8 甲状腺エコー（サイズ，腫瘤の有無，ドプラで血流の確認）．急を要する ER で必要な検査ではない．入院後にヨード取り込み試験を考慮する．
9 甲状腺クリーゼの診断基準（表1）を参照．

ER での治療

1 甲状腺ホルモンの緊急検査を提出し，脱水の補正を含めた全身管理を開始する．厳重なモニタリングが可能な環境での入院管理を行うこと．採血結果に時間がかかるときは結果を待たずに治療を開始する．
2 薬物投与．

表 1 甲状腺クリーゼの診断基準 第二版

必須項目
甲状腺中毒症の存在（fT_3 および fT_4 の少なくともいずれか一方が高値）
症状（明らかに他の原因疾患がある場合は除く）
中枢神経系症状（不穏，せん妄，精神異常，傾眠，けいれん，昏睡，GCS14 以下） 38℃以上の発熱 130 回 /分以上の頻脈 心不全症状（肺水腫，肺野の 50 % 以上の湿性ラ音，心原性ショック，NYHA IV） 消化器症状（嘔気，嘔吐，下痢，黄疸 T-bil ＞ 3 mg/dL）
確実例
必須項目および以下を満たす． a：中枢神経系症状＋他の症状項目 1 つ以上 b：中枢神経系症状以外の症状項目が 3 つ以上
疑い例
必須項目＋中枢神経系症状以外の症状項目 2 つ，または必須項目は確認できないが，甲状腺疾患の既往，眼球突出，甲状腺腫の存在があって，確実例の条件 a または b を満たす場合．

〔日本内分泌学会：甲状腺クリーゼの診断基準（第 2 版）より作成〕

1) β 遮断薬：T_4 から T_3 への変換を抑制する．
- インデラル®(プロプラノロール)40 ～ 80 mg を 4 時間毎に経口投与もしくは 2 mg を 6 時間毎に静注．
- ブレビブロック®(エスモロール)：250 ～ 500 μg/kg をローディング後，50 ～ 100 μg/kg/分で持続静注．
- オノアクト®(ランジオロール)：1 ～ 10 μg/kg/分．
- 目標：心拍数 100/分．
- 低心機能，喘息患者，COPD 患者には原則禁忌．

2) 抗甲状腺薬：甲状腺機能亢進が確認されてから開始する．
- チウラジール®(プロピルチオウラシル)500 ～ 1,000 mg ローディングし 250 mg を 4 時間毎に投与する．またはメルカゾール®(チアマゾール)60 ～ 120 mg/日を 4 ～ 6 回にわけて投与する(長期投与の第 1 選択)．
- 投与後 1 ～ 2 時間で効果発現．
- 無顆粒球症に注意が必要である(頻度はメルカゾール®の方が多い)．

3) ヨード：血中への甲状腺ホルモン放出を低下させる．
- ヨード・グリセリン(6 ～ 10 mg/滴)10 滴経口投与，6 時間毎を 7 日間，またはヨウ化カリウム 250 mg を 6 時間毎に経口投与．
- 抗甲状腺薬投与後，1 時間は間隔をあける．

・ヨードアレルギーの場合，リーマス®(炭酸リチウム)300 mg を 6 時間毎に経口投与でも可．このときは血中濃度測定を行い，リチウム濃度を 1 mEq/L に保つ(リーマス®は甲状腺ホルモンの分泌阻害作用)．

4) 糖質コルチコイド：$fT_4 \rightarrow fT_3$ への転換抑制，相対的副腎不全の治療．

・ソル・コーテフ®(ヒドロコルチゾン)300 mg をローディングし 100 mg DIV 8 時間毎

3 増悪因子の除去．

4 発熱：解熱薬(アセトアミノフェン)＋クーリング．サリチル酸，NSAIDs，アスピリンは甲状腺機能亢進を増悪させるので原則禁忌．

5 治療反応に乏しい場合，血漿交換，腹膜透析，人工透析で直接甲状腺ホルモンを除去する治療方法を検討する．また，循環動態が不安定な場合，体外循環を考慮する．

(山本良平)

8 電解質異常

A 低Na血症（血清Na濃度 軽度：130～135mEq/L，中等度：125～129mEq/L，重症：＜125mEq/L）

ポイント

①電解質異常の中でもっとも頻度が高い．
②分類：血清Na濃度，発症までの時間，重症度，血清張度，細胞外液量から分類する．
③原因：水分の過剰摂取（水中毒），SIADH（syndrome of inappropriate antidiuretic hormone secretion）（近年SIADHという用語からSIAD：syndrome of inappropriate antidiuresisに変わりつつある），CSWS（cerebral salt-wasting syndrome）など．

まず素早くチェックすること

1 低Na血症での重篤な症状（嘔吐，けいれん，嗜眠，昏睡）がないか．
2 急性か慢性（もしくは発症時期不明）か，すなわち48時間以上経過しているか．
3 低Na血症は緊急性があるか（ERで加療開始が必要か）．
4 身体所見：身体所見から細胞外液量を類推するが，正確な把握は困難である．
5 現在も進行中か．尿tonicity＝尿（Na＋K）濃度＞血清Naか．

これで診断確定！

1 高リスク患者〔高齢者，最近の利尿薬（とくにサイアザイド系）開始，悪性腫瘍の既往，肺疾患，中枢神経疾患，最近の外科（とくに婦人科）手術後，前立腺疾患，精神疾患既往〕を判別する．
2 血清Na濃度を測定し＜135 mEq/dLであれば診断する．
3 初期検査：血清浸透圧，腎機能，尿検査〔一般および尿化学（尿Na，尿K，尿urea，尿Cr，尿浸透圧）〕．
4 アルゴリズム（図1）を参考に診断する．

ERでの治療

1 ERで低Na血症の治療開始が必要な状況：「症候性」のみ．
2 加療開始後，治療合併症（橋および橋外脱髄症候群）の高リスク群および重症例については，血清Na値を1～4時間毎に確認する．
3 治療方針は急性か慢性かにかかわらず重度の症状か，中等

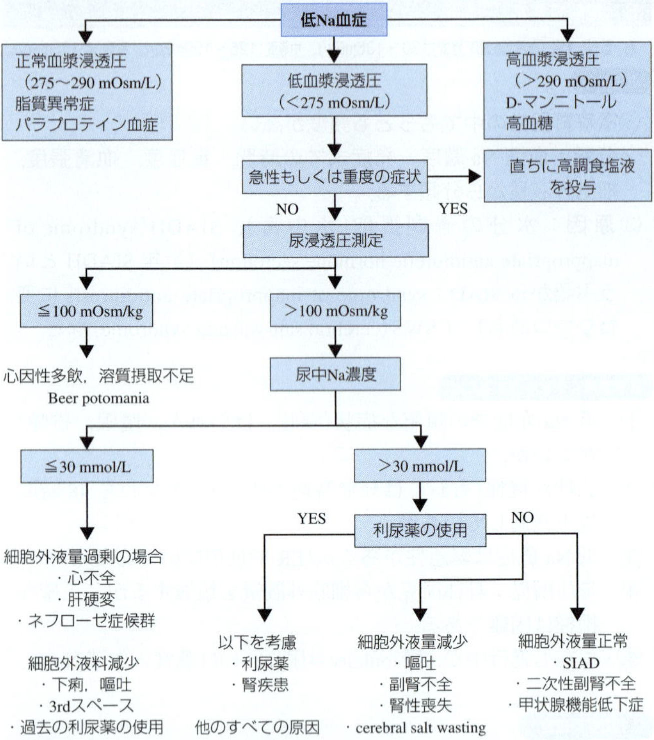

図 1　低 Na 血症の診断アルゴリズム

2014 年低ナトリウム血症ガイドラインを参考に作図.
（Spasovski G, et al. : Clinical practice guideline on diagnosis and treatment of hyponatraemia. *Intensive Care Med* 2014; 40: 320-331）

度の症状か，急性で軽症か，慢性で軽症かで分ける.

4　急性か慢性にかかわらず，重度の症状を伴う場合.

1）最初の 1 時間は 3 % 高張食塩水：150 mL を 20 分で投与.

2）採血で Na 値を確認し，1)を繰り返す.

3）血清 Na 値が 5 mEq/L 上昇するまで 1)，2)を繰り返す.

・5 mEq/L 上昇し症状が消失した場合

a）3 % 食塩水を中止し，原因に合わせた治療を行う.

b）24 時間で 10 mEq/L, 次の 24 時間で 8 mEq/L に制限する.

・5 mEq/L 上昇し症状が消失しない場合

a）3 % 食塩水で 1 mEq/L/時で上昇するように投与する.

b）症状が消失するか，10 mEq/L 上昇するか．130 mEq/L

に達したら補正をやめる.

4) 他に原因がないか検索する.

5) 3 % 食塩水を使用している限り, 4 時間毎にフォロー採血を行う.

5 急性か慢性にかかわらず中等度の症状がある場合.

1) 診断のための評価を行い原因薬剤や誘引となるものを中止し, 診断に基づく治療を行う.

2) 3 % 高張食塩水 150 mL を 20 分で投与することを考慮する.

3) 24 時間で 5 mEq/L の上昇を目標とし, 最大 10 mEq/L まで, 以後 24 時間で 8 mEq/L の上昇に制限する.

6 急性(48 時間以内)で軽症の場合

1) 診断のための評価を行い原因薬剤や誘引となるものを中止し, 診断に基づく治療を行う.

2) 急性の低下が 10 mEq/L を超える場合に 3 % 高張食塩水 150 mL を 20 分で投与する.

7 慢性(48 時間以上経過)で軽症の場合.

1) 診断のための評価を行い原因薬剤や誘引となるものを中止し, 診断に基づく治療を行う.

2) 血清 Na 値を上げるだけの治療は推奨されない.

3) 補正する場合は最大 10 mEq/L まで, 以後 24 時間で 8 mEq/L の上昇に制限する.

8 補正速度の推定は以下の式で行う.

⊿ Na(mEq/L)＝[輸液中 Na 量(mEq/L)＋輸液中の K 量(mEq/L)－測定血清 Na(mEq/L)]/[補正係数×体重＋1](補正係数＝小児および若年男性：0.6, 若年女性および高齢男性：0.5, 高齢女性：0.45.)

9 細胞外液量が低下している場合は, リンゲル液を投与し細胞外液量を回復させる. 血行動態が不安定な患者では Na 値の急速な上昇より輸液蘇生が優先される.

10 補正速度が早すぎ, 最初の 24 時間で 10 mEq/L, 次の 24 時間で 8 mEq/L を超える補正となった場合は, 迅速に血清 Na 濃度を下げる治療を行う.

Notes

低 Na 血症のガイドラインが 2014 年に発刊され, 細胞外液量に基づく治療から症状を考慮した治療に変更されている.

B 高Na血症（血清Na＞145mEq/L）

ポイント

①高Na血症の原因は，総体内ナトリウム量の増加か体内総水分量の減少である．
②口渇感を訴えることのできない小児や自力摂取できない高齢者に多い．
③高リスク群および軽い神経症状・非特異的症状で来院した場合，常に鑑別に入れる．
④補正速度が速すぎる場合に脳ヘルニアを引き起こすため注意が必要である．

まず素早くチェックすること

1 症候性か無症候性か判断する．中枢神経系の所見(とくに意識障害，けいれん)を伴うときはERから加療を行う．
2 急性か慢性か，すなわち48時間以上経過しているか判断する．判別できない場合は慢性として扱う．
3 細胞外液量が減少している場合はリンゲル液で輸液蘇生を優先する．
4 原因検索を行う．

これで診断確定！

1 血清Na値が145 mEq/Lを越えれば高Na血症と診断する．
2 原因として，塩類過剰摂取，高張食塩液・炭酸水素ナトリウム投与，浸透圧利尿(高血糖・マンニトール・尿素)，自由に水分補給できない状況，嘔吐・下痢，中枢神経尿崩症，腎性尿崩症，薬剤使用(リチウム，フロセミド，デメクロサイクリン，アムホテリシンBなど)]を考える．
3 初期検査：腎機能，CK(横紋筋融解症合併の有無)，尿検査(一般および尿化学)，尿化学(尿Na，尿K，尿urea，尿Cr，尿浸透圧)を測定し，腎性喪失か腎外性喪失か判断する．
4 頭部CTを考慮する．意識障害がある場合，高Na血症による脳浮腫，頭蓋内出血の有無を確認する．
5 アルゴリズム(図2)を参考に診断する．

ERでの治療

1 急性・症候性の場合は2～3 mEq/l/時で，最大12 mEq/L/時で補正する．

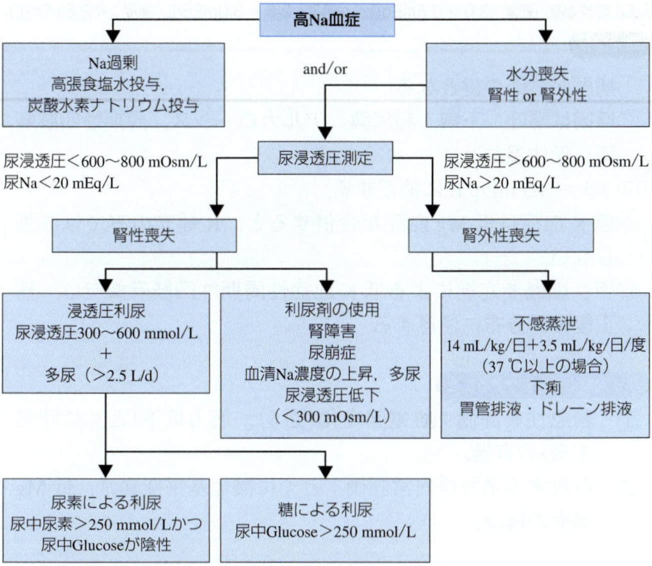

自由水欠乏（L）＝[（PNa ／140）－1]×除脂肪体重×0.5（男）または0.4（女）
これには現在喪失中の自由水の量は含まれていない．
- 慢性または発症時期不明：0.5 mEq/時未満，10〜12 mEq/日まで
- 急性または症状あり：1 mEq/時まで速度増加（可）
- 不足の半分を24時間で加療，残り半分を再度48時間かけて加療する．

図2 高 Na 血症の診断アルゴリズム

（Lindner G, et al.：Hypernatremia in critically ill patients. *J Crit Care* 2013; **28**: 216. e11-20. PMID: 22762930 より作成）

2 慢性の場合は 0.3 〜 0.4 mEq/L/時で，最大 8 〜 10 mEq/L/時で補正する．

3 細胞外液量が減少している場合はリンゲル液で輸液蘇生を優先する．

4 細胞外液量が減少していない場合は，
- 自由水の喪失が原因の場合は 5 % グルコースで補正する．
- Na 過剰が原因の場合はループ利尿薬と自由水で補正する．

5 必要な輸液量は自由水欠乏量（water deficit）（図 2）から求める．

（山本良平）

C 低K血症（軽度：3.0～3.5mEq/L，中等度：2.5～3.0mEq/L，重度：<2.5mEq/L）

ポイント

①病歴が診断の鍵となる．
②原因は嘔吐，下痢，利尿薬，アルカローシス，周期性四肢麻痺，低体温など．
③ 3.5～4.5 mEq/L に補正する．
④低K血症は低Mg血症が合併すると，K補充のみでは改善しない．
⑤甲状腺機能亢進による低K血症性周期性四肢麻痺では，補正後の再分布に注意する．

まず素早くチェックすること

1 緊急性を評価：心電図変化（図3），筋力低下（とくに呼吸不全）の有無．
2 合併する電解質異常評価：とくに酸塩基平衡異常，低Mg血症の確認．

これで診断確定！（表1）

1 採血で血清K濃度が< 3.5 mEq/L.
2 尿中化学（尿K濃度，尿中K/Cr mEq/gCr，TTKG），血液

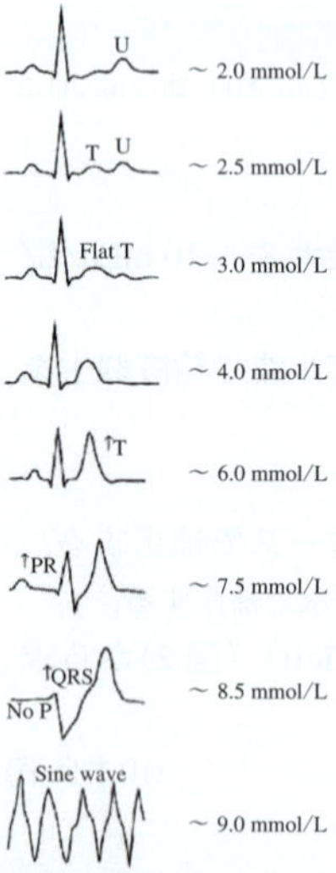

図3 K異常の心電図変化

表1 低K血症の鑑別診断

機序	原因
細胞内外の移動	アルカローシス，糖尿病性ケトアシドーシス，薬物〔βアゴニスト(昇圧薬)，気管支拡張薬，インスリン，テオフィリン，ベラパミルなど〕，周期性四肢麻痺，巨赤芽球性貧血の加療，振戦せん妄.
腎性喪失(TTKG＜3)	薬物〔利尿薬，高用量ステロイド，フルドロコルチゾン，高用量ペニシリン，低Mg血症を生じる薬物(アムホテリシンB，アミノグリコシド，シスプラチン)〕，代謝性アルカローシス，低Mg血症，ミネラルコルチコイド過剰，尿細管性アシドーシス，Bartter症候群，Gitelman症候群，Liddle症候群，急性骨髄球性白血病
消化管からの喪失	下痢，分泌性腫瘍，腸管バイパス，瘻孔

TTKG＜2：アルドステロンの作用は適切に抑制．腎外性の低K血症.
TTKG＞4：アルドステロンの作用過剰．腎性K喪失.

ガス.

ERでの治療

1 経口投与：意識清明で無症候の患者で選択する．KCL経口投与(20～40 mEq)，なければグルコン酸K，アスパラギン酸Kなどで代用する.

2 経静脈投与.

1) 末梢静脈からの投与(濃度：20～40 mEq/L，速度：10～20 mEq/時)：K10～20 mEqを生理食塩水500 mLに混ぜて投与する.

2) 中心静脈からの投与(濃度：200～400 mEq/L，速度：10～20 mEq/時)：KCl 20～40 mEqを生理食塩水100 mLに混ぜて投与する.

D 高K血症(K＞5.5mEq/L)

ポイント

①緊急性がある場合はすぐに治療を開始する.
②症状は消化器症状(悪心・嘔吐)，神経症状(脱力．しびれ).
③原因は腎不全，アシドーシス，熱傷，溶血，インスリン欠乏など.

まず素早くチェックすること

1 高K血症は緊急性があるか(＞6.5 mEq/L，心電図変化，症候性，著明な代謝性アシドーシス，腎不全患者).

2 透析適応：透析患者，乏尿ないし無尿で輸液，利尿薬に反

表2 高K血症の鑑別診断

機序	原因
偽性高K血症	溶血，白血球数増加，血小板数増加
細胞内外の移動	代謝性アシドーシス，糖尿病性ケトアシドーシス，高浸透圧血症，薬物（β遮断薬，サクシニルコリン，ジギタリス），高K性周期性四肢麻痺，組織崩壊（横紋筋融解症，クラッシュ症候群，腫瘍崩壊症候群，溶血）
K摂取量増加	食事性，薬剤（K塩，ペニシリンGカリウムなど）
腎K排泄量低下	IV型尿細管性アシドーシス，急性・慢性腎不全，心不全・敗血症による腎還流不全，副腎不全，薬剤（ヘパリン，ACE阻害薬，ARB，K保持性利尿薬，NSAIDs，ST合剤，ペンタミジン，シクロスポリン），HIV，先天性副腎過形成

TTKG＝{[K] urine ／ [K] plasma} ／ {[Osm] urine ／ [Osm] plasma}
TTKG ＞ 7 ～ 8：アルドステロンの作用は適切と判断.
TTKG ＜ 5 ～ 7：腎K排泄不足・アルドステロン作用不足.

応なし，心電図変化が強いとき，治療を開始してもK上昇が進行性の場合.透析開始までのタイムラグを考慮する.

これで診断確定！

1 血清K濃度が＞ 5.5 mEq/L.

2 心電図変化がある（図3）.

3 合併する電解質異常・酸塩基平衡評価（必要なら血中ジゴキシン濃度を測定する）.

4 偽性高K血症の可能性を検討する（溶血の有無，WBC・Pltの著増はあるか）（表2）.

ERでの治療

1 緊急性が高い場合.

1）カルチコール®8.5 % 10 mL（グルコン酸カルシウム）850 mg IV（2 ～ 3分かけて）．さらに心電図の変化・改善がなければ5 ～ 10分毎に投与する．グルコン酸カルシウムではK濃度は低下しないことに注意.

2）ジギタリス服用中の場合，30分かけて投与（5 % ブドウ糖100 mLに混注）する.

2 Kを細胞内へ押し込む.

1）インスリン－グルコース（GI療法）療法：ヒューマリン®R（ヒトインスリン即効型）10単位 IV.

・血糖値＜ 300 mg/dL：50 % ブドウ糖100 mL投与もしくは50 % ブドウ糖液を50 mL投与し低血糖予防に10 % ブドウ糖液50 mL/時を1時間投与．1時間毎に血糖値を確認する.

・血糖値＞300 mg/dL：インスリンのみ投与．ブドウ糖追加投与は不要である.

2) サルブタノール：ベネトリン® 10～20 mg を 4 mL 生理食塩水で溶解し，10 分吸入.

3) 炭酸水素ナトリウム：メイロン® 1A(50 mL)IV．アシドーシスのある患者で非常に小さいが効果があるかもしれない.

3 K を体外へ排泄させる.

1) 利尿薬：ラシックス®(フロセミド)20～40 mg から投与開始(反応確認して増減)．脱水にならないように輸液(細胞外液補充液)併用を考慮する.

2) 透析：適応を見逃さない.

E 低 Mg 血症

ポイント

①有症状，重度低 Mg 血症(＜1.2 mEq/L)であれば治療を行う.

②血清 Mg 濃度は体内総 Mg 量を反映せず，血清 Mg 値は目安に過ぎない.

③腎機能が低下していれば過剰補正に注意する.

まず素早くチェックすること

1 低栄養，アルコール中毒，慢性下痢，嘔吐，利尿薬使用の病歴があるか.

2 ECG で不整脈，低 K 血症があるか.

3 症状は不整脈，けいれん，意識障害，筋力低下，呼吸筋低下，テタニーがあるが，特異的所見はない.

これで診断確定！

1 病歴から疑えば，血清 Mg 濃度を測定し＜1.5 mEq/L であれば低 Mg 血症を疑う.

2 血清 Mg 値は総体内 Mg 量を反映しないため，血清 Mg 値が低値でも真の低 Mg 血症かはわからず，基準値内でも症状があれば低 Mg 血症を疑う.

3 低 Mg 血症を疑い確定診断が必要であれば，FEMg，1 日尿中排泄量を測定する.

ERでの治療

1 重度低Mg血症(< 1.2 mEq/L)もしくは有症状(テタニー，不整脈，けいれん)であればERから治療を開始する．

2 硫酸マグネシウム(1 mEq/mL)20 mLもしくはマグネゾール(2 g/1A)を生理食塩水50 mLに溶解し10分程度かけて投与する．

3 腎障害がある場合，過剰補正は意識障害や不整脈を起こするため注意が必要である．

Notes

Mg治療域は4～8 mg/dLと広い．Mg補正の有害事象として深部腱反射低下(8～10 mg/dL)，傾眠(10～12 mg/dL)，呼吸抑制・麻痺(12～17 mg/dL)，心停止(30～35 mg/dL)がある．

F 低P血症(血清P濃度：軽度2～2.4mg/dL，中等度：1～1.9mg/dL，重度：< 1mg/dL)

ポイント

①Pは ATP生成などの各種代謝に関与し，P欠乏により呼吸筋力低下，不整脈，心不全をおこすことがある．
②有症状，重度(< 1.0 mg/dL)であればERで補正を開始する．
③低P血症と診断した場合は，常にRefeeding症候群(栄養不良状態の患者に人工的に栄養を投与した結果，細胞内の水分移動，電解質移動に伴い様々な症状をひき起こす疾患群)に注意する．

まず素早くチェックすること

1 低栄養，神経因性食欲不振，嘔吐，下痢，頭部外傷，透析，アルコール多飲の病歴があるか．

2 昏睡，けいれん，麻痺，不整脈，心不全，呼吸筋力低下，呼吸不全，溶血，脱力，筋痛などの症状があるか．

3 採血で血清P値，溶血(Hb，LDH)，CK上昇の有無，他電解質異常，血液ガスで呼吸性アルカローシスの有無を確認する．

これで診断確定！

1 血清P値を測定し，< 2.5 mg/dLであれば低P血症と考える．

2 病歴から低P血症の原因を検索する．

3 必要があれば入院後に蓄尿による尿中Pを測定し原因評価を行う.

ER での治療

1 有症状，重度の低P血症(< 1 mg/dL)であれば補正を開始する.
経静脈投与：例としてリン酸Na補正液 40 mL(0.5 mol/mL)を生理食塩水 250 mL に溶解し 50 ~ 100 mL/時で補正する．上限速度は 20 mmol/時，1日上限量を 45 mmol とする.
経口投与：静脈量の3倍の投与が必要で 2.5 ~ 3.0 g/日で投与する.

2 リン酸製剤としてリン酸Na製剤，リン酸K製剤があり，Kを含む場合はKの量に注意する.

(山本良平)

VII
救急疾患における画像検査の役割

1 外傷における代表的部位の X 線撮影法と注意点

ポイント

①代表的部位の撮影条件と注意点(表1).
②最低限でも 2 方向の撮影を行う.
③モニター診断の場合，積極的に階調調整，白黒反転画像，拡大などで観察する.

表1 外傷時における代表的部位の X 線撮影法と注意点

部位	方向	撮影方向
頭蓋骨	2 方向 (追加 1 方向)	正面，側面 タウン法
顔面骨	2 方向 (追加 1 方向)	正面，側面 頬骨弓軸位または ウォーターズ法
鼻骨	2 方向	軸位，側面(軟線)
胸骨	2 方向	側面，斜位(LAO)
肋骨	2 方向	正面，接線方向
鎖骨	2 方向	正面，尾頭
肩鎖関節 胸鎖関節	2 方向	正面，斜位(RAO または LAO)
肩甲骨 肩関節	2 方向	正面，スカプラ Y
骨盤	1 方向 (追加 1 方向)	正面 斜位(RAO または LAO)
頸椎	3 方向	正面，側面，開口位
胸椎 胸腰椎移行部 腰椎 仙尾骨	2 方向	正面，側面
上腕骨	2 方向	正面，側面
肘関節	2 方向	正面，側面
前腕骨	2 方向	正面，側面
手関節	2 方向	正面，側面
手	2 方向 (追加 1 方向)	正面，斜位 側面
舟状骨	2 方向 (追加 2 方向)	斜位 45°，側面 正面，尺屈位
手指	2 方向	正面，側面
股関節	2 方向	正面，軸位
大腿骨	2 方向	正面，側面
膝関節	3 方向	正面，側面，スカイライン 60°
下腿骨	2 方向	正面，側面
足関節	2 方向 (追加 2 方向)	正面，側面 斜位(RAO，LAO)
踵骨	2 方向	軸位，側面
足	2 方向	正面，斜位
足趾	(追加 1 方向)	側面

＊1：必要時には積極的に CT を追加 ＊2：骨折が認められた場合，上腹部臓器の評価を考慮 ＊3：上腕骨骨折の可能性がある場合，軸位は撮影しない ＊4：活動性出血，血腫の有無の評価を考慮 ＊5：脊髄損傷が疑われる場合，MRI を考慮 ＊6：側面像で必ず anterior fat pad

まず素早くチェックすること

1 身体所見，外傷機転の確認.
2 損傷部位を想定し撮影法を指示する.
3 全体像→拡大→反転画像の順で観察する.
4 慣れるまでは必ず上級医に確認を依頼する.
5 必要に応じ CT の追加を考慮する.

(石川和弥，伊藤憲佐)

撮影のポイント	
側面は受傷側をフィルム面 後頭骨損傷疑い時追加	＊1
側面は受傷側をフィルム面 頬骨骨折疑い時追加	＊1
眼窩・鼻骨骨折疑い時追加	
鼻骨骨折疑い時．ウォーターズ法で代用も可	
心陰影と重なり，観察は難しい	＊1
気胸否定のため胸部正面追加	＊1，＊2
気胸否定のため胸部正面追加を考慮	
坐位または立位．自然荷重撮影が望ましい	
肩関節部と鎖骨遠位端を含める 上腕骨と肩甲骨の重複が少ないように	＊3
股関節損傷疑い時は，股関節正面追加 腸骨，坐骨，恥骨骨折疑い時追加	＊1，＊4
頸髄損傷疑い時は医師立会いで，側面は背臥位横抜き，開口位で歯状突起を	＊5
側臥位がとれない場合は，背臥位横抜き	＊5
肩関節～肘関節を含める	
可能な範囲で伸展位．屈曲困難な場合，正面肢位で横抜き	＊1，＊6
手関節～肘関節を含め，賰尺骨の重複をできるだけなくす	
指骨先端～前腕骨が入る範囲まで含める	
手全体の撮影 特定部位に脱臼・骨折が認められた場合に追加	
舟状骨損傷疑い時 上記で骨折が明らかでないとき追加	＊1
末節・中節・基節骨，DIP・PIP・MP・CM 関節損傷	
大・小転子が見える肢位で	
大腿骨近位骨折の場合，股関節正面追加	＊1
膝蓋骨損傷除外のため 3 方向で	＊1，＊7
膝～足関節まで含め，脛腓骨をできるだけ分離させる.	＊8
踵骨骨折が認められる場合は，踵骨追加 捻挫時に追加．内果，外果遠位端	＊9 ＊10
第 1 足趾では外旋，第 2～5 足趾では内旋斜位で	
足趾骨の脱臼・骨折が認められた場合，側面を追加	

を確認，橈骨頭骨折，上腕骨顆上骨折に注意 ＊7：側面像で関節液を確認，脛骨高原骨折に注意 ＊8：腓骨近位部に注意 ＊9：側面像でアキレス腱を確認 ＊10：内反の場合第 5 中足骨底に注意

2 代表的骨折の分類

ポイント

骨折の分類図の利用(図1～16).
・分類されるほど一般的な骨折形態である.
・分類図を参考に隠れた骨折がないか確認する.

まず素早くチェックすること

1 撮影条件，撮影範囲が適切か.
2 骨折線の位置，骨転位の程度，開放創の有無，皮下異物の有無.
3 骨折は1カ所とは限らない.

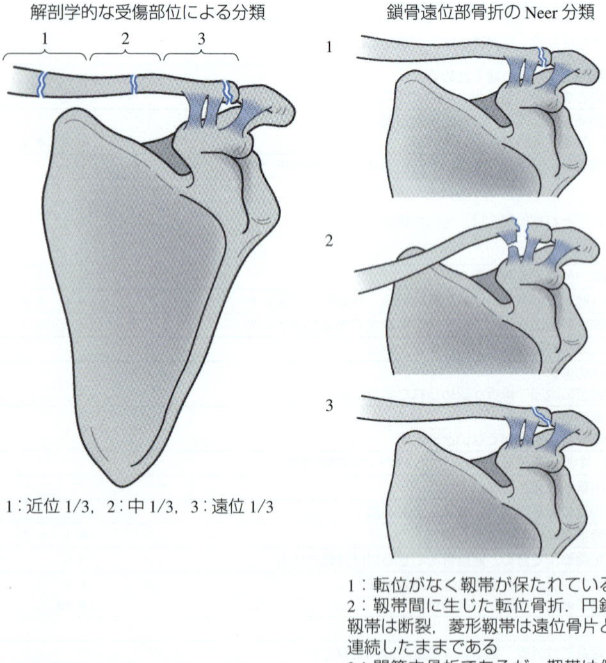

1：近位1/3，2：中1/3，3：遠位1/3

1：転位がなく靱帯が保たれている
2：靱帯間に生じた転位骨折．円錐靱帯は断裂，菱形靱帯は遠位骨片と連続したままである
3：関節内骨折であるが，靱帯は保たれている

図1 鎖骨骨折の分類
(守屋秀繁，ほか：整形外科放射線診断学 原書第3版，南江堂，2004：119)

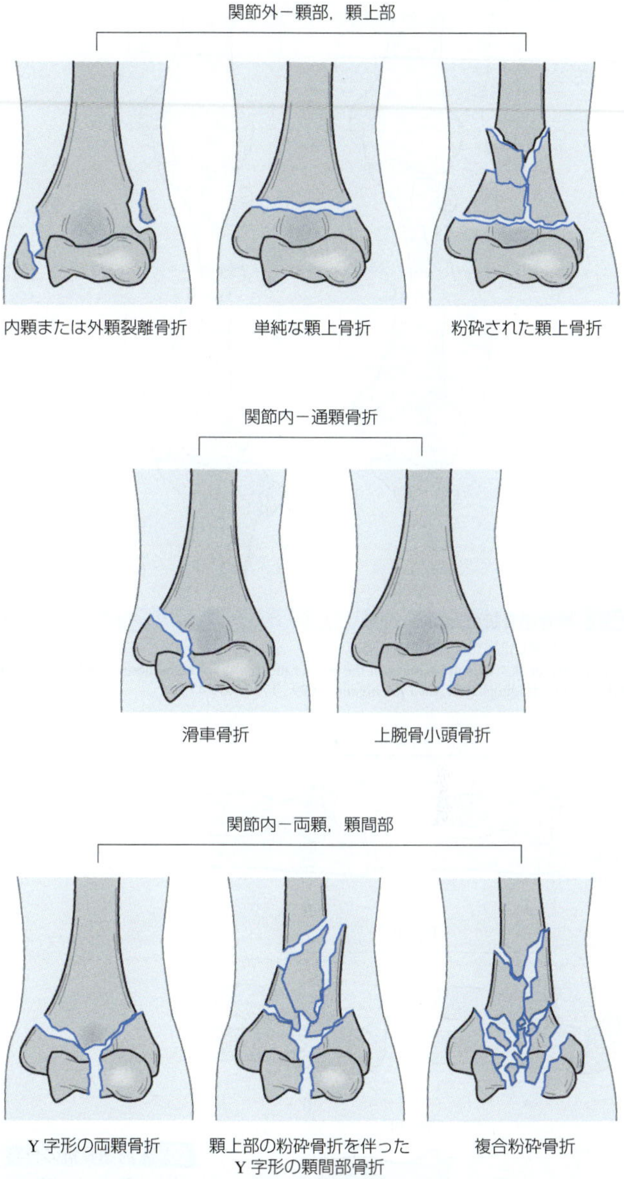

図 2 上腕骨遠位部骨折

（Müller ME, et al.：Manual of internal fixation：techniques recommended by the AO Group, 2nd ed. Springer-Verlag, 1979）

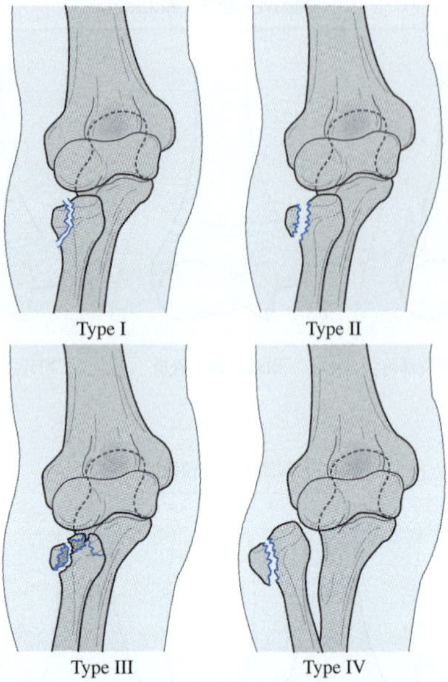

図３ 橈骨頭骨折の Mason 分類

見落としやすい部位のため注意する.
（Mason BJ, et al.：Occult fractures of the greater tuberosity of the humerus：radiographic and MR imaging findings. *AJR Am J Roentgenol* 1999；172：469-473）

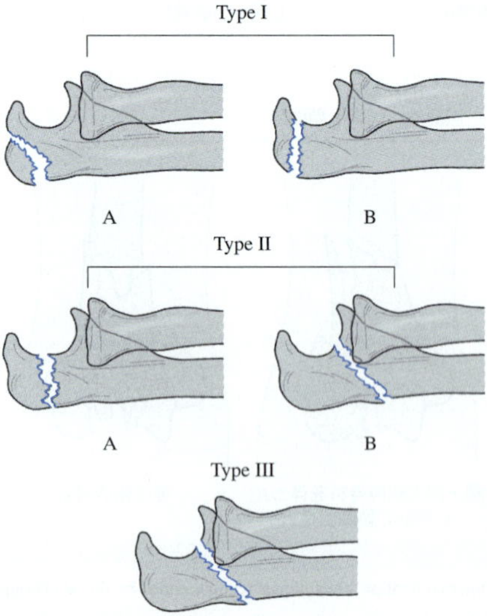

図４ 肘頭骨折の分類

（Horne JG, et al.：Dlacranon fractures：a review of 100 cases. *J Trauma* 1981；21：469-472）

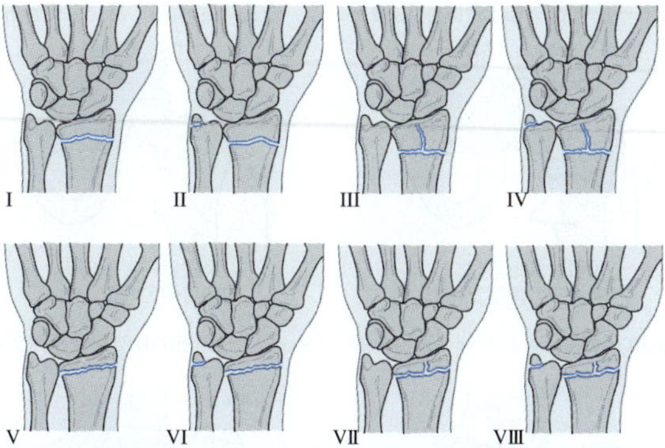

図 5 橈骨遠位端骨折（Frykman の分類，Colles 骨折）

見落としやすい部位のため注意する.
（守屋秀繁，ほか：整形外科放射線診断学 原書第 3 版，南江堂，2004：168）

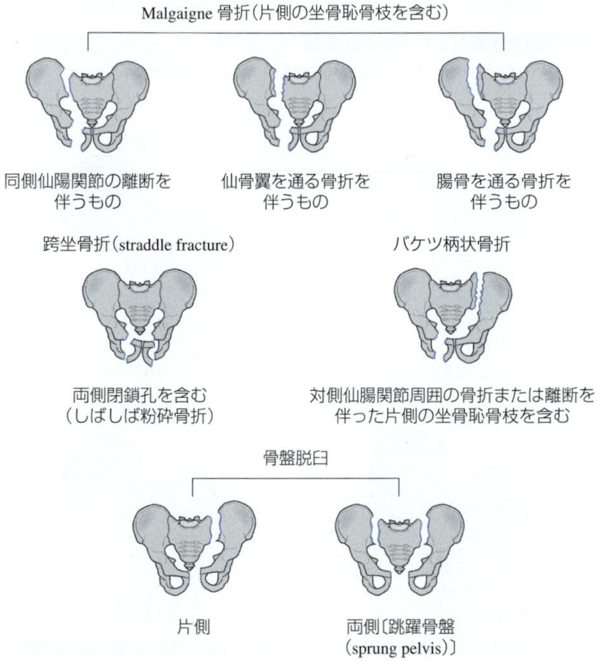

図 6 不安定型骨盤骨折

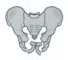

（Dunn AW, et al.：Fractures and dislocations of the pelvis. *J Bone Joint Surg Am* 1968；50：1639-1648）

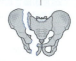

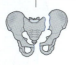

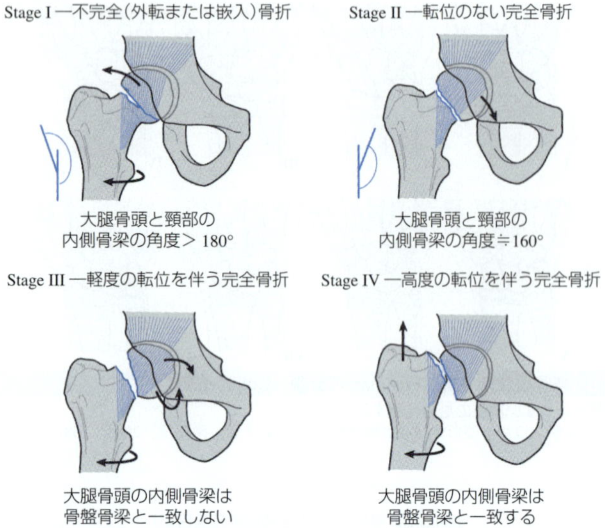

図 7 大腿骨頸部骨折の Garden 分類

（Garden RS：Reduction and fixation of subcapital fractures of the femur. *Orthop Clin North Am* 1974；5：683-712）

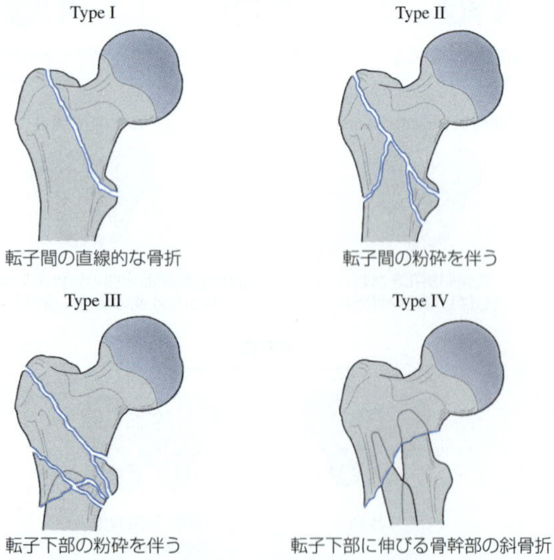

図 8 大腿骨転子間骨折の Boyd-Griffin 分類

（Boyd HB, et al.：Classification and treatment of trochanteric fractures. *Arch Surg* 1949；58：853-866）

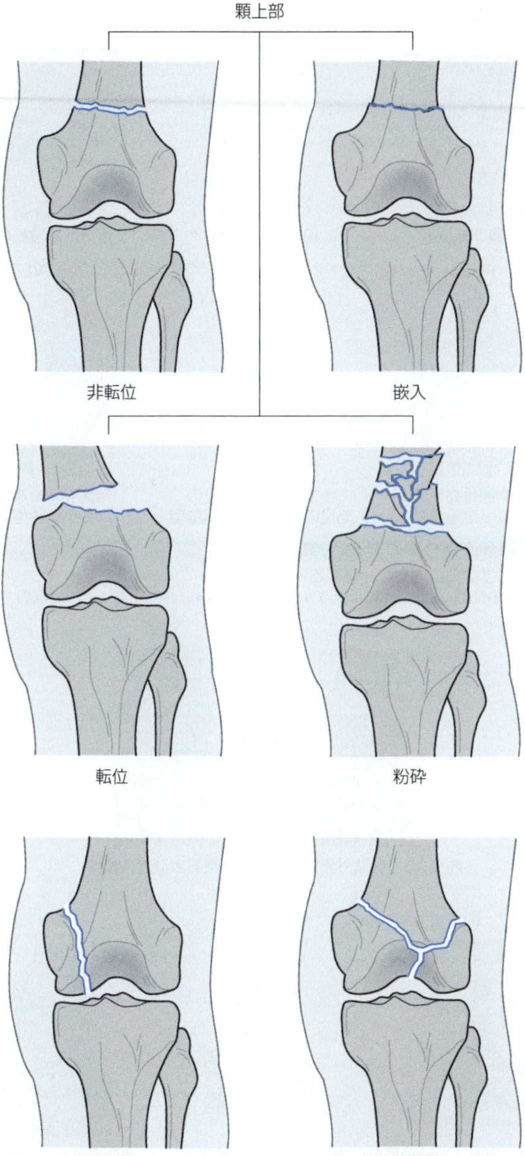

図 9 大腿骨遠位部骨折

（守屋秀繁，ほか：整形外科放射線診断学 原書第 3 版，南江堂，2004：253）

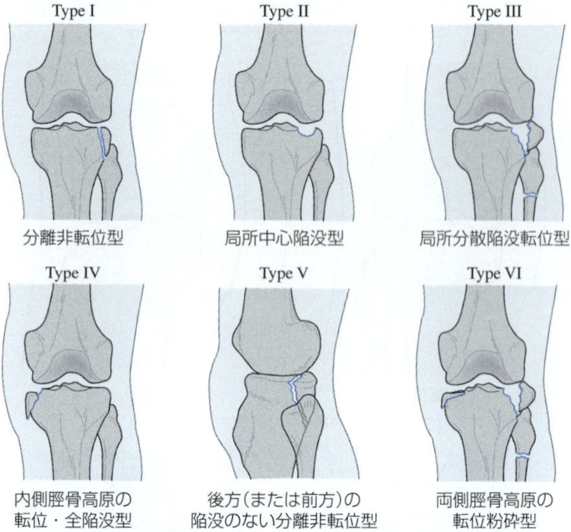

図 10 脛骨高原骨折の Hohl 分類

見落としやすい部位のため注意する.

（Hohl M：Tibial condylar fractures. *J Bone Joint Surg Am* 1967；49：1455-1467）

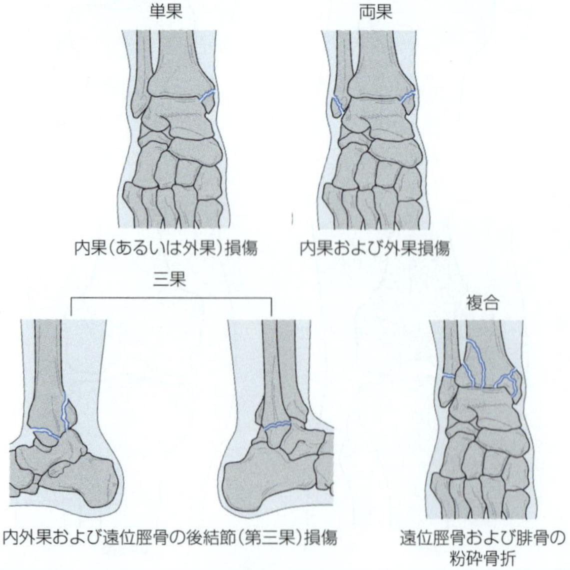

図 11 解剖学的構造による足関節骨折の分類

（守屋秀繁，ほか：整形外科放射線診断学 原書第 3 版，南江堂，2004：311）

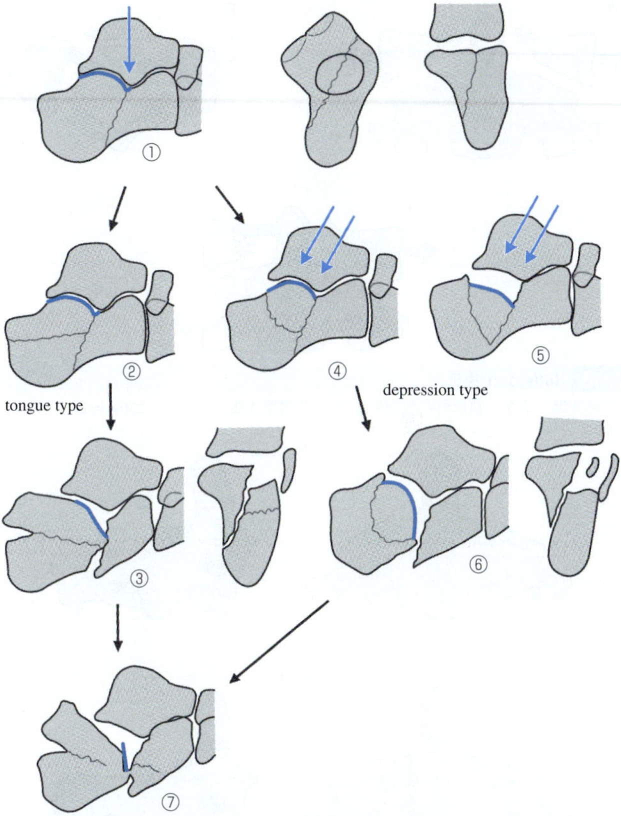

下肢長軸方向に外力が加わって基本的な骨折線ができて(①)，同じ方向の外力が増加することに伴って tongue type の軽症のもの(②)から転位の高度なもの(③)となる．足関節に背屈力が働いて後方関節面に直行する外力が増加すると depression type となり(④)，外力が大きいと関節面は踵骨内に陥入し(⑤)，内外側の皮膚が転位する(⑥)．更に大きな外力では踵骨全体が粉砕される(⑦)．

図 12　踵骨骨折の分類

(辻　陽雄，ほか(編)：標準整形外科学 第 6 版．医学書院，1996：635)

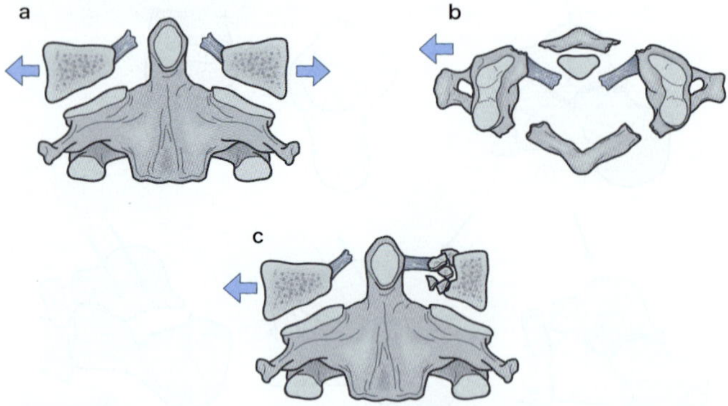

図 13 Jafferson 骨折

（守屋秀繁，ほか：整形外科放射線診断学 原書第 3 版．南江堂，2004:363）

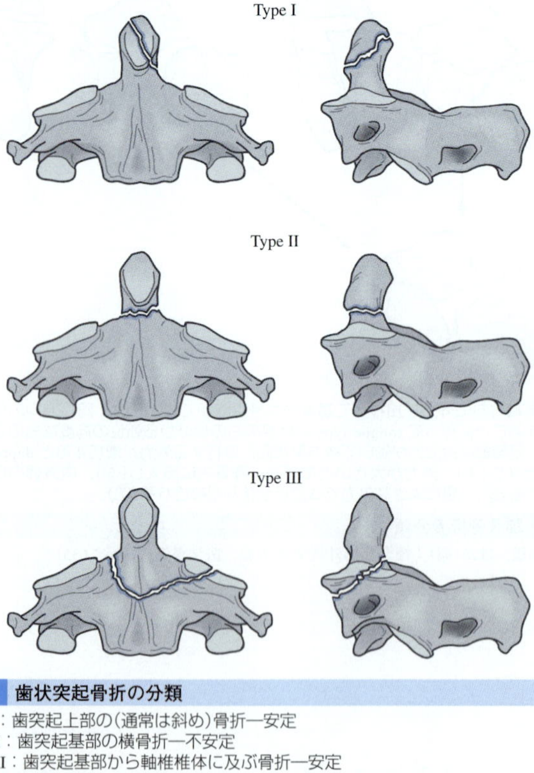

図 14 歯状突起骨折の分類

Type I：歯突起上部の（通常は斜め）骨折一安定
Type II：歯突起基部の横骨折一不安定
Type III：歯突起基部から軸椎椎体に及ぶ骨折一安定
（Anderson LD, et al.: Fractures of the odontoid process of the axis. J Bone Joint Surg Am 1974; 56: 1663-1674）

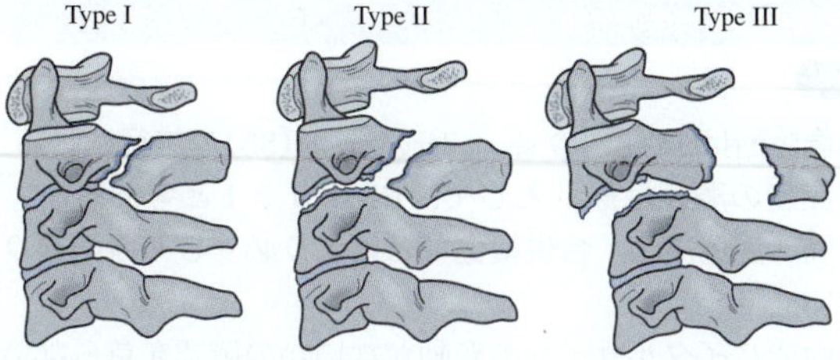

図 15 ハングマン骨折の分類

（Levine AM, et al.: The management of traumatic spondylolisthesis of the axis. J Bone Joint Surg Am 1985; 67: 217-226）

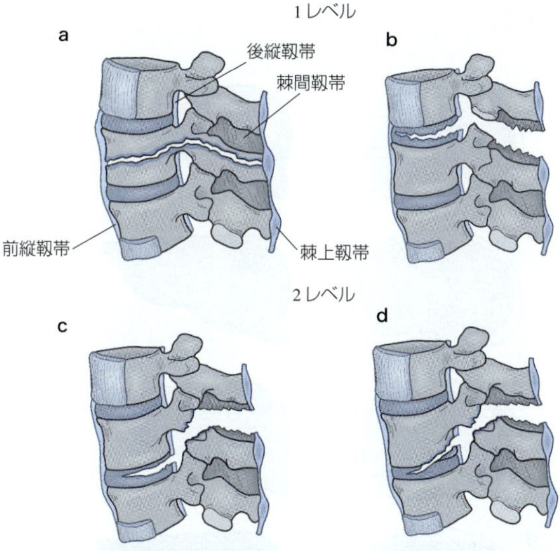

図 16 腰椎のシートベルト骨折

a：Chance 骨折―脊椎の水平割断；靱帯の断裂はない． **b**：靱帯と椎間板の断裂． **c**：posterior column の骨折；靱帯と椎間板の断裂． **d**：posterior column と middle column の骨折；靱帯と椎間板の断裂．

（守屋秀繁，ほか：整形外科放射線診断学 原書第 3 版．南江堂，2004：389）

参考文献

1）福田国彦，ほか：骨折の画像診断．羊土社，2009

（伊藤憲佐）

3 代表的臓器損傷の分類

ポイント

①画像診断は JATEC の secondary survey（SS）で施行される.
②重症度の順序は原則として，III ＞ II ＞ I と考えるが，受傷時間，受傷原因，合併損傷などにより必ずしも原則通りではない.
③途中でバイタルサインの変動がないかの確認を怠らない.

まず素早くチェックすること

造影 CT が施行可能な場合は，活動性出血を示唆する造影剤の漏出像に注意する.

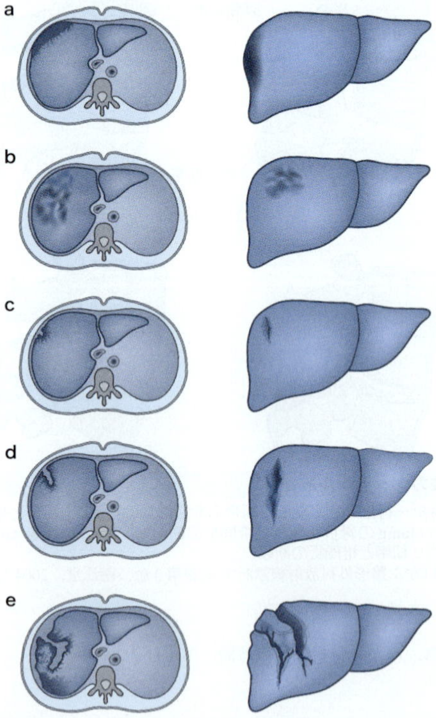

図 1 肝損傷分類

a：Ia 型 被膜下血腫. b：Ib 型 実質内血腫. c：II 型 表在性損傷. d：IIIa 型 単純深在性損傷. e：IIIb 型 複雑深在性損傷.
〔日本外傷学会臓器損傷分類委員会：肝損傷分類 2008（日本外傷学会）. 日外傷会誌 2008; 2: 262〕

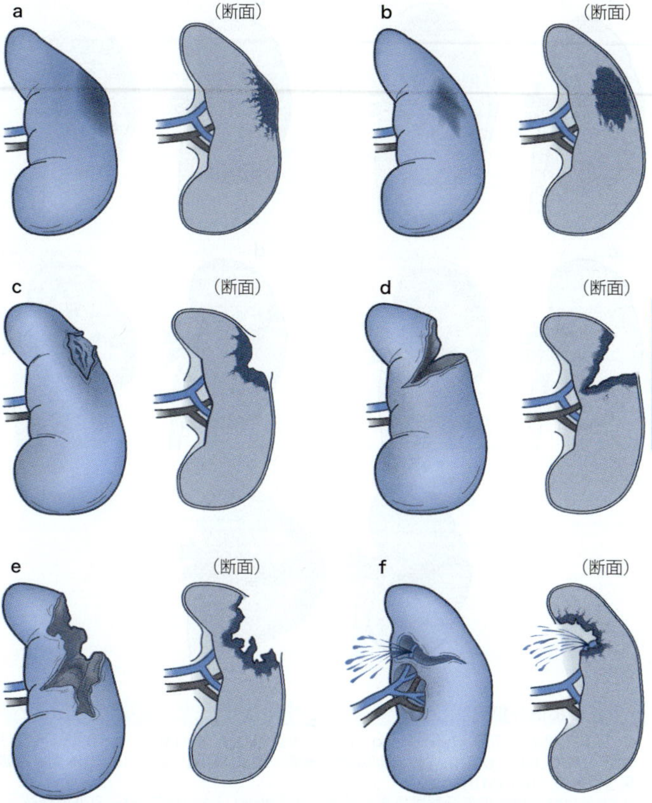

図 2 脾損傷分類

a：Ia 型　被膜下血腫．　b：Ib 型　実質内血腫．　c：II 型　表在性損傷．　d：IIIa 型　単純深在性損傷．　e：IIIb 型　複雑深在性損傷．　f：IIIa＋HV　appendix：脾門部に合併した脾門部血管損傷の表現，脾門部血管損傷（HV）．脾損傷を合併した脾門部血管損傷．

〔日本外傷学会臓器損傷分類委員会：脾損傷分類 2008（日本外傷学会）．日外傷会誌 2008; 2: 263〕

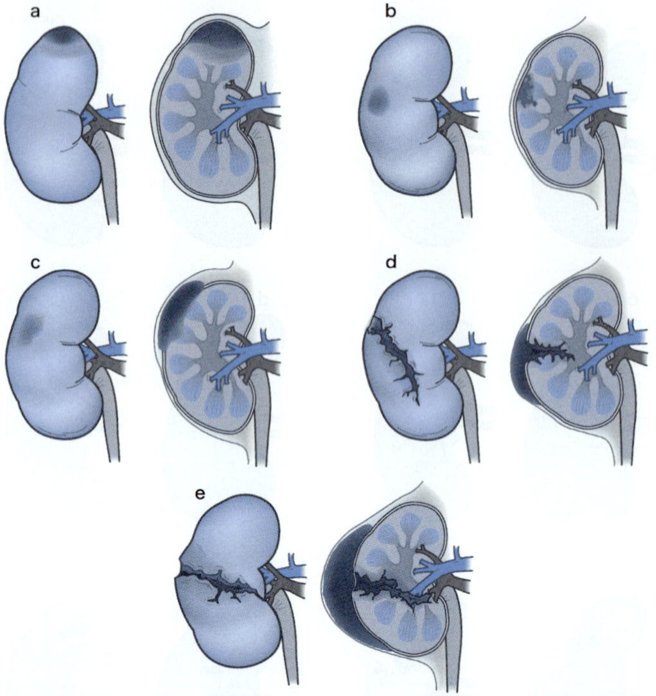

図 3 腎損傷分類

a：Ia 型 被膜下血腫 Ia(rU). b：Ib 型 実質内血腫 Ib(rM). c：II 型 表在性損傷 II(rU)H1. d：IIIa 型 単純深在性損傷 IIIa(rM)H1, U1. e：IIIb 型 複雑深在性損傷 IIIb(rM)H1, U1.

〔日本外傷学会臓器損傷分類委員会：腎損傷分類 2008(日本外傷学会). 日外傷会誌 2008; 2: 265〕

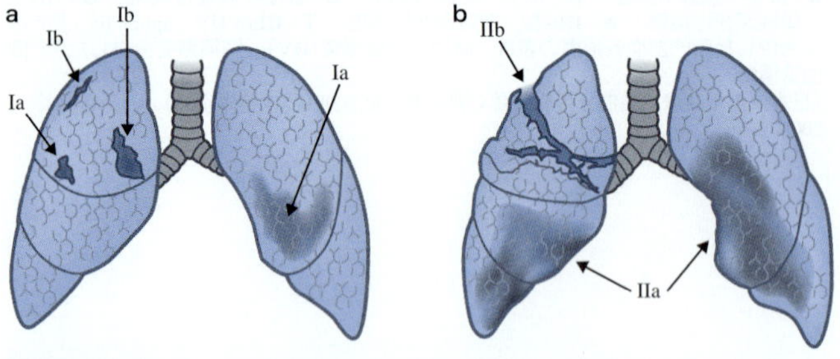

図 4 肺損傷分類

a：I 型表在性損傷. b：II 型損傷〔IIa 型：深在性損傷, IIb 型：肺門部損傷〕.

〔日本外傷学会臓器損傷分類委員会：肺損傷分類 2008(日本外傷学会). 日外傷会誌 2008; 2: 270〕

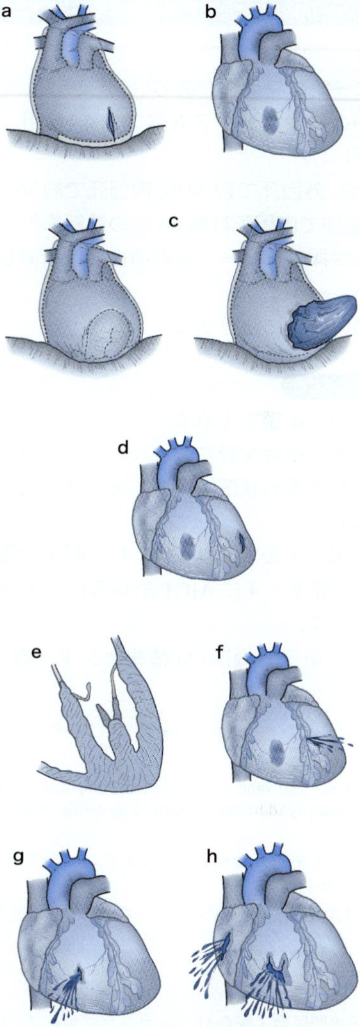

図 5　心損傷分類

a：Ia 型（心外膜損傷型）．　**b**：Ib（心筋挫傷型）．　**c**：Ic（心囊損傷型）．　**d**：IIa（心筋裂傷型）．　**e**：IIb（心内損傷型）．　**f**：IIb（LAD）（冠動脈損傷型）．　**g**：IIIa（単純型）．　**h**：IIIb（複雑型）．

〔日本外傷学会臓器損傷分類委員会：心損傷分類 2008（日本外傷学会）．日外傷会誌 2008; 2: 272〕

（伊藤憲佐）

4 Ai（Autopsy imaging，死亡時画像診断）について

ポイント

①死因推定に一定の有用性がある[1,2]．
②事前に院内のコンセンサスを得ておく(費用，ときに倫理委員会の許可)．
③ AiCT の場合，外因死で約 90 %，内因死で約 30 % の診断率[2,3]．
④ AiMRI の追加で内因死は約 60 % の診断率[3]．
⑤カテーテルや挿管チューブなどの機器は留置したままの撮影が望ましい．
⑥感染，汚染の防止に注意する．

まず素早くチェックすること

1 遺族に説明と承諾を求める．
2 移動には他の患者視野に触れないよう注意．
3 亡くなったときの状況の確認，死後経過時間，救急蘇生の有無の確認．
4 読影は死因，死後変化(図 1 ～ 4)，蘇生術後変化を意識する(表 1)．図 1 ～ 4 に AiCT で特徴的な死後変化である血液就下を示す．
5 必要に応じ第三者機関(Ai 情報センターなど)にコンサルトする．

引用文献

1) Scholing M, et al. : The value of postmortem computed tomography as an alternative for autopsy in trauma victims ; a systemic review. *Eur Radiol* 2009 ; 19 : 2333-2341
2) 杉村宏，ほか：心肺停止症例の死因検索におけるCT の有用性．救急医学 2008 ; 32 : 861-864
3) 塩谷清司，ほか(編)：オートプシー・イメージング読影ガイド．文光堂，2009

参考文献

・日本放射線科専門医会・医会Ai ワーキンググループ，ほか(編)：Autopsy Imaging ガイドライン．ベクトル・コア，2009
・江澤英史，ほか：オートプシー・イメージング－画像解剖－．文光堂，2004
・Jackowski C, et al. : Postmortem unenhanced magnetic resonance imaging of myocardial infarction in correlation to histological infarction age characterization. *Eur Heart J* 2006 ; 27 : 2459-2467

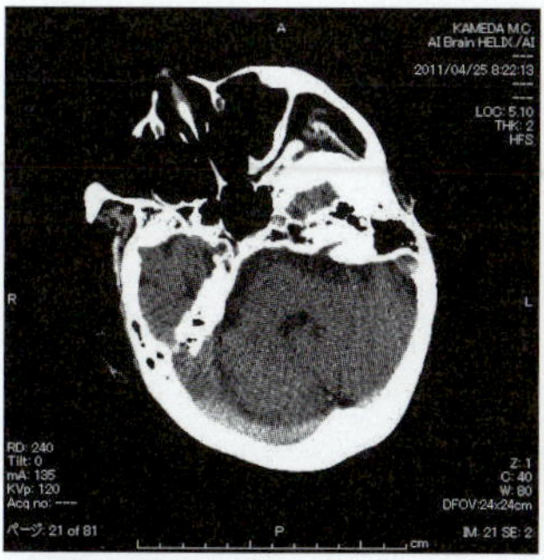

図1 頭部血液就下

右後頭部に見える高吸収は静脈洞内の血液で，くも膜下出血や硬膜下血腫ではない.

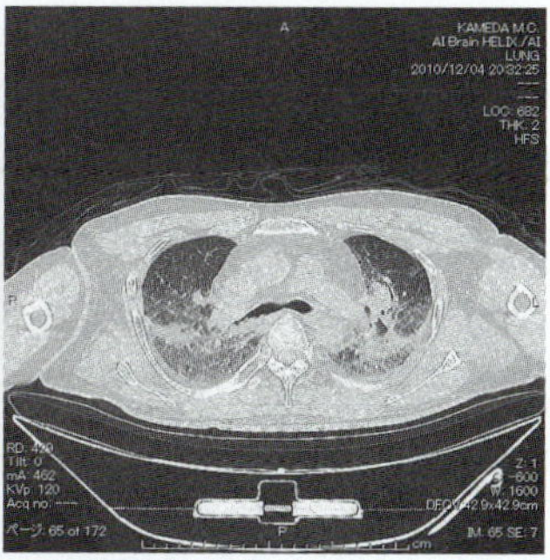

図2 肺血液就下

左右対称性にほぼ水平方向の帯状浸潤影が認められる.より撮影時間が早い場合，背側のみのスリガラス影が認められる.

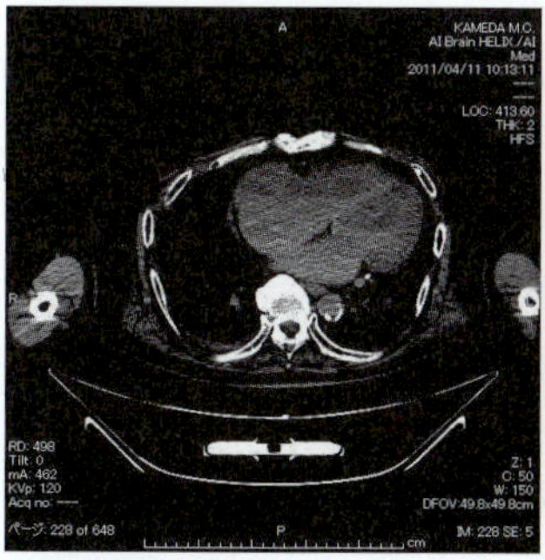

図3 心臓血液就下

左右心室内に fluid-fluid level を形成する背側の高吸収が認められる.

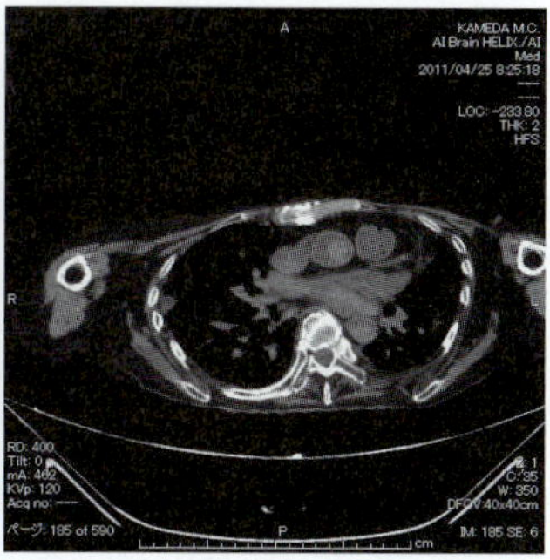

図4 心臓鋳型状凝血塊

熱傷死や死戦期が長期の場合に出現しやすい.

表1 非外傷性 AiCT にて認められる所見の分類

	頭部	胸部	腹部
死因	頭蓋内出血	大動脈解離	腹部大動脈破裂
死後変化	脳浮腫	右心系拡大 肺うっ血，気管内液体	膵融解
血液就下	静脈洞	肺，大血管，心房心室	大血管内
腐敗ガス	血管内，臓器内ガス		
蘇生術後変化		肋骨骨折	消化管拡張
混入，遊離	血管内，臓器内ガス		

(塩谷清司，ほか(編)：オートプシー・イメージング読影ガイド．文光堂，2009 より改変)

(伊藤憲佐)

VIII

小外科手技

1 創傷の治癒について

ポイント

①創傷治癒のメカニズムを理解する．
②創傷処置の実際（消毒，麻酔，止血，縫合）についての手順を理解する．
③非汚染創と汚染創の違いを理解し，感染や合併症をおこさないよう処置を行う．

創傷治癒について

1 創傷治癒のメカニズム：生体が損傷を受けたときの局所反応．

1）炎症反応（顆粒球マクロファージの遊出），線維芽細胞の増殖，新生血管の増殖，結合組織の新生，上皮細胞の新生，などが局所で行われ創傷は治癒する．

2）創傷治癒のメカニズムを理解したうえで，創傷治癒を促進する因子と阻害する因子を考慮して創傷処置を行う（表1）．

2 創傷治癒に影響する創処置：創の汚染度により，創傷の処置は一次縫合，遅延縫合，開放治療に分けられる（表2）．

3 創傷の抗張力（tensile strength）：創傷の抗張力を測定するにはいくつかの方法がある．いずれも基本的には，創傷治癒に関係するコラーゲンの器質であるヒドロキシプロリンの量を測定して評価する方法である．創縫合から1週間までにヒドロキシプロリン量は急速に増加する．この時期に

表1 創傷治癒に影響する因子

局所因子	全身的因子
血流低下	低栄養状態
汚染創	低酸素血症
異物，壊死組織の存在	ステロイド投与
血腫，死腔の存在	免疫不全
開放創	肝，腎障害
強めの結紮	ビタミンA，C不足
	微量元素（鉄，亜鉛，銅）の不足

表2 創傷治癒に影響する創処置

	適応	創傷治癒	創傷瘢痕
一次縫合	非汚染創 組織欠損（－）	早い（7日前後）	少ない
遅延縫合	汚染創 組織欠損（－）	やや遅い（10日前後）	軽度
開放治療	汚染創 組織欠損（＋）	遅い（3週前後）	中程度

抜糸するが，いまだ抗張力は完成していないため，創周囲を強い力で牽引すると創は離開する．ヒドロキシプロリンの量が最大になるには6週間かかる．つまり，この時期から術前の日常生活を再開させる．

創傷処置の実際

1　創傷の洗浄と消毒：最初に簡単な創の洗浄と創周囲をイソジン®液(ポビドンヨード)で消毒してから，局所麻酔を行う．その後，非汚染創で創傷が5 cm程度のときは，50 mL程度の生理食塩水で洗浄しながら清潔な歯ブラシでブラッシングを行う．汚染創で創が10 cm程度のときは，大量の生理食塩水(3 ～ 6 L)をかけながら，手洗い用のブラシで創縁，創面をブラッシングする．最後にイソジン®液で創周囲を広く消毒する．

注意：イソジン®液で創内を消毒することにより創傷治癒が遷延するため，消毒液は麻酔薬注入範囲に留める．

2　局所麻酔：局所麻酔には浸潤麻酔，周囲浸潤麻酔(field block)および伝達麻酔(Oberst(オーベルスト)麻酔)の3種類の方法がある．非汚染創には浸潤麻酔，汚染創にはfield block，手指や足趾の創傷に対してはOberst麻酔(図1)を行う．

注意：

1) 成人の1％キシロカイン®(リドカイン)の極量は50 mL(500 mg)である．
2) Oberst麻酔を行う際にボスミン®(アドレナリン)を添加すると，指の皮膚が壊死することがあり禁忌である．
3) 麻酔の注射針が創内に入ったときは新しい針に換える．創内から麻酔することを推奨する医師がいるが，感染をおこす危険性がある．

3　止血：止血の方法には，直接圧迫止血法，間接圧迫止血法，緊縛法(切断が必要なとき)，鉗子による止血などがある．滲むような出血はまず圧迫止血を試みるが，静脈性出血に対しては4-0無傷針(atraumatic needle)を用いてZ縫合か水平マットレス縫合にて止血する．拍動性の動脈性出血はペアン鉗子で血管のみをつまみ，4-0吸収糸で結紮止血を行う．

注意：鉗子による止血の際，動脈に加え，ほかの組織を含めてクランプしてしまうことにより，組織の挫滅，壊死から創液の貯留(seroma)や膿瘍を形成することがある．

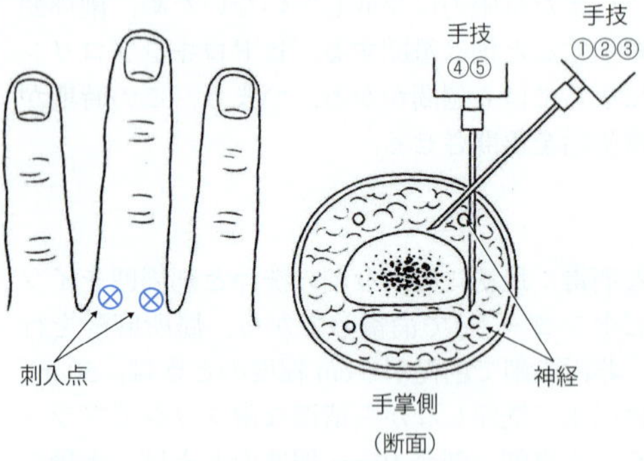

①注射器をつけた23G針を骨に向けて刺す
②骨膜に当たったところでやや引き抜く
③局所麻酔薬を1 mL注入する
④針を皮下まで引き抜き，手の甲に対して垂直に刺入する
⑤局所麻酔薬を1 mL注入する

図1 Oberst 麻酔

4 縫合：皮膚の一次縫合を行うときの注意点としては，まず針の深さが浅かったり，結紮が緩いときに死腔を生じてしまうことがあげられる（図 2-a）．このとき，創液が貯まったり感染をおこすことがある．逆に結紮が強すぎると，血行障害により浮腫を形成し創傷治癒が遷延する（図 2-b）．創縁に過度の緊張がかかったり，死腔を残す危険性があるときは中縫いも 1 つの方法である．

非汚染創と汚染創の処置

1 非汚染創の処置．

1）1 回目の消毒と局所麻酔：創周囲をイソジン®液で消毒したのち，1 % キシロカイン®で創下縁に膨疹を作り，創縁に沿って麻酔薬を少しずつ注入する．

2）洗浄とブラッシング：非汚染創であっても，16 G のテフロン針つき 20 mL の注射器を用いて生理食塩水を創内にかけながら，清潔な歯ブラシでブラッシングを行う．

3）2 回目の消毒と縫合：術者は手袋を換えてから，再度創周囲をイソジン®液で広く消毒し，新しい穴あきドレープで創を覆う．一般的には 4-0 ナイロン糸®で結節縫合を行う（図 3-a）．埋没縫合を行うときは吸収糸を使う（図 3-b）．創縁をそろえたいときは垂直マットレス（図 3-c）で創を閉

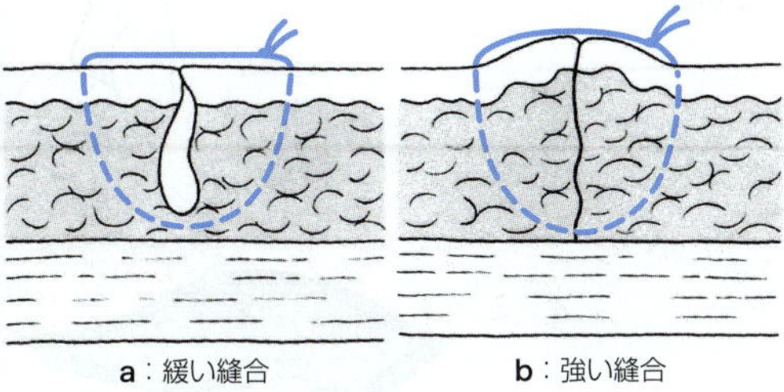

図2　縫合結紮

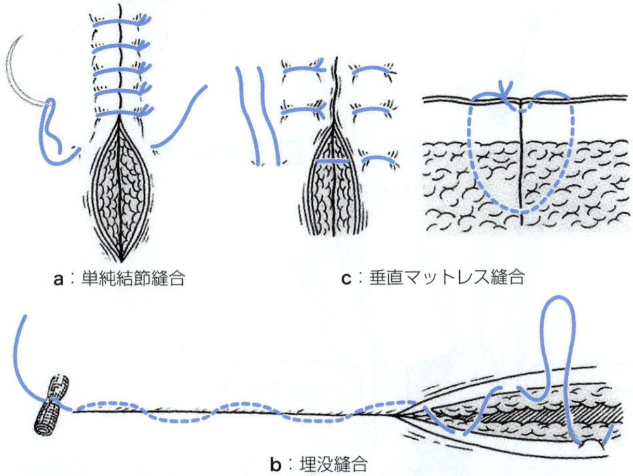

図3　非汚染創の処置

鎖する．

2　汚染創の処置．

1) 1回目の消毒と麻酔：消毒後に，創縁より離れた部位に膨疹を作り，**図4**のように麻酔(field block)する．
2) 洗浄とブラッシング：生理食塩水のパックを圧迫してフラッシュしながら，創内の異物，凝血塊を洗い流すと同時に，創縁や創傷内の脂肪組織に付着している異物や細菌をブラシで取り除く(**図5**)．
3) 2回目の消毒とデブリードマン：術者は手指を消毒したのち帽子，マスク，手袋，ガウンを着用し，再度創周囲を広く消毒する．創縁はかぎ裂き状になり，異物，細菌が付着し皮膚の一部は壊死になっているため，有鉤摂子とメスで創縁を切り落とす〔trimming(**図6**)〕．次に，筋膜上の脂肪

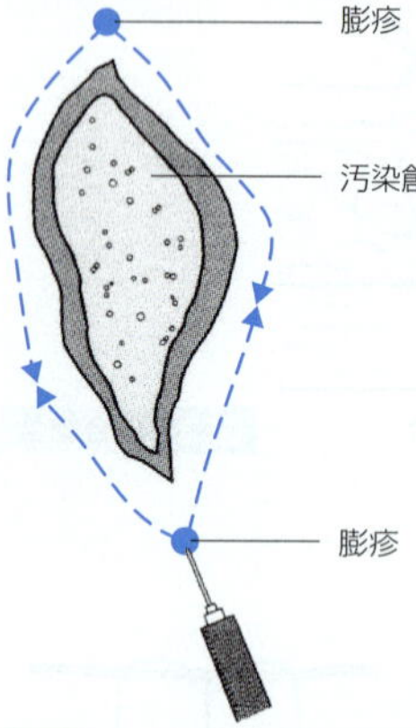

図4 field block

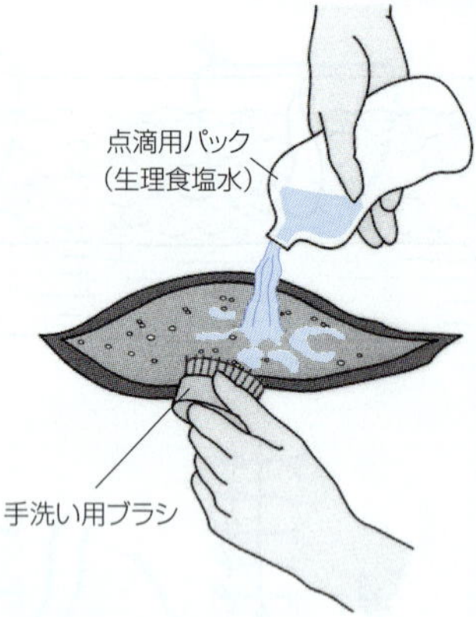

図5 洗浄とブラッシング

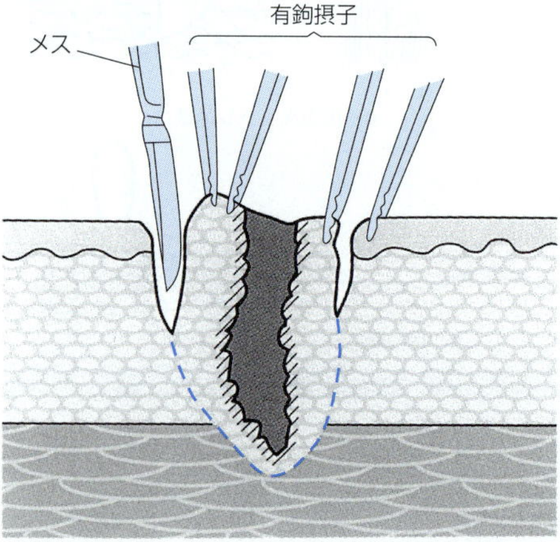

図6 trimming
メスで創縁を切り落とす.

組織や異物を有鉤摂子と剪刀で可及的に取り除く(defatting). 小動脈からの出血は, ペアン鉗子でクランプしてから, 4-0, 5-0 Maxon糸®などの細めの吸収糸で結紮する. 死腔を残したり, 創縁に緊張がかかりそうなときには, 中縫いか垂直マットレス縫合(図3-c)で創を閉鎖する.

4) 抗菌薬, 破傷風トキソイド, 抗毒素血清：ビクシリン®(アンピシリン)1 g DIV 2/日, ペントシリン®(ピペラシリン)2 g DIV 2/日, 沈降破傷風トキソイド0.5 mL IM, テタノブリン®(抗破傷風人免疫グロブリン)250 IU ~ 1500 IU静注.

(葛西 猛)

2 皮膚の腫瘤性疾患

A ガングリオン

ポイント

①関節包や腱鞘より発生する平滑な腫瘤である.
②多くは無痛であるが，大きくなると圧痛を伴うことがある.
③ゼリー状の内容物を吸引するが，再発のおそれがあることを患者に伝えておく.
④好発部位は手関節である.

実際の処置

1 穿刺部位をイソジン®液(ポビドンヨード)で消毒後，無麻酔で穿刺する.
2 手関節を若干屈曲し，腫瘤が一番大きく見える角度にする.
3 16 G か 18 G の針を 10 mL のシリンジにつけて穿刺(図 1)する.
4 かなり強い吸引圧をかけて吸引する.
5 白色のゼリー状の内容物が吸引される.
6 両手指で穿刺部位周囲を圧迫し，残存するゼリー状の内容物をできるだけ排出する.
7 穿刺部位を消毒し，ガーゼで被覆して包帯を軽めに巻く.

注意：
1) 外科的に摘出しても再発するので穿刺がよい.
2) 再発のおそれがあることを患者に説明しておく.

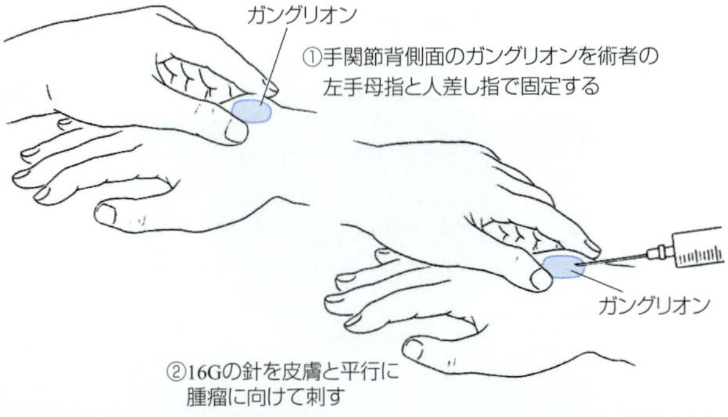

図 1 ガングリオンの穿刺吸引法

B 粉瘤（アテローム）

ポイント

①皮脂腺の閉塞によって発生する皮下腫瘤である．感染したときは感染性粉瘤という．
②非感染性粉瘤は摘出可能であるが，外来で処置が必要な粉瘤は感染性粉瘤が多い．
③皮下膿瘍と同様に切開排膿が原則である．

実際の処置

1 イソジン®液で消毒する．
2 腫瘤の中央には閉塞した皮脂腺により陥凹した黒点がみられる．この部位を避けるように，1％キシロカイン®(リドカイン)で浅めに麻酔する．
3 腫瘤の中央を尖刃で切開する．膿と悪臭のある黄白色の固形物を可及的に排除する(図2)．
4 鋭匙で嚢胞壁をできるだけ除去し，内腔を生理食塩水で洗浄する．
5 嚢胞内腔にコメガーゼを充填する．その上に数枚のガーゼを載せてから包帯を巻く．
6 ロキソニン®(ロキソプロフェン)3 T 3×3 日間使用．

〈注意〉
1) 切開が小さいと十分な排膿ができない．
2) 鋭匙で嚢胞壁を可及的に除去しても，再発があることを患者に説明しておく．

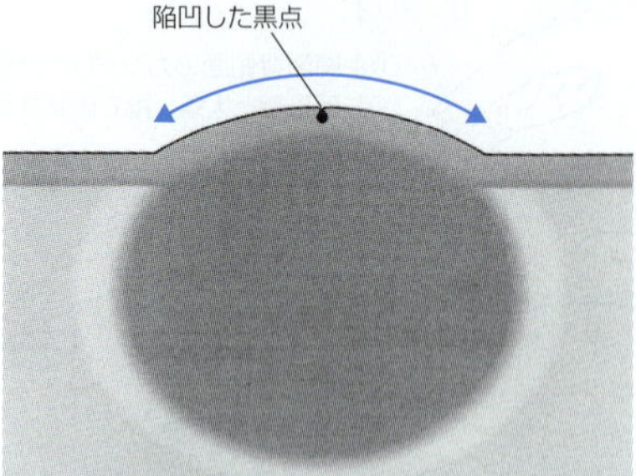

図2 感染性粉瘤の切開線

C 鶏眼

ポイント

①外的刺激により皮膚の角質は増殖する．真皮内に増殖したものが鶏眼（うおのめ）で，表皮の外側に増殖したものが胼胝（たこ）である（図3）．
②歩行時に荷重がかかる前足部に好発し，歩行時に痛みを伴う．
③鶏眼は中心部に芯があり，これが真皮内に陥入するため痛みが生じる．

実際の処置

1 スピール膏® M（サリチル酸）を鶏眼の大きさに切り，その上から絆創膏で強めに固定する．1週間貼付しておく．
2 皮膚が柔らかくなったときに，尖刃で角質層のみを削りとる．この際，局所麻酔は不要である．
3 再度スピール膏®を貼付し，同様の処置を繰り返す．
4 最終的に芯がとれれば終了．

〈注意〉

1）深く削ると出血する．そこで一度削るのをやめ，再発するときは同様の方法を繰り返す．
2）手術的に切除しても，創を合わせることができないので保存的に治療する．

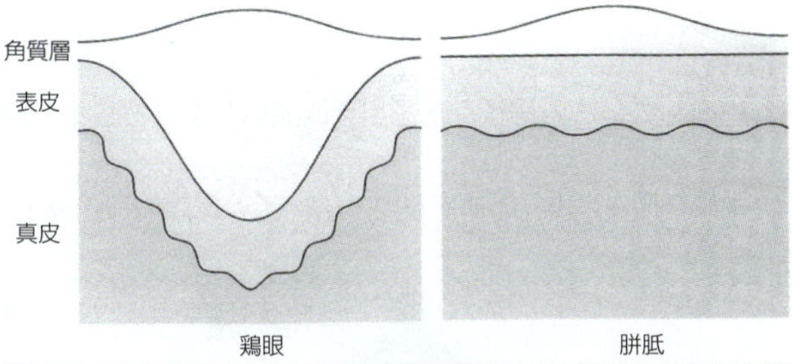

図3 鶏眼と胼胝の違い

（葛西　猛）

3 肛門疾患

A 内痔核嵌頓

ポイント

①脱出の程度による分類として，I度：脱出のないもの，II度：脱出するが自然還納，III度：用手的還納が必要，IV度：排便時以外にも脱出，となる．
②整復はIII，IV度が対象となる．
③深酒，長時間の立ち仕事，長い排便時間などが誘因となる．
④3カ所(動脈が通っている3・7・11時の方向)の内痔核が脱出して還納できないもの(図1)である．

実際の手技

1 肛門括約筋がもっとも弛緩する側臥位で膝屈曲位にする．
2 まずインテバン®坐剤(インドメタシン)25～50 mgを肛門内に挿入する．
3 キシロカイン®ゼリー(リドカイン)をたっぷり染みこませた数枚のガーゼを脱出した内痔核に当て，表面麻酔により十分除痛する．
4 鎮痛効果がみられる20分後に整復を行う．
5 患者をリラックスさせてから，脱出した痔核を1個ずつ肛門管内に戻す．
6 整復が終了したら巻きガーゼを肛門に当て，絆創膏で固定する．

〈注意〉
1）脱出している内痔核全部を用手的還納しようとしても還納できない．
2）乱暴な操作により出血するので，ゆっくり愛護的に整復する．

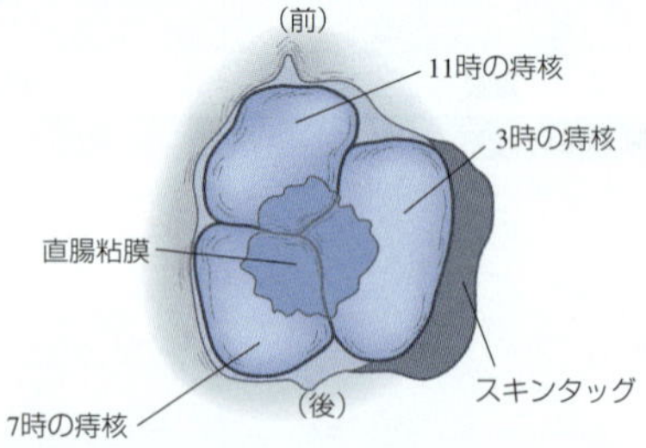

図1 脱肛性内痔核

B 血栓性外痔核

ポイント

①外痔核は歯状線の遠位側に発生するため，肛門痛で ER を受診する.
②外痔核の中に血栓を生じるときは激痛がおこる.
③血栓を局所麻酔あるいは腰椎麻酔下で除去する.

実際の処置

1 血栓性外痔核の周囲に 1 % キシロカイン®で浸潤麻酔を行う(図 2-a).
2 血栓の上に浅い横切開をおいてから(図 2-b)，モスキート鉗子で皮下組織と血栓の間を丁寧に剝離する(図 2-c).
3 血栓の剝離は容易であるが，最後に残った血管はモスキート鉗子で把持してから 4-0 Maxon 糸®で結紮する.

注意：
1) 血栓除去により肛門痛は著明に改善するため，本手技を知っておくべきである.
2) ただし，本手技は初心者一人ではできないため，必ず外科系上級医の指導下で行う.

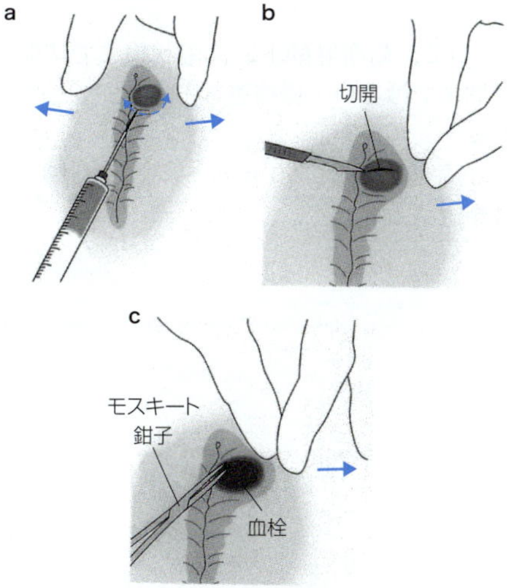

a：浸潤麻酔　b：血栓上に横切開　c：血栓の剝離切除

図 2 血栓性外痔核

C 肛門周囲膿瘍

ポイント

①激痛のため，診察室に入るときは肛門をかばうような姿勢をとる.
②もっとも発生頻度が高いのは低位筋間膿瘍と坐骨直腸窩膿瘍である(図 3).
③できれば歯状線の一次口まで開放し，痔瘻の発生を防止する.

処置の実際

1 膿瘍から一次口まで 1％キシロカイン®で麻酔する．この際，Good saul の方式を理解しておくべきである．つまり肛門の前半分は直接歯状線の一次口，後半分は 12 時方向の一次口が感染源となる.

2 左示指を肛門内に挿入してから，膿瘍腔を挙上するようにして放射状切開か環状切開をおく(図 4-a).

3 ペアン鉗子を膿瘍腔に挿入して排膿する(図 4-b)．膿瘍腔は多房性になっているため，右示指を膿瘍腔内に挿入し，隔壁を破砕して単房腔にする.

4 切開を歯状線まで延長してから，膿瘍腔にコメガーゼ数枚かペンローズドレーンを挿入する.

注意：

1) ER において，局所麻酔下では歯状線まで切開を延長することは簡単ではない．膿瘍腔のドレナージのみで十分な処置である.
2) 小児では痔瘻を形成しないが，成人では痔瘻を形成しやすいことを説明しておく.

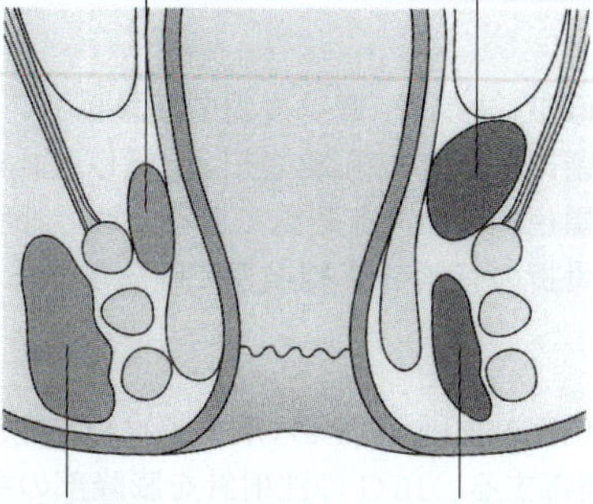

図 3　肛門周囲膿瘍の発生部位

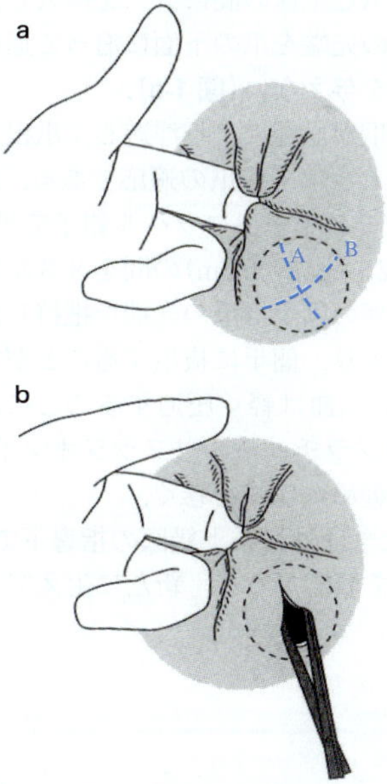
a
A
B
a：放射状切開と環状切開
(肛門環周状切開)
示指を肛門内に挿入,
膿瘍を挙上して放射状
切開(A)か肛門環周状
切開(B)を行う.
b
b：ペアン鉗子による排膿
膿瘍腔にペアン鉗子を
入れ排膿を行う.

図 4　肛門周囲膿瘍の処理の実際

（葛西　猛）

4 爪の疾患

A 爪下血腫(subungual hematoma)

ポイント

①指趾先端は爪, 末節骨, 厚い皮膚で囲まれているため, 少量の血液の貯留によっても組織内圧は上昇し, 強い痛みを感じる.
②爪の下に黒色調の血液を透見できるため, 診断は容易である.
③末節骨の骨折の有無をX線検査で確認しておく.

実際の手技

1 爪床近位部の血腫(図1-a):爪をイソジン®液(ポビドンヨード)で消毒する. 16Gの注射針を膨隆部の中央に刺し, 針を回旋させながら爪床方向に進める. 血液が針と爪の間から染み出したら, 針を抜いて爪を圧迫する. この操作を2〜3回繰り返すことにより, ほとんどの血液は排除できる.

2 爪床先端部まで波及する血腫(図1-b):麻酔の必要はない. 爪の先端を消毒して, 爪と爪床の間にメスを挿入し, 血腫の方向に進める. メスの先端を爪の下面に沿って進めることにより, 患者に痛みを与えない(図1-b).

3 浮遊爪(floating nail):爪が血腫により浮遊し, 爪根部でかろうじて結合しているときは, 抜爪の適応である. Oberst(オーベルスト)麻酔下で, 爪の先端をモスキートコッヘル鉗子で把持し, 爪と爪上の皮膚(上爪皮, eponychium)の間をメスか眼科用剪刀で剝離する. 爪根部の固定は爪の先端を把持した鉗子を軽く牽引することにより, 簡単に抜爪することができる(図1-c). 爪根部からの出血は軽く圧迫することにより止血できる. 爪床部をソフラチュール®(フラジオマイシン)とコメガーゼで覆い, 軽めに包帯を巻く.

注意:抜爪の経験のないときは外科系上級医の指導下で行う. 爪根部やeponychiumを損傷すると, 新たに生えてくる爪は変形する.

B 爪周囲炎(paronychia)

ポイント

①ひょう疽(felon)は日常の臨床では爪周囲の炎症を総称する意味で使われているが, 正確には指髄腔の炎症であり, 爪周囲炎とは異なる病態である(後述).

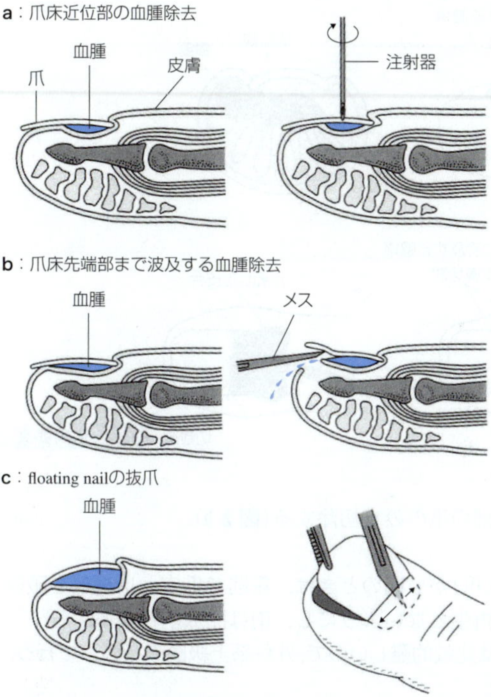

図1 爪下血腫

②爪周囲炎は深爪，巻き爪，ささくれ，マニキュアなどが誘因となり，爪周囲に限局して，発赤，腫脹，圧痛を生じる．
③小児では膿瘍を切開することにより治癒する．
④成人では爪周囲の皮膚を切開しても排膿は不十分であり，感染源に近い爪の一部を切除しなければならない．

実際の手技

1 Oberst 麻酔下に，イソジン®液で消毒する．
2 爪縁より 3 mm 程度離れた部位を切離線とする（図 2-a）．
3 爪と爪床，爪と eponychium の間をモスキート鉗子で剝離してからメーヨー剪刀で切離線に沿って切離する．
4 コッヘル鉗子で爪の先端を把持して牽引することにより，爪は容易に摘除できる．
5 膿瘍腔にコメガーゼを軽く充填し，包帯を巻く．
6 爪根部の膿瘍に対しては，eponychium の両側に切開をお

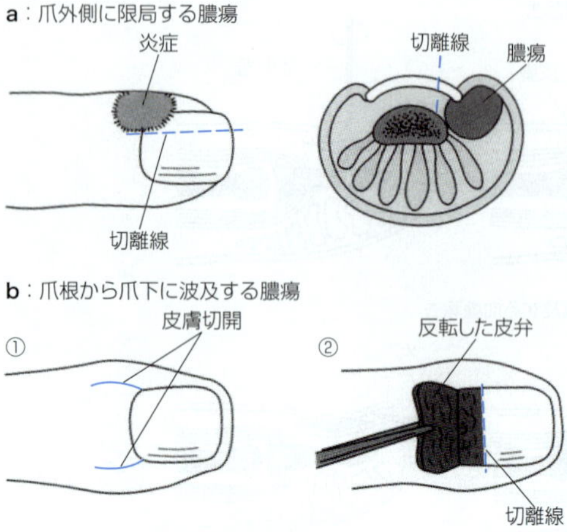

図 2 爪周囲炎

き，爪根部の爪のみを切除する（図 2-b）．

注意：

1）深爪（陥入爪）が原因のときは，鋭匙で爪床と爪根部を破砕して爪が再生しないようにし，創は開放創とする．

2）この手技は比較的難しいので，外科系上級医の指導下で行う．

C ひょう疽（felon）

ポイント

①爪周囲炎は爪外側に限局した炎症であるが，ひょう疽は指趾先端の全周性の炎症である．

②指趾先端の全周性の発赤，腫脹が特徴であり，激痛を伴う．

③指髄腔は割ったときのオレンジのように数条の隔壁で仕切られているため，通常の切開では排膿は不十分である（図 3）．

実際の手技

1 hockey stick incision：Oberst 麻酔下に消毒したのちドレープをかける．指先端の片側の炎症に対しては，図 4-a のような切開をおき，炎症をおこしている隔壁を開放して排膿を図る．

2 through and through incision：炎症が両側に波及しているときは，指の末節部の両側に切開をおき，眼科用剪刀とモスキート鉗子を用いてすべての指髄腔を開放し，開放創に

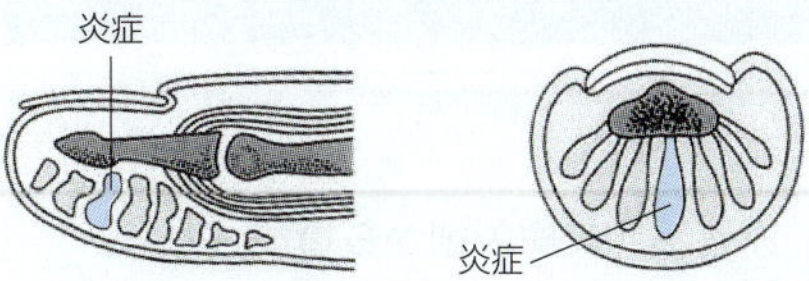

図 3 爪先端の指髄腔

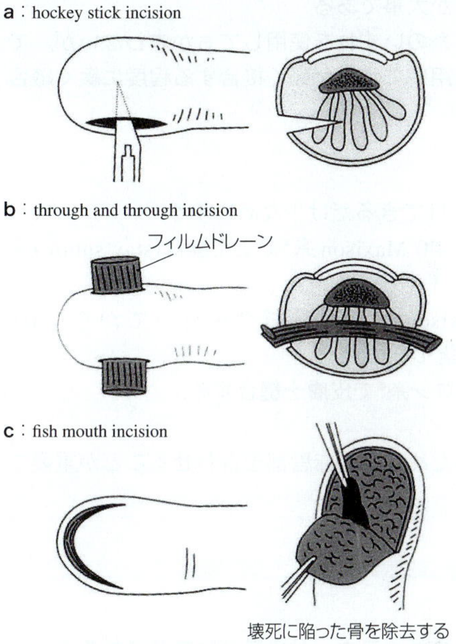

図 4 ひょう疽の切開法

フィルムドレーンを挿入して十分な排膿を図る(図 4-b).

3 fish mouth incision：指先端の内部構造(骨，腱鞘など)の壊死が疑われるときは，図 4-c のような切開をおき，壊死組織を摘出すると同時に十分な排膿を図る.

注意：

1) ひょう疽の手術は複雑であり，必ず外科系上級医の指導下で行う.
2) 3 つの手技のなかでもっとも効果的な方法は through and through incision であり，研修医はこの手技に習熟しておくべきである.

(葛西　猛)

5 特殊な損傷

A 口唇の裂創

ポイント

①口唇裂創は口腔粘膜，赤唇部，皮膚裂創から構成される．
②醜形を残さないように縫合するには，赤唇部をズレのないように縫合することが大事である．
③吸収糸，ナイロン糸のいずれを使用してもかまわないが，できるだけ細い糸を用いて，創が軽く接合する程度に緩く縫合する．

実際の処置

1 挫滅の trimming はできるだけ少なめにする．
2 両端の赤唇部に 4-0 Maxison 糸®で支え縫合(stay suture)をかけておく．
3 最初に 4-0 Maxison 糸®で粘膜縫合を行ってから，stay suture の糸を結紮する(図 1)．
4 最後に 4-0 ナイロン糸®で皮膚を縫合する．

〈注意〉

醜形を作らないためには，赤唇部を合わせることが重要である．

B 弁状創（flap injury）

ポイント

①自動車のバンパーやサーフボードのフィンなどでおこる．
②重要な点は，麻酔の方法，trimming，corner stitch の 3 点である．

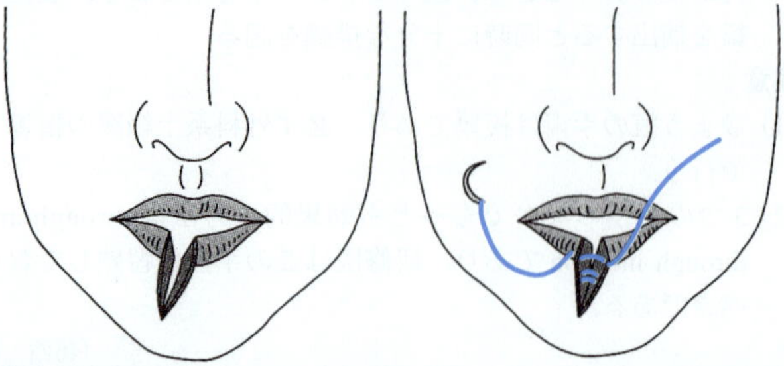

図 1 口唇裂傷の縫合法

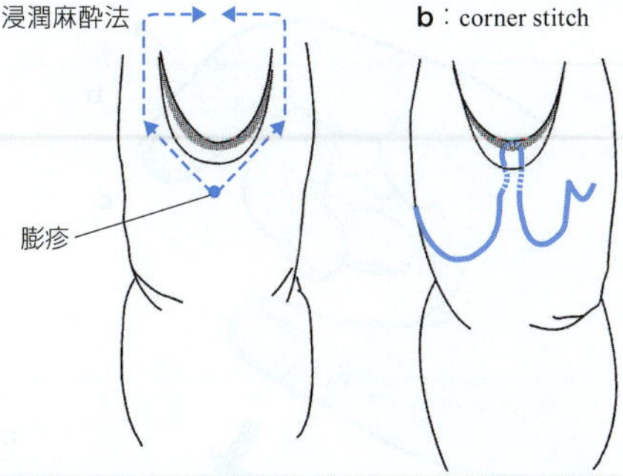

図2 弁状創

実際の処置

1 局所麻酔は1％キシロカイン®(リドカイン)を用いて弁状創の遠位側の創縁と近位側の根部に浸潤麻酔をする(図2-a).

2 弁状部(flap)のtrimmingは最小とする．trimmingを大きくとると縫合時に創縁に緊張がかかり，壊死をおこす．

3 弁状創の，近位側の先端と遠位側との縫合には細心の注意を払う．近位側は表皮ではなく真皮に糸をかけ，遠位側は皮膚に糸をかけ，水平マットレス縫合を行う(corner stitch，図2-b).

C 指先部皮膚欠損

ポイント

①カッターナイフや包丁で指先部の皮膚の一部がそぎ落とされる損傷である．
②デュオアクティブ®の貼付や経過観察でも治癒するが，時間がかかることと，醜形が残ることが欠点である．
③遊離植皮，有茎皮弁などの方法があるが，ここでは著者が頻用しているskin sliding methodを紹介する(図3).

実際の処置

1 Oberst(オーベルスト)麻酔，消毒，ドレーピングを行う．

2 指先部から中節骨部まで，紡錘形の皮膚切開を両側面におく．皮下脂肪が出る深さまで切開しないと皮膚の移動は得られない．

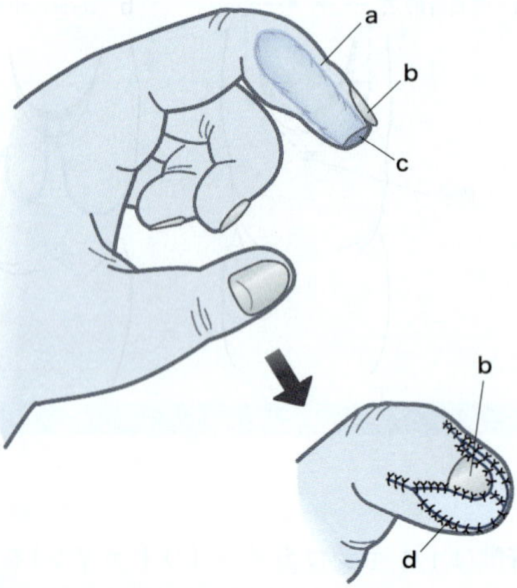

図3 skin sliding method

a：切開線(皮下組織まで). b：爪. c：指先端皮膚欠損部. d：皮膚縫合線.

3 両側の皮弁を牽引し，縫合時に緊張がかからないかどうか観察する.

〈注意〉

紡錘形の皮膚切開を十分の大きさにすることと，皮下脂肪の層まで深く切開することが重要である.

参考文献

・葛西 猛：創処置の基本．レジデントノート 2005；7：436-443
・不動寺純明：皮膚の腫瘤性疾患．レジデントノート 2005；7：444-446
・葛西 猛：肛門疾患．レジデントノート 2005；7：447-449
・葛西 猛：爪の疾患．レジデントノート 2005；7：450-453
・葛西 猛：特殊な創傷．レジデントノート 2005；7：463-465

（葛西 猛）

IX 他科救急疾患

1 小児科救急疾患

A 総論

ポイント

① 30秒でPAT(pediatric assessment triangle)による患者評価を行う.
② PATとその後の評価から，患者の病態を把握する.

まず素早くチェックすること

1 PATでは，「**A**ppearance：外観」「Work of **B**reathing：呼吸仕事量」「**C**irculation to skin：循環・皮膚色」から患者の病態を評価する.
「A：外観」：筋緊張，疎通性，精神的安定，視線は合うか，言葉・泣き声を観察(TICLS：Tone，Interactiveness，Consolability，Look/Gaze，Speech/Cryと覚える). 意識状態の評価には，AVPU(図1)を用いる.
「B：呼吸仕事量」：鼻翼呼吸・陥没呼吸など呼吸仕事量の増加，呼気性喘鳴・呻吟・吸気性喘鳴など，異常な呼吸音をチェックする.
「C：循環，皮膚色」：蒼白・まだら模様・チアノーゼ，毛細血管再充満時間(CRT)を評価する.
小児ではhands on assessmentでバイタルサインが変動するので，PATを評価してから診察を始める.

2 PATの評価：PATで得られた情報から，表1のように患者を評価する.
小児では患者の訴えや身体所見があいまいになりやすい. 病歴や身体所見から得られた病態とPATの評価が一致しないときは何かを見逃している可能性があるので，上級医や小児科医にコンサルトする(Case Study参照).

表1 PATの解釈

外観	呼吸仕事量	循環・皮膚色	患者の状態	例
N	N	N	安定	感冒
Ab	N	N	代謝異常，etc	DKA
N	Ab	N	呼吸窮迫	肺炎・異物
Ab	Ab	N	呼吸不全	重症喘息
N	N	Ab	代償性ショック	下痢・出血
Ab	N	Ab	非代償性ショック	大量出血
Ab	Ab	Ab	心肺不全	心肺停止

N：normal，Ab：abnormal，DKA：糖尿病性ケトアシドーシス

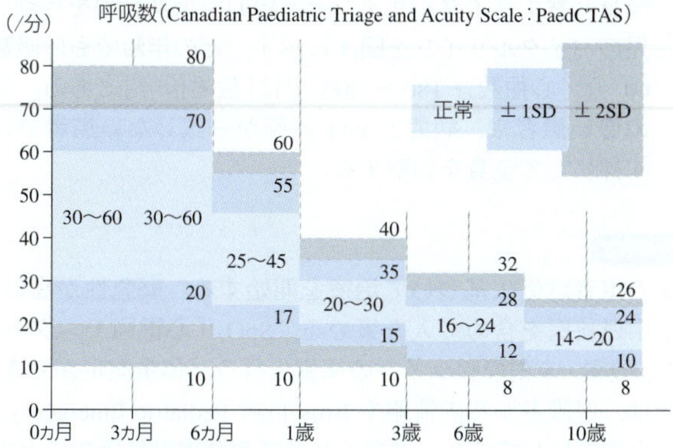

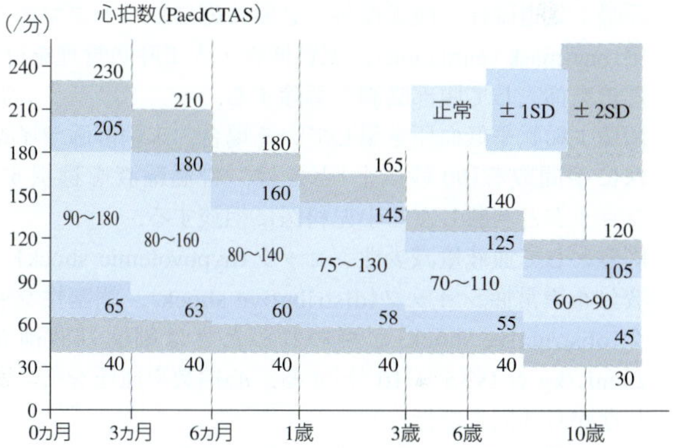

低血圧の定義	
満期産の新生児(0〜28日)	<60 mmHg
1〜12カ月	<70
1〜10歳	<70+年齢×2
11歳以上	<90

意識レベルの評価(AVPU)
A：Alert(覚醒している)
V：Verbal(声かけに反応する)
P：Pain(痛み刺激に反応する)
U：Unresponsive(反応がない)

低血糖の定義	
満期産の新生児	45 mg/dL以下
その後	60 mg/dL以下

体重予測(1〜10歳)	
体重	8+(年齢×2)kg

挿管チューブの大きさ	
新生児	3〜3.5 mm
6カ月	3.5 mm
カフなし	4+年齢/4 mm
(8歳未満は原則としてカフなし)	
カフつき	3+年齢/4 mm

カルディオバージョン		
0.5〜1 J/kg	→	2 J/kg

徐細動		
2 J/kg	→	4 J/kg

図1 PATによる患者評価

3 全身診察：バイタルサインと系統的な全身診療を行う．小児のバイタルサインを図1に示す．どの年齢でも呼吸数＞60/分，心拍数＞180〜200/分は「危険信号」である．状態の悪い患者や，病態とPAT評価が一致しない患者では必ず裸にして全身を診察する．

ERでの治療

上記の患者評価に基づいて治療を開始する．緊急性が高いときは，小児科医を含めて人を集める．SpO_2・心電図モニターを装着し，酸素・末梢静脈ラインの準備を行う．体重測定ができない場合は，保護者からの情報やBroselow® Pediatric Emergency Tapeなどを参考にしてチューブ類のサイズや薬物投与量を決定する．

1 呼吸：気道確保，酸素投与，必要に応じてバッグマスク換気（bag-mask ventilation），気管挿管・人工呼吸管理を行う．胃管を挿入して腹部膨満を解除する．

2 循環：頻脈や低血圧を呈している場合，末梢静脈ライン確保に手間取る（90秒以上）ときは，骨髄輸液を選択する．ショックと判断したら小児科医に相談する．
 1) 病態として血液量減少性ショック（hypovolemic shock），血液分布異常性ショック（distributive shock），閉塞性ショック（obstructive shock）が疑われるときは細胞外液補充液20 mL/kgをIV（5〜10分）する．心拍数や血圧をモニターしながら3回まで行う．
 2) 心筋炎や先天性心疾患児などで心原性ショック（cardiogenic shock）が疑われる場合も，細胞外液補充液5〜10 mL/kgを10〜20分かけてDIVして反応をみる．
 3) 上記治療で改善が不十分な場合はカテコラミンを使用する．敗血症性ショックで副腎不全の合併が疑われる場合は，ステロイド投与［ハイドロコートン（ヒドロコルチゾン）2 mg/kg IV］も検討する．

3 意識障害やけいれん，ショックのときはベッドサイドで血糖を測定する．低血糖があればただちにブドウ糖をIV（0.25〜1.0 g/kg：20％ブドウ糖2〜5 mL/kg）する．その後も持続的に糖を含む点滴を行い，血糖を再検する．

Case Study

1 歳男児が気道症状を伴う発熱初日に，5 分間の全身性けいれんで ER を受診．来院時には止痙していた．自発開眼があり視線も合う．体温 39.9℃，呼吸数 50/分，$SpO_2$98 %，心拍数 200/分，末梢冷感が強い．病歴・身体所見からは上気道炎に伴う単純型熱性けいれんだが，PAT では敗血症性ショックであり，病態と PAT 評価が一致しない．敗血症の可能性を考え，ER で細胞外液補充液の急速静注，血液培養採取，抗菌薬投与を開始して緊急入院した．翌朝，血液培養から肺炎球菌が検出された．病態と PAT 評価の不一致に気づいたことが早期治療に結びついた症例だった．

B 発熱

ポイント

①体温＞ 37.5℃を発熱とする．乳児では薄着にして 30 分後に再検すると平熱になることも多い．発熱は体温＋全身状態／随伴症状で判断する．

②小児の急性発熱患者のほとんどが，自然治癒するウイルス感染症である．その中の数 % の重症細菌感染症（髄膜炎，敗血症，肺炎，尿路感染症など）を見逃さないためには，PAT やバイタルサインの評価と手抜きのない診療が必要である．

③年齢

3 カ月未満：38.0℃以上の発熱では重症細菌感染症の可能性が高く（10 ～ 20 %），小児科医に相談する．生後 1 カ月未満は原則として血液・尿・髄液検査（培養含む）と X 線検査を行い，入院させて抗菌薬治療〔ビクシリン®（アンピシリン）＋クラフォラン®（セフォタキシム）〕を行う．全身状態が悪いときはゾビラックス®（アシクロビル）も併用する．

2 ～ 3 カ月児も，全身状態が悪ければ 1 カ月未満と同様に対応する．全身状態がよく，ウイルス性疾患や感染源が確定できれば髄液検査は行わなくてもよい．原則として入院させるが，抗菌薬の適応は小児科医に相談する．

4 ～ 36 カ月：潜在性菌血症の好発年齢であり，39℃以上の場合，WBC ＞ 15,000 は潜在性菌血症の可能性が高まる（16.6 % vs 2.7 %）．予防接種後には，侵襲性細菌感染症の頻度は肺炎球菌で80％，Hib（インフルエンザ桿菌b）で95％以上減少する．全身状態が悪い児では尿路感染症を見逃さないようにする．

④基礎疾患がある児（免疫不全症，重症身心障害児，心疾患術後，低出生体重児，自宅で医療機器を使用など）の発熱は小児科医に相談する．

⑤感染性：麻疹，風疹，水痘，ムンプス，インフルエンザなど，感染性の高い疾患では出席停止期間を指導する．2012年に学校保健法が改定された．主な出席停止期間を表2に示す．

まず素早くチェックすること

1 病歴，予防接種歴，全身状態から重症細菌感染症の可能性を評価する．基礎疾患がある児では，バイタルサインが同年齢の子どもとは異なる場合があるので，保護者から普段の状態やバイタルサインを聴取して評価する．

2 症状，身体所見，周囲の流行状況から感染源を推定する．感染源不明かつ全身状態が悪いときは，髄液，尿（グラム染色を含む），血液検査を行う．

3 3カ月未満，基礎疾患のある児は小児科医に相談する．

4 見逃しやすい発熱の原因として，中耳炎，尿路感染症，急性副鼻腔炎，非表在性膿瘍，被服部の皮膚軟部組織感染症，伝染性単核球症，川崎病，サルモネラ感染症などがあげられる．

ERでの治療

1 感染源の同定／確定診断ができればその治療を行う．

2 発熱は生体の防御反応の一環であり，必ずしも体温を下げ

表2 出席停止期間

疾患名	学校保健法による出席停止期間
麻疹	解熱後3日経過するまで
風疹	発疹が消失するまで
ムンプス	唾液腺の腫脹が発現した後5日を経過し，かつ，全身状態が良好になるまで
水痘	すべての発疹が痂皮化するまで
インフルエンザ	発症した後（発熱の翌日を1日目として）5日を経過し，かつ，解熱した後2日（幼児：幼稚園・保育園では3日）を経過するまで
百日咳	特有の咳が消失するまで又は5日間の適切な抗菌薬療法が終了するまで
咽頭結膜熱	腫瘍症状が消失した後2日を経過するまで

る必要はない．ぐったり感や経口摂取困難，睡眠障害があるときはカロナール®・アルピニー®坐剤（アセトアミノフェン）10 ～ 15 mg/kg を投与する．小児ではカロナール®・アルピニー®坐剤，ブルフェン®（イブプロフェン）3 ～ 6 mg/kg 以外の解熱薬は用いない．

3 原則としてERでの抗菌薬使用は重症患者に限り，経口抗菌薬は溶連菌感染症など限られた状況以外では処方しない．

4 6カ月未満への解熱薬投与は行わない．抗ヒスタミン薬［ペリアクチン（シプロヘプタジン）0.2 mg/kg 分3など］は，けいれん誘発のリスク，喘息発作時には禁忌であることを説明して，慎重に処方する．

帰宅時のアドバイス

以下の場合は再受診するように説明する．夜間に非小児科医が診察したときは翌日の受診を勧める．

1）高熱が3 ～ 5日持続する．
2）自分で動いたり遊んだりしない，水分摂取ができない，反応が乏しい．
3）肩呼吸，うなり声，激しい嘔吐，発疹など新しい症状が出現する．

C けいれん

ポイント

①単純型熱性けいれんの定義と対応に習熟しておく．
②けいれん重積，複雑型熱性けいれん，無熱性けいれん，基礎疾患のある子どものけいれんは，小児科医に相談する．
③けいれんが30分以上持続すると脳損傷がおきる可能性があるため，けいれんはできるだけ早く止める．静脈ラインの確保が困難なときはドルミカム®（ミダゾラム）点鼻投与が有用である．胃腸炎関連けいれんやテオフィリン関連けいれん，難治性てんかん患者のけいれんはベンゾジアゼピン系が効かないことがあり，機序の違う抗けいれん薬を選択する．低血糖，低酸素などけいれんの原因は速やかに是正する．

まず素早くチェックすること

1 A・B・C．モニターを装着してバイタルサインを評価する．

2 けいれんの型，持続時間，発熱の有無を把握し，全身の診察を行ってけいれんの原因を検索する．

3 意識・眼球偏位・筋緊張を評価する．見た目は止痙していても，脳の電気活動は止まっていない状態〔非けいれん性てんかん重積(non-convulsive status epilepticus：NCSE)〕と判断したら抗けいれん薬を使用する．厳密な鑑別には脳波検査が必要である．

4 これらはけいれんを止める処置と同時に行う．

ERでの治療

1 A・Bを確保する．けいれん中の高炭酸ガス血症は止痙後に速やかに回復するので，嘔吐に注意してbag-mask ventilationをしながら抗けいれん薬投与を優先してもよい．

2 静脈ラインが確保できたら，ホリゾン®(ジアゼパム) 0.3 mg/kgあるいはドルミカム® 0.15 mg/kg IV．静脈ラインが確保できないときはドルミカム® 0.3 mg/kgを半分ずつ両側に点鼻する．低血糖は是正する．

3 上記処置で止痙しないときは，小児科医に相談しながら以下の治療を検討する．

1) ホストイン®(フォスフェニトイン)15～20 mg/kgを30分かけてDIV．不整脈と漏出時の組織壊死に注意．

2) ラボナール®(チオペンタール)3～5 mg/kg IV．

3) ドルミカム® 0.1 mg/kg/時 DIV．

4) 胃腸炎関連けいれんでは，テグレトール®(カルバマゼピン) 5 mg/kg PO，あるいはホストイン®を1)と同じ方法で投与．

4 単純型熱性けいれん(てんかんの家族歴がない，脳障害の既往がない，6カ月～6歳，持続が20分以内，左右対称性で巣症状がない，意識回復が良好で神経学的異常がない，基礎疾患がない，短時間の頻発がない)であることが確認できれば帰宅可能．意識清明を確認してから，ダイアップ®坐剤(ジアゼパム)0.5 mg/kgを帰宅時と8時間後に使用してもよい．夜間に非小児科医が診察した場合は，翌日の受診を指示する．

D クループ・喉頭蓋炎

ポイント

①いずれも重症気道狭窄をきたしうる緊急疾患である．クループはウイルス感染による声門下狭窄，喉頭蓋炎では細菌感染（おもにインフルエンザ桿菌 b 型：Hib）による喉頭蓋腫脹が原因で気道が狭窄する．

②クループは 3 歳未満ではありふれた疾患で，嗄声，犬吠様咳嗽，吸気性喘鳴を呈する．まれに気管挿管を必要とすることがあり，そのときは通常より 1 〜 2 サイズ細いチューブを使用する．

③喉頭蓋炎は，Hib ワクチン導入後の地域では 0.7/10 万人とまれな疾患である．クループと比較すると年齢が高く（3 〜 8 歳），急激に進行し（時間単位），敗血症が先行する（約 70 % で血液培養陽性）ため全身状態が著しく悪い．くぐもった声，強い咽頭痛による流涎があり，sniffing position など独特の体位をとる．気道閉塞の危険性があるため口腔内の診察は避け，泣かせないように努める．

④気道確保のため，小児科医，麻酔科医，耳鼻科医など人手を集める．気管挿管はその場でもっとも習熟した医師が行う．

⑤他に気道の緊急疾患として，気道異物，咽後膿瘍，アナフィラキシーがあげられる．

まず素早くチェックすること

1 呼吸状態と全身状態の評価．呼吸努力の増加や低酸素血症の有無を確認する．

2 クループは数日前から上気道症状があることが多い．突然発症は喉頭蓋炎や気道異物，アナフィラキシーを示唆し，より早急な対応を要する．

3 重症気道狭窄では，検査よりも気道確保を優先する．血液検査，X 線検査でむやみに泣かせない．

4 X 線検査では，クループは正面像で pencil sign，側面像で下咽頭腔拡張があり，正常の喉頭蓋を確認できる．喉頭蓋炎では喉頭蓋が親指状に腫脹（thumb sign）し，喉頭蓋谷が消失する．

ER での治療

1 喉頭蓋炎：小児科医，麻酔科医，耳鼻科医をコールして気道確保(気管挿管／気管切開)を優先する．仰臥位よりも座位, 腹臥位の方が気道確保しやすい．ER でロセフィン®(セフトリアキソン)60 mg/kg IV.

2 クループ.

1) ボスミン®(アドレナリン)0.2 mL＋生理食塩水 2 mL を吸入する．20 分間隔で 3 回程度まで反復可.

2) 中等症以上では，デカドロン®(デキサメタゾン)0.15 ～ 0.6 mg/kg を IV／IM する．PO も可.

3) デカドロン®の効果発現までは 2 ～ 6 時間かかる．クループは短時間で悪化することがあるため，中等症例や乳幼児では ER で数時間経過観察する.

4) 低酸素血症がなく，吸入で呼吸困難が消失すれば帰宅させてよい．再燃の可能性を説明する．デカドロン® PO を処方することもある.

E 気管支喘息

ポイント

①典型例では気管支喘息の診断は容易であるが，初発例，乳幼児，突然発症，β 刺激薬に反応が乏しい場合には，気道異物，アナフィラキシー，喉頭蓋炎の可能性も考慮する.

②発作強度は自覚症状と聴診所見だけでは判断できないこともあり，必ず心拍数，SpO_2 をモニターする．ER での治療内容は，受診時の発作強度だけでなく，これまでの発作歴(気管挿管や入院歴，急激な悪化の既往)，ER 受診までの治療などを参考にして決定する.

まず素早くチェックすること

1 全身状態，SpO_2 を含むバイタルサイン，呼吸窮迫症状(陥没呼吸など)から発作強度を評価する．必要ならすぐに酸素を開始する.

2 喘息による入院歴, ステロイド使用歴, ER 受診までの治療, 非発作時の管理内容を確認する．大発作や，大発作に進行しそうな場合はただちに β 刺激薬の吸入を行い，末梢静脈ラインの確保，血液ガス，胸部 X 線検査を行う.

3 発作の誘因(感染・アレルゲン曝露・運動・天候など)を確認する.

ERでの治療

1 意識変容，歩行・会話困難，SpO_2 < 90 % など大発作が疑われるときは，すぐにモニター装着して処置のできる環境に移動し，小児科医に連絡する．

2 β刺激薬の吸入：ベネトリン®(サルブタモール)0.3 ～ 0.5 mL＋生理食塩水 2 mL を吸入する．SpO_2 < 95 % のときは必ず酸素と併用する．20 分おきに 2 ～ 3 回反復可．動悸，悪心，頭痛，振戦などの副作用に注意する．

3 ステロイド投与：中～大発作，2 回の吸入に反応が乏しいとき，入院歴がある場合には早期にステロイドを投与する．
- ソル・メドロール®(メチルプレドニゾロン)1 ～ 1.5 mg/kg IV.
- プレドニン®(プレドニゾロン)0.5 mg/kg，あるいはデカドロン® 0.3 mg/kg PO(1 回量)．

4 上記治療に反応しない場合，プロタノール®・アスプール®(イソプレナリン)持続吸入を行う．小児科医に相談する．
- プロタノール®・アスプール®5 ～ 10 mL＋生理食塩水 500 mL　酸素 10 L/分と併用．
- 排痰促進も急性発作時に有用な治療である．

5 テオフィリンはERでは原則として使用しない．

6 大発作，および十分な改善(酸素不要かつ高調性喘鳴の消失)が得られない中発作は入院適応である．改善が得られても，大発作や急激な悪化の既往がある場合は入院を検討する．

7 再度症状が悪化したときは，速やかに受診するよう説明し，翌日の小児科受診を指示する．

F アナフィラキシー

ポイント

早期に診断し，アドレナリン投与を決断する．

まず素早くチェックすること

1 意識，A・B・C，バイタルサインを確認する．モニターを装着して，酸素・末梢静脈ラインの確保を行う．

2 喉頭浮腫，喘息発作，血圧低下があればボスミン®(アドレナリン)IM を躊躇しない．

3 呼吸器，皮膚，粘膜，消化器症状は小児でも分かりやすい．初期の口内，喉頭違和感は小児では「原因不明の不機嫌」としかみえないこともあるので病歴と経過観察が必要である．

ERでの治療

1 低酸素血症，呼吸器症状があるときは，ただちに酸素投与．気道狭窄症状があれば気管挿管の準備も行う．

2 中等症(著明な皮膚粘膜症状，あるいは呼吸器症状が存在，全身状態が良好ではない)以上のときはボスミン®IMを行う．

・ボスミン® 0.005 ～ 0.01 mg/kg IM(緊急でなければ皮下注も可)は，小児では大腿外側部が推奨される．5 ～ 10 分で反復可．

3 末梢静脈ラインを確保(緊急時なら骨髄路)し，循環が不安定ならば細胞外液補充液 20 mL/kg を点滴する．

4 呼吸器症状があれば，喘息に準じてβ刺激薬ベネトリン®の吸入を行う．20 分あけて反復可．

5 抗ヒスタミン薬(緊急でなければPOでも可)

・ガスター®(ファモチジン)0.5 ～ 1 mg/kg IV.

・クロール・トリメトン®(クロルフェニラミン)0.35 mg/kg (2 ～ 5 mg)IV.
あるいはアタラックス® P(ヒドロキシジン)1 mg/kg IV.

6 ステロイド薬は遅発反応を抑制する．

・ソル・メドロール®1 ～ 1.5 mg/kg IV.

・あるいは水溶性ハイドロコートン 5 ～ 7 mg/kg IV.

7 中等症以上，1 歳未満は入院して経過観察する．帰宅する場合，24 時間以内に遅発反応をおこす可能性を家族に説明し，症状が出たらすぐに受診するように指示する．アナフィラキシーでは原因特定が必要なため，翌日に小児科を受診させる．

G 腸重積

ポイント

①腸重積は 6 カ月～ 3 歳に好発し，間欠的腹痛(50 %)，嘔吐(70 ～ 80 %)，血便(発症 2 時間を過ぎたら 90 ～ 95 %)を 3 主徴とする．原因不明の不機嫌，泣き止まないなどの主訴で受診することもある．

②上記症状に加えて超音波検査でTarget signやPseudokidney signを確認できれば確定診断できる．回腸末端が結腸内に入り込む回腸－結腸型が多いので，先進部は右季肋部～心窩部にあることが多い．発症から6時間程度で小腸ガスやニボー像が出現する．確定診断のために注腸造影を要することもあり，造影剤が停滞して蟹爪状の陰影欠損があれば確定診断できる．

③循環不全など全身状態不良例，腹膜炎が疑われる例，6カ月未満，発症から24～48時間以上経過している場合は，非観血的整復前に小児外科医に相談する．3歳以上の腸重積ではMeckel（メッケル）憩室や腫瘍性病変，Henoch-Schonlein（ヘーノホ・シェーンライン）紫斑病などの器質的病変の存在を疑う．

まず素早くチェックすること

1 3主徴がそろうとは限らないので，好発年齢児の原因不明の嘔吐や不機嫌のときには腸重積を疑う．

2 病歴から発症からの時間を推定し，全身状態を評価する．循環不全や腹膜炎が疑われるときはバイタルサインの安定化を優先する．

3 確定診断のために，腹部エコー，注腸造影を行う．

ERでの治療

1 末梢静脈ラインを確保して鎮静，鎮痛や処置中の急変に備える．

2 消化管穿孔がなく，発症からの時間が24～48時間未満であれば，小児科医／小児外科医立会いで非観血的整復（高圧浣腸・空気整復）を行う．先進部が徐々に口側に進行し，重積が解除されると造影剤が急速に回腸に流入する．回腸が1 m程度造影されて回腸－回腸重積が残存していないことを確認できたら整復完了である．

3 非観血的整復率は80～90％だが，100 cmH_2Oの圧を加えても先進部が3分以上停滞しているときは，いったん結腸内の造影剤を排出させて15分休憩する．3回施行しても整復できないときは小児外科医に相談する．

4 非観血的整復後の再発が約10％にみられる．

H 発疹

ポイント

① ER では緊急性や感染性の高い発疹の診断と対応をしっかり行い，それ以外の発疹を翌日の小児科／皮膚科につなげることが求められる．
②発疹の形状だけで診断をつけることは難しい．問診と発疹以外の身体所見も大切にする．
③ ER では発疹の形状を，1) 水疱・膿疱，2) 出血斑・紫斑，3) それ以外（斑・丘疹・膨疹・落屑・潰瘍など）に分けるとわかりやすい．出血斑・紫斑には虐待も含めて注意が必要である．

まず素早くチェックすること

1 全身状態，バイタルサインを確認する．アナフィラキシーや播種性血液内凝固（disseminated intravascular coagulation：DIC）に伴う皮膚病変を除外する．

2 問診で随伴症状，経過，既往歴や予防接種歴，周囲の流行状況，薬剤歴を確認する．たとえば麻疹の場合，気道症状や眼球充血を伴い，不顕性感染がまれなことから周囲の流行が確認できることが多い．ただし予防接種後でも vaccine failure がおこりうるので完全に除外はできない．逆に非典型的な経過をとって診断が難しくなることもある．

3 全身診察で発疹以外の所見を確認する．粘膜症状があれば Stevens-Johnson（スティーヴンス・ジョンソン）症候群も疑う．たとえば川崎病の場合，主要症状のほかに，BCG 痕の発赤は疾患特異性が高い．

4 発疹の形状を確認する．
1) 水疱・膿疱：水痘，火傷，伝染性膿痂疹（とくにブドウ球菌は水疱性），ウイルス性発疹症など．
2) 出血斑・紫斑：特発性血小板減少性紫斑病（idiopathic thrombocytopenic purpura：ITP），Henoch-Schönlein 紫斑病，凝固異常症，虐待など．
3) それ以外：ウイルス性発疹症，多形滲出性紅斑，じんましん，薬疹など．

5 緊急性（入院適応）のある疾患の可能性を考える．下記の疾患が疑われるときは入院を検討する．
Stevens-Johnson 症候群～中毒性表皮壊死症（toxic epidermal

表 3 ER で知っておくべき疾患とその治療

疾患	治療
軽症ならば外来治療が可能なもの	
水痘，帯状疱疹，カポジ水痘様発疹症	アシクロビル 80 mg/kg/日 分 4
麻疹，風疹，手足口病 伝染性紅斑，伝染性単核球症 突発性発疹	対症療法
伝染性膿痂疹 溶連菌感染症（猩紅熱）	抗菌薬（内服：ブドウ球菌と溶連菌をカバーする） パセトシン®（アモキシシリン）40 mg/kg/日 分 3
じんましん，多形滲出性紅斑	抗ヒスタミン薬，ステロイド薬 3 歳未満：オキサトミド 1 mg/kg 分 2 3 歳以上：エピナスチン 0.5 mg/kg 分 1 7 歳以上：アレグラ®（フェキソフェナジン）60 mg 分 2 12 歳以上：アレグラ® 120 mg 分 2
原則として入院治療が必要なもの（小児科医に相談）	
SSSS，頭部より上の蜂窩織炎	抗菌薬＋皮膚科的処置
川崎病，ITP	免疫グロブリン治療など

necrolysis：TEN），壊死性筋膜炎，川崎病，ブドウ球菌性熱傷様皮膚症候群（staphylococcal scalded skin syndrome：SSSS），頭部より上の蜂窩織炎，アナフィラキシー，全身状態不良．

6 隔離の必要性を検討する（表 2）．

ERでの治療

表 3 を参考に治療を行う．

1 頭部外傷

ポイント

①ここでは重症頭部外傷（GCS ＜ 8 やバイタルサインの変動を伴うもの）・開放性頭部外傷を除く，軽症閉鎖性頭部外傷が疑われる症例を扱う．小児の重症頭部外傷，開放性頭部外傷は参考文献を参照．

②小児では頭部外傷は鈍的外傷が多く，成人との比較ではびまん性軸索損傷が多く頭蓋内血腫の頻度は低い．

③軽症閉鎖性頭部外傷の小児では，鎮静や被曝の問題から頭部CT の適応が問題となる．意識障害，けいれんなど神経学的異常所見があるとき，骨折が疑われるとき，虐待が疑われるときは絶対適応である．表 4 の 3）～ 6）がすべて YES であれ

表4 小児軽症頭部外傷

2歳未満	2歳以上
1)健常な精神状態(GCS 15)	1)健常な精神状態(GCS 15)
2)触知可能な頭蓋骨骨折がない	2)頭蓋底骨折の徴候がない
3)前頭部以外に頭皮血腫がない	3)意識消失がない
4)意識消失がない，あるいは5秒以内の意識消失	4)嘔吐がない
5)損傷の発生機序が重度でない	5)損傷の発生機序が重度でない
6)親の指示に従って正常な動作ができる	6)重篤な頭痛がみられない

ば頭蓋内病変のリスクは低い．NOがある場合，または嘔吐を繰り返している場合は個別に判断する．1回のみの嘔吐は頭部CTの絶対適応ではない．

④被虐待児症候群を見逃さない．疑われるときは小児科医に相談する．

まず素早くチェックすること

1 意識(Glasgow Coma Scale：GCS)，A・B・C，頸椎保護の必要性，頭部以外の外傷の有無．

2 受傷機転を確認し,エネルギーの性質と大きさを推定する．独歩前の頭部外傷，所見と受傷機転が一致しないとき，目撃者のいない外傷では，一度は虐待の可能性も考慮する．

3 意識，健忘の有無，嘔吐回数，けいれん，巣症状，瞳孔所見，触知可能な骨折の有無を確認する．乳幼児では頭囲と大泉門膨隆の有無を記載する．

4 頭部CT撮影の適応を判断する．鎮静が必要な場合は，脳圧を上昇させないラボナール®などで行う．

5 頭部外傷に随伴する頸椎損傷の有無を評価する．8歳未満の小児での頸椎画像検査は，単純X線検査では上位頸椎の描出が困難なため，頭部CTを撮影するときに第2頸椎までを撮影範囲とする．

ERでの治療

1 意識消失，受診時の症状，神経学的異常所見，画像所見の異常がなく，信頼できる保護者がいて再受診が確実にできる状態であれば帰宅可能．

2 帰宅後に，異常行動，けいれん，頭痛の悪化，2回以上の嘔吐，意識障害，複視，麻痺や感覚異常などの神経学的異常，耳や鼻から薄い血液が出る，頸部痛，発熱などの症状があれば再受診するように指示する.

3 上記以外，あるいは受傷エネルギーが大きい，全身状態が不良の場合は，12 ～ 48 時間の経過観察のため入院させる.

参考文献

・アンジェロ・マイクロジアナキス，ほか：トロント小児病院外傷マニュアル. メディカル・サイエンス・インターナショナル，2008：75-104

J 被虐待児症候群

ポイント

①虐待には，身体・性的・心理的虐待など子どもへの望ましくない行為(abuse)と，子どものニーズを満たさないネグレクト(neglect)がある. 両者を統合して「不適切な養育(maltreatment)」ともよばれる.

②医療者は，被虐待児症候群を「早期発見で確実に予後を改善できる重症疾患」と認識して，常に疑いをもち，可能性があれば緊急入院させて子どもを保護するべきである.

③加害者の「悪意の有無」は虐待の定義には含まれない. 保護者の育児知識の不足や善意に基づく信念が原因であっても，子どもの健康と安全が守られていなければ虐待として対応する.

④虐待では，加害者自身も精神的に追い詰められていることが多い. 虐待の発見は「子どもと家族への援助」の始まりである.

⑤「児童福祉法」や「児童虐待防止等に関する法律」では，医療者は虐待の確証がなくても「児童虐待を受けたと思われる児童」を発見したら通告することが義務づけられており，かつ医師の秘密保守義務違反に当たらないことが明記されている. 虐待事実の確認は医療者ではなく児童相談所の役割である.

まず素早くチェックすること

1 ER におけるすべての事故，外傷，火傷，骨折，受診時死亡例で虐待を鑑別にあげる.
とくに外傷や火傷痕が複数存在する例，反復例，保護者が述べる受傷理由で説明できない場合，交通事故や第三者が目撃した転落事故以外の硬膜下血腫，眼底出血例は虐待を疑う.

2 全身状態を評価する. 被虐待児症候群でも主訴に対する医学的対応は通常と変わらない.

3 不潔な皮膚や衣服，低身長や低体重，明らかな発達の遅れ，

「何となくおかしい親子関係」に注意する．保護者の特徴として，頻回の受診，受診が遅れがち，病歴の説明に一貫性がない，知的能力や精神疾患が疑われる，などがある．虐待の加害者は実父母，とくに実母が多い．

4 問診：受傷状況や家族背景，発達歴を聴取する．母子手帳を確認する．保護者の説明に矛盾があっても指摘せず，そのままカルテに記載する．子ども本人への問診は保護者が同席していない状況が望ましい．

5 診察：下着も脱がせて全身の診察を行う．所見は，全体像とメジャーを入れた接写を2枚セットで撮影してカルテに保存する．頸部・腋窩・腰背臀部・大腿内側部の外傷は事故ではまれであり，虐待による外傷ではしばしばみられる．性的虐待が疑われる女児の性器の診察は婦人科医に依頼する．

6 虐待を疑ったときの検査．

1）血液検査：血小板減少症，血友病，ビタミンK欠乏症を除外する．

2）尿検査：性的虐待では尿路感染症，尿中精子の有無を確認する．

3）頭部CT（亜急性期ならMRI）：硬膜下出血，脳実質損傷など．70％は骨折を伴わない．

4）眼底検査：網膜出血は強く揺さぶられたときにみられ，ぶつかっただけではおこりにくい．

5）全身骨X線検査：2歳以下では全例，2～5歳は診察で骨損傷が疑われるときに撮影する．1～2週間後に再検査して，微細な骨折を見逃さない．

- 骨幹端，肋骨（肋骨脊椎接合部），棘突起，胸骨，肩甲骨骨折は虐待の特異度が高い．鎖骨，長管骨骨幹部，頭蓋骨線状骨折の特異度は低い．
- 全身骨X線検査：頭蓋骨，胸郭2方向，頸椎，腰椎側面，股関節，大腿骨，下腿骨，上腕骨，前腕骨，手指骨，足趾正面の単純X線写真．

ERでの治療

1 外傷，火傷など主訴の診療は通常通りに行う．

2 「医学的に入院治療が必要」と説明して入院させ保護する．とくに，治療を要する外傷や熱傷が複数個ある，脱水および栄養障害，性的虐待，学校などを5日以上連続して欠席，などは必ず入院させる．
やむを得ず帰宅させる場合は再診を予約し，連絡先を確認する．

3 小児科，脳外科，整形外科，眼科，形成外科，婦人科，精神科などに必要な評価を依頼する．翌日以降に社会的対応を含めて担当する科(多くは小児科)を決定する．

4 児童相談所への通告は，被虐待児症候群の診療経験がある医師やソーシャルワーカーと相談して病院組織として行うことが望ましい．入院などで子どもを保護できれば翌日まで待ってもよい．通告前に保護者への告知や同意を得る義務はない．

5 死亡例，重篤な外傷，犯罪性が高いと思われる例，保護者が薬物依存などの場合は警察へ通報する．死亡例では血液・尿などの検体採取や全身CT撮影なども検討する．

6 初療時に保護者が医療者から責められたと感じると，子どもの受け入れがさらに難しくなる場合がある．育児をねぎらう姿勢も必要である．

被虐待児の診療

被虐待児の診療では，複雑な社会面への対応も必要になる．慣れない医師が一人で対応するには限界があり，病院としての虐待対策組織があることが望ましい．当院では小児科医・看護師・ソーシャルワーカー・弁護士をコアメンバー，各専門医をサポートメンバーとするFamily Support Team(FaST)を設置している．定例会議の他に，緊急性のある被虐待児が来院した場合，小児科医が窓口となってコアメンバーを緊急招集して対応を決定している．

(市河茂樹)

2 耳鼻咽喉科救急疾患

A 鼻出血症

ポイント

鼻腔前方のKieselBach（キーゼルバッハ）部位からの出血が70～90％を占め対処は比較的容易だが，鼻腔後方からの出血の場合は治療に難渋することが多い．腫瘍性病変や血管炎疾患等が潜在する場合もある．

まず素早くチェックすること

1 病歴上重要なのは，出血の量と抗凝固薬等の内服の有無である．

2 また，出血初期に安静座位で前鼻孔から流出していた場合は鼻腔前方からの出血のことが多く，はじめから後鼻孔と咽頭に回るときは後方からが多い．

ERでの治療

1 患者を座位でややうつむきかげんとし，両手指を使い鼻翼両側の柔らかい(軟骨)部分をなるべく大きく外側から正中に向かって圧迫する．KieselBach部位の出血は用手圧迫で止まりやすい．診察時出血していなくても用手圧迫の方法は患者に指導しておくとよい．来院時患者は例外なく興奮状態である．特に高齢者は落ち着かせて，血圧が下がるだけでも止血をみる場合がある．

2 用手圧迫で止血をみない場合(もしくは止血をみても追加の処置をする場合)はコメガーゼを5,000倍アドレナリン液と4％リドカイン液を約1：1に混合したものに浸して，前鼻孔から挿入し粘膜に押し当てる．軽く圧迫を効かせ，15分ほどで抜去する．粘膜麻酔がよく効き以後の処置がしやすくなる．一般に小児には用手圧迫以上の侵襲的処置は勧められないことが多い．

3 出血の勢いが強くない場合は，アルギン酸塩被覆材(カルトスタット・ソーブサン)か酸化セルロース(サージセル)の挿入を勧める．前鼻鏡と膝状の摂子を使い，ヘッドライトなどで鼻腔内に光を当てて挿入する．これらは後で抜去の必要がない．血小板低下やワルファリン内服中，家族性鼻出血があればこれらの材料での処置が勧められ，焼灼や軟膏ガーゼパッキングは次善である．

4 勢いが強い場合は抗菌薬入り軟膏(アクロマイシン)を染み込ませたガーゼを鼻腔内にパッキングする. 前項と同様に, 膝状摂子を用い前鼻孔から背側への方向を守ってゆっくりと挿入する. 挿入軸を誤り側方に入れようとしたり, 上方に入れようとしたりすると正常粘膜に裂創を作るので注意する. 挿入の枚数を記録する. 処置後5日以内に耳鼻咽喉科での抜去が必要である.

5 KieselBach部位からの出血であれば, 観察のうえバイポーラ電気メスで焼灼することができる.

6 鼻腔後方からの出血の場合, 膨張性のある医療用スポンジ(鼻科用メロセル)を使用することである程度の止血が得られる. 表面に抗菌薬入り軟膏を薄く塗布してから前鼻孔より総鼻道底を沿わせて後鼻孔まで挿入する. 数日後に専門医で抜去する.

専門医にコンサルト

上記方法でも止血困難な場合, 特に咽頭にまわる出血が止まらない場合は, 軟膏ガーゼを深部に挿入する, 後鼻孔バルーン処置, 鼻腔後方の出血点を焼灼するなど専門性が高い処置を要する. 前鼻鏡と額帯鏡(もしくはヘッドライト)の使用に習熟していなければ軟膏ガーゼによるパッキングは勧められない. 後鼻孔バルーン処置も同様である.

B 鼻腔異物・耳内異物

ポイント

とくに小児の場合, 一度痛がらせてしまうとその後の処置が困難となる. 使用する道具, 除去の手段をあらかじめ考えておき, 十分な準備のうえで摘出すること.

まず素早くチェックすること

ボタン電池や, 水に濡れることで腐食性のあるものなどは緊急に除去する必要がある.

ERでの治療

1 問診. 何が入っているか, いつから入っているかなどを確認する.

2 入っているものに応じた除去の方法, 道具を検討する. 耳垢鉗子などで挟めるものであればよいが，ビーズなど丸いものの場合は挟みづらいので，①細い棒状のものの先に接着剤をつけ付着させて取り出す，②フック状になった異物鉤で取り出す，などの方法がある．生きた昆虫が入っている場合は，キシロカイン®のスプレーで虫を殺してから取り出すと痛みが少ない．

3 とくに小児の場合，摘出の際に暴れてうまく取れないどころか，かえって関係ない部位を傷つけてしまう可能性がある．一度失敗すると，その後の処置はより困難となることを考え，十分な準備(介助のスタッフ，道具など)の下で行うこと．

4 除去が困難な場合，とくに取ろうとする操作で出血したときなどは，いったん局部の炎症・出血が治まってから改めて除去した方がよい場合が多い．緊急性のない異物の場合は，後日専門医受診を指示してよい．外耳道の炎症・出血に対しては，抗菌薬入り点耳薬[タリビッド®耳科用液(オフロキサシン)など]を処方して1日2回程度の点耳を指示する．

専門医にコンサルト

1 ボタン電池や，腐食性のあるものの場合は，鼻内・耳内に炎症をおこす可能性があり，早急な除去が望まれる．暴れて除去が困難な場合は全身麻酔下での除去も考慮する必要がある．うまく除去できた場合でも，炎症が残る場合があるので後日の耳鼻科受診を勧める．

2 鼻腔異物が深部にある場合，吸い込んでしまうと気道異物となる可能性がある．気道異物の懸念がある場合には，専門医にコンサルトするのがよい．

3 外耳道異物除去後，難聴が残る場合などでは鼓膜損傷・穿孔などの可能性があり，耳鼻科受診の必要がある．外傷性鼓膜穿孔の場合，感染をおこさなければたいてい1週間くらいで閉鎖することが多い．

C 急性外耳道炎・急性中耳炎

ポイント

感染の経路を考えることで，所見がとれなくても病態が把握できる場合が多い．

まず素早くチェックすること

上気道炎の有無を確認．内耳，乳突など深部に進展している可能性を判断する．

ERでの治療

1 問診を行う．上気道炎(鼻水など)が先行している場合には中耳炎の可能性が高くなる．外耳道炎は耳掃除などがきっかけになることが多い．

2 外耳道，鼓膜の所見を観察する．耳垢が邪魔になる場合は除去して鼓膜を観察することが望ましいが，困難な場合にはERでは無理に取らなくてよい．

3 耳漏は，外耳道炎，中耳炎どちらでも生じうる．耳漏がみられる場合には，局所治療として抗菌薬入り点耳薬(タリビッド®耳科用液など)を処方するとよい．

専門医にコンサルト

1 中耳炎では，程度に差はあるが難聴を認める．外耳道炎でも腫脹が強い場合には難聴を訴える場合がある．回転性めまいやキーンという高い音の耳鳴の訴えがある場合には，炎症が内耳に及んでいる可能性がある．

2 中耳炎が進行すると乳突炎，髄膜炎などに進行する可能性がある．高度の頭痛，発熱などを認める場合には，頭部CTを考慮する．

D 急性喉頭蓋炎・扁桃周囲膿瘍

ポイント

気道閉塞の可能性，緊急性をなるべく早く把握する．気道閉塞となった場合の対処はあらかじめ把握しておくこと．

まず素早くチェックすること

1 上気道閉塞による呼吸困難は，症状の軽いものから順に，①吸気時喘鳴，②吸気時呼吸困難感，③起坐呼吸，④不穏，と進行する．パルスオキシメーターによる血中酸素飽和度は，呼吸困難がよほど進行しないと低下せず，あまり当てにできない．

2 喉頭蓋炎をはじめとする上気道狭窄により，含み声(くぐもったような声，hot potato voice)になる．

ERでの治療

1 咽頭の視診．口蓋垂が左右に変位している場合は，扁桃周囲膿瘍が考えられる．咽頭所見が一見正常でも，呼吸困難や嚥下困難が高度の場合は，急性喉頭蓋炎を疑う．

2 喉頭ファイバースコープによる観察は，咳き込ませて呼吸困難を強める可能性がある．急性喉頭蓋炎を強く疑う場合，頸部側面からのX線写真で喉頭蓋の腫脹があるか確認する．喉頭蓋の腫脹がはっきり認められない場合は，喉頭ファイバースコープで喉頭を観察することを考慮する．

3 呼吸困難が切迫・悪化している場合は，気道確保の必要がある．扁桃周囲膿瘍などでは気管挿管が行える場合もあるが，高度の喉頭蓋炎では挿管不可能であり，気管切開・輪状甲状膜切開の必要が生じうる．採血，ラインの確保などと平行して，外科的処置の準備も行う．

4 抗菌薬〔セファメジン®α(セファゾリン)1 g＋ダラシン®S(クリンダマイシン)600 mg 1日2回DIV〕，ステロイド〔ソル・コーテフ®(ヒドロコルチゾン)100 mg IV〕の投与により外科的な処置を回避できる場合もあるが，悪化傾向の場合には外科的処置を逡巡すべきではない．

専門医にコンサルト

重症の扁桃周囲膿瘍の場合，専門医により膿瘍を穿刺あるいは切開する必要がある．CTで膿瘍の広がり，位置を確認すると処置しやすい．

(越智　篤)

3 眼科救急疾患

A 眼内異物

ポイント

①眼瞼裂傷では視束管骨折のほか眼内異物を疑う.
②眼内異物の診断にはCTが非常に有効.

まず素早くチェックすること

1 鉄片，ガラス，コンクリート破片などの飛入の有無.
2 眼瞼裂傷，結膜裂傷，穿孔性角膜外傷，強膜裂傷の有無.

これで診断確定！

1 X線写真，CT，超音波Bモードなどによる検査：金属片はMRI禁忌.
2 眼瞼裂傷，結膜裂傷，穿孔性角膜外傷，強膜裂傷を認めた場合は眼内異物を疑う.
3 診断には眼科医による眼底検査などの他所見が不可欠である．早急な治療が必要であり．早期に眼科医へコンサルトする.

ERでの治療

1 手術を含めた眼科での治療を必要とする.
2 早期に眼科医へコンサルトする.

B 結膜異物

まず細隙灯顕微鏡検査で素早くチェックすること

異物精査：球結膜だけでなく，必ず結膜を反転し瞼結膜，円蓋部も調べる.

これで診断確定！

1 異物が複数存在するケース：異物除去後に症状が軽快しない場合は複数の異物混入も考える.
2 角膜上皮障害だけでも眼痛，異物感などの症状をきたす.

ERでの治療

1 結膜嚢内の異物は生理食塩水などで洗い流し，結膜下に迷入した異物，瞼結膜異物は鑷子にて除去する.
2 下記薬剤を処方し，翌日の眼科外来受診を指示する.
1）抗菌薬の点眼薬〔クラビット®(レボフロキサシン)など〕.

2) ヒアレイン®(ヒアルロン酸)点眼.
3) タリビッド®眼軟膏(オフロキサシン)かフラビタン®(フラビンアデニンジヌクレオチド)眼軟膏点入と圧迫眼帯.

C 角膜異物

ポイント

①外傷発生時のメカニズムを詳しく問診する．保護用ゴーグルを装用していたか，金属を扱っていたかなど.
②鉄粉は化学反応をおこして埋没するため早急に除去する.

まず細隙灯顕微鏡検査で素早くチェックすること

角膜穿孔の有無を精査する.

これで診断確定！

角膜穿孔：熱い涙，眼痛などの自覚症状を認め，他覚的に前房消失，虹彩脱出を認めれば角膜穿孔は確実である.
- 角膜穿孔を認めた場合，X線写真，CT，超音波Bモードなどによる眼内・眼窩内異物検査が必要である.

ERでの治療

1 浅層の角膜異物はベノキシール®(オキシブプロカイン)点眼麻酔後に細隙灯顕微鏡下で27G針，異物針などで除去する．多数の表層性異物を認める場合は洗眼でより簡単に除去できることがある.
2 早急に眼科医にコンサルトする.

D 電気性眼炎

ポイント

①殺菌灯，溶接光，水銀灯などを保護眼鏡なしで直接視した場合におこる電気性眼炎と，春スキーなどでおこる雪眼炎(いわゆる"ゆきめ")がある.
②両者ともに潜伏期は紫外線曝露から30分～24時間である.

まず細隙灯顕微鏡検査で素早くチェックすること

1 問診(ポイント参照).
2 痛みで開瞼困難な(診察できない)ケースでは，まずベノキシール®点眼を使用し疼痛を除去する.

・ベノキシール®点眼薬は，患者の要望があっても処方してはならない．角膜上皮の創傷治癒を遅らせてしまう．

これで診断確定！

1 細隙灯顕微鏡検査で，点状表層角膜炎，角膜びらんを認める．
2 診断には上記エピソードや眼痛，流涙，羞明，視力低下などの自覚症状が必要となる．

ERでの治療

下記薬剤を処方し，翌日の眼科外来受診を指示する．
1）抗菌薬の点眼薬(例：クラビット®など)．
2）ヒアレイン®点眼．
3）タリビッド®眼軟膏かフラビタン®眼軟膏点入と圧迫眼帯．

E 網膜剥離

ポイント

若年発症網膜剥離の原因として，外傷，強度近視がある．

これで診断確定！

1 視力低下，飛蚊症，視野欠損などの自覚症状を認める．
2 確定診断には眼科医による眼底検査が不可欠である．

ERでの治療

眼科医にコンサルトする．

F 硝子体出血

まず素早くチェックすること

1 外傷が原因である場合は頭蓋内精査も必要である．
2 糖尿病，高血圧，膠原病，血液疾患などの有無を確認する．
3 くも膜下出血に併発するTerson（テルソン）症候群が原因のこともある．

これで診断確定！

1 突然の無痛性の視力低下，飛蚊症などの自覚症状を認める．
2 確定診断には眼科医による眼底検査や超音波Bモードが不可欠である．

ERでの治療

眼科医にコンサルトする.

G 視束管骨折

ポイント

①眉毛に外傷・打撲・裂傷があれば視束管骨折を疑う.
②視力障害がみられたら眼科医へコンサルトする.

まず素早くチェックすること

頭蓋内精査,顔面外傷・骨折などの精査が必要である.

これで診断確定!

1 眉毛外側部打撲,急激な視力低下を認めた場合は外傷性視神経症を疑う.
2 視神経障害では交互対光反射試験で相対的求心性瞳孔異常(RAPD)陽性を認める.
3 視束管撮影,頭部CTで視神経管骨折・変形を認めれば診断は確定である(明らかな骨折を認めないことも多い).

ERでの治療

1 眼科医にコンサルトする.
2 早期に視神経管開放術,大量ステロイド薬投与を行う.

H 眼窩底骨折

ポイント

①単純X線写真(正面像)でtear-drop signがみられる.
②多くは保存的治療で治癒する.

まず素早くチェックすること

顔面外傷・骨折などの精査が必要である.

これで診断確定!

1 眼球打撲後に複視,眼球陥凹,嘔吐,鼻出血などを生じる.
2 確定診断にはWaters法(X線),眼窩CTが有用である.解剖学的にもっとも薄い眼窩下壁に骨折を認める.

ERでの治療

1 眼科医，形成外科医にコンサルトする．

2 骨折部位に外眼筋が陥頓した場合には，早期の観血的治療を要する．

I 眼瞼裂傷

ポイント

①眼瞼裂傷に伴って外傷性眼瞼下垂，涙小管断裂を生じる．
②流涙があり，内嘴部に裂傷があれば涙小管断裂が疑われる．診断には，視診，通水試験，涙道ブジー，粘弾性物質や空気などの注入，pigtail probe などがある．

ERでの治療

1 眼科医，形成外科医にコンサルトする．

2 涙小管断裂がない場合は縫合する．涙小管断裂がある場合は再建が必要である．

眼の化学熱傷

- 角膜，結膜が強酸，強アルカリあるいは有機溶媒で損傷されたときは重篤となることがある．
- 角膜浸潤，結膜充血，前房内炎症が生じるため，多量の水道水，できれば生理食塩水で洗浄する．洗浄は少なくとも 30 分以上続けるべきである．
- 一方，ニトラジン紙で結膜の pH を測定し，正常な pH が回復するまで洗浄することを推奨する意見もある．洗浄後，結膜円蓋を綿棒で拭き，残留物を除去すべきである．
- 化学物質による虹彩炎は 1 % アトロピン点眼液によって治療する．角膜上皮の損傷に対しては, 0.3 % シプロキサン®(シプロフロキサシン)塗布によって治療する．
- 化学熱傷はブドウ膜炎や眼球穿孔などをおこすことがあり，必ず眼科医に診てもらう．

（江本宜暢）

4 産婦人科救急疾患

A 妊娠初期（妊娠 13 週まで）の性器出血

ポイント

①切迫流産，流産，異所性妊娠などの妊娠に関連した疾患だけでなく，子宮頸管ポリープ，子宮頸癌などの偶発症も鑑別にあげる.

②生命に関わる異所性妊娠を念頭におき，可能性が否定できない場合に，診断または否定できるまで徹底した管理を行う.

まず素早くチェックすること

1 病歴聴取：無月経で，性器出血および下腹痛がある場合には，流産および異所性妊娠を疑う.

2 妊娠の診断と週数推定：無月経であれば妊娠を疑い，最終月経より妊娠週数を推定する．最終月経初日を妊娠 0 週 1 日として推定する．9 月 1 日が月経初日であれば 9 月 28 日が妊娠 4 週 0 日であり，市販妊娠診断検査薬(hCG ≧ 50 IU/L)で陽性となる

これで診断確定！

1 妊娠部位の診断(図 1).

1）血中 hCG 値が 2,000 IU/L 以上，妊娠 5 週後半〔妊娠反応陽性(血中 hCG 値が 50 IU/L：妊娠 5 週 0 日相当)確認から最長 10 日後〕では子宮内に胎嚢(gestational sac：GS)を確認できる．確認できなければ異所性妊娠を疑う.

2）妊娠組織の排出があれば子宮内妊娠と診断できる．排出物は持参してもらい確認することが必要である.

2 症状：おもな症状は性器出血と下腹痛である．性器出血では出血部位の確認が必要である．下腹部痛では卵巣, 子宮, その他周辺臓器の異常を疑う.

3 診察.

1）腹部診察：内診に先立ち必ず施行する．流産では下腹部正中の疼痛であることが多く，異所性妊娠では左右どちらかに偏っている．腹腔内出血が多量の場合には腹部膨満と波動を認める.

2）クスコ診：出血，凝血，組織の排出，外子宮口の状態と頸管ポリープ，子宮腟部びらんなど妊娠に関連のない出血をきたす疾患を検索する.

3) 内診：子宮付属器領域の圧痛点，腫瘤触知などの異常所見の検索．

4) 腹腔内出血の検索．

4 異所性妊娠の診断．

前述 **1** 1)の場合には異所性妊娠を疑い，経腟超音波検査にて付属器周囲を注意深く観察する．所見とリスク(診断率)は以下のようである．

超音波検査における異所性妊娠所見と危険率

腹腔内液体貯留	70 %
高輝度腫瘤像	85 %
液体貯留＋腫瘤像	ほぼ 100 %

5 病歴聴取．

1) 妊娠に対するリスク：自己免疫疾患などの内科合併症，不妊治療後妊娠，抗リン脂質抗体症候群，流産の既往などでは流産となるリスクが高い．

2) 異所性妊娠のリスクファクターである異所性妊娠の既往，卵管手術・卵管結紮・骨盤内感染症(pelvic inflammatory disease：PID)の既往，子宮内避妊具(intrauterine contraceptive

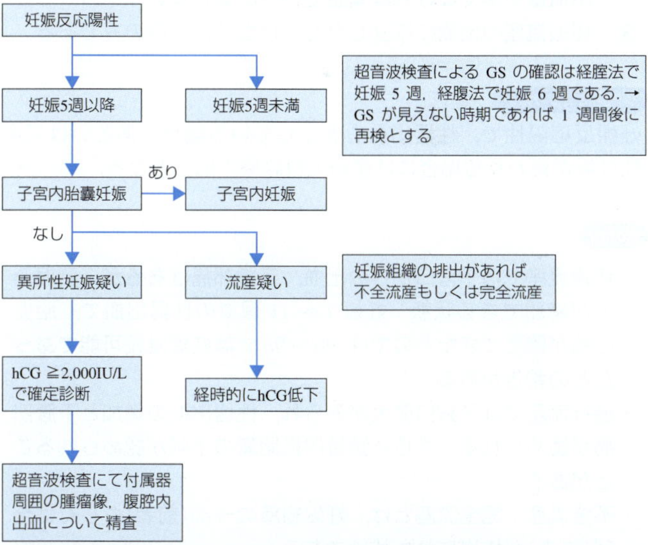

図 1 妊娠反応陽性者の取扱い

表1 流産の分類

	完全流産	不全流産	稽留流産	進行流産	切迫流産
出血	あり→なし	あり	なし	あり	あり
子宮口開大	あり→なし	あり	なし	あり	なし
胎嚢排出	全て排出	一部排出	なし	頸管内	なし
心拍			なし		あり

device：IUD)使用，multiple sexual partners，クラミジア感染症などについて確認する．

6 流産の診断．

1) 妊娠組織の排出：腟鏡診で出血量の判定とともに，妊娠組織の頸管内や腟内に排出を確認する．

2) 胎児(胎芽)の心拍確認胎児心拍は経腟超音波検査では妊娠5週後半で，経腹法では妊娠6週中半で確認できる．

3) 流産の分類(表1)．

ERでの治療

1 異所性妊娠の腹腔内多量出血ではショックとなることが多い．血管確保，補液，必要に応じて術前の輸血を施行する．

2 流産では子宮内容除去術などが必要となる場合があるが，出血量が多くなければ緊急で行う必要はない．

3 切迫流産の治療に確立したものはなく，安静のみである．

専門医にコンサルト

妊娠反応陽性で，性器出血をきたしている場合，あるいは異所性妊娠が疑われる場合には産婦人科診療の適応となる．

Notes

・切迫流産では子宮口からの出血，下腹部痛はあるが，胎児心拍が確認できる状態．妊娠7～11週での性器出血で，胎児心拍が確認できたものでは，90～96％は妊娠継続可能であったとの報告がある．

・進行流産では子宮口開大がみられ，性器出血の増加と下腹部痛が認められる．さらに頸管内に胎嚢の下降が認められることがある．

・不全流産，完全流産とは，妊娠組織の一部(前者)もしくは全部(後者)が排出された状態である．

・異所性妊娠：①子宮体部内膜以外に着床するものを異所性妊娠と呼び，卵管妊娠，卵巣妊娠，子宮頸管妊娠，腹腔妊娠，帝王切開瘢痕部妊娠がある．②おもな症状は腹痛 80 ～ 100 %，無月経 75 ～ 95 %，性器出血 50 ～ 80 %，付属器圧痛 75 ～ 90 %, 腹部圧痛 80 ～ 95 %, 付属器腫瘤 50 % である．しかし，卵管破裂前では半数以上は無症状である．

B 妊娠後期（妊娠 28 週以降）の性器出血

ポイント

①おもな原因は切迫早産，前置胎盤，常位胎盤早期剝離，子宮破裂，前置血管など，妊娠に関連のない子宮頸管ポリープや子宮頸癌などの疾患である．
②前置胎盤では多量出血により母児ともに危険な状態となるので，これらが否定されるまで内診は控えなければならない．
③常位胎盤早期剝離では胎盤剝離面積が多くなると胎児機能不全となり，母体は播種性血管内凝固（disseminated intravascular coagulation：DIC）を併発するので早期診断が重要．

まず素早くチェックすること

1 一般身体所見，バイタルサイン：ショック，DIC，出血の性状．
2 病歴：出血および下腹部痛の状態，前置胎盤指摘の有無．
3 エコー：胎盤位置，胎盤肥厚の有無，胎児推定体重，羊水量の確認．

これで診断確定！

1 前置胎盤：大出血が特徴的であるが，1/4 では子宮収縮や下腹痛を伴う．エコーにて胎盤位置の確認をする．妊婦健診を定期的に受けていれば，事前に前置胎盤と診断されていることが多い．前置胎盤では，子宮下部に内子宮口を覆うように胎盤が存在する．内子宮口を覆っていなくても，内子宮口から胎盤の辺縁まで 2 cm 以内の低置胎盤では前置胎盤と同様の症状を呈することが多い．確定診断は経腟エコーで行う．
2 常位胎盤早期剝離：剝離面積が広範囲の場合，子宮は持続的に収縮し，板状硬と称されるきわめて硬い子宮となり，

表2 前置胎盤と常位胎盤早期剥離の鑑別

	前置胎盤	常位胎盤早期剥離
症状	子宮収縮，下腹痛を伴わない突然の多量出血	激しい，ときに持続性の下腹痛
出血の性状	外出血が主体：鮮血	内出血が主体：暗赤色
ショック症状	外出血量と相関あり	外出血量と無関係
腹部所見	柔らかい	硬く，胎児触知が困難
胎動・児心拍	胎動活発：児心拍正常	胎動減弱：NRFS，時として消失
PIH	関係なし	関係あり？
エコー	胎盤が子宮下部にある	胎盤後血腫：胎盤肥厚

PIH：pregnancy induced hypertension（妊娠高血圧症候群）
NRFS：non-reassuring fetal status（胎児機能不全）

剥離部分に一致して強い疼痛を訴える．一部のみの剥離の場合には，周期的な疼痛を伴った子宮収縮を呈することもある．エコーでは胎盤後血腫が，胎盤と子宮壁の間に低輝度エコー像として認められる．また胎盤が肥厚して認められることもある．

3 切迫早産では定期的な腹部緊満感を自覚する．経腹法もしくは経腟法で子宮頸管長を計測する．頸管長短縮（< 20 mm）が認められる場合には，早産となる可能性が高い．

4 診察．

1）クスコ診：出血の性状，胎胞の有無を確認する．

2）内診：原則禁忌と考える．

- 内診は諸検査で前置胎盤，前置血管が否定されるまで施行してはならない．
- 切迫早産を含めて内診の有用性はなく，感染の機会が増え，内診の刺激により炎症がおこることがあり，控えるべきである．

3）エコー：

- 胎児心拍を確認し胎児が危険な状態でないことを確認する．
- 前置胎盤と常位胎盤早期剥離を除外する（表2）．

ERでの治療

1 抗ショック療法．

2 必要があれば抗DIC療法．

C　産褥期出血〔分娩後出血（post-partum hemorrhage：PPH）〕

ポイント

①胎盤娩出後に多量の性器出血を認めるものを産褥期出血としている.

②原因は 4 T：Tone, Trauma, Tissue, Thrombin がある.

4 T	頻度	原因	処置
Tone	70 %	子宮収縮不全	アトニン®-O（オキシトシン） プロスタグランジン F2 α（ジノプロスト） メチルエルゴメトリン
Trauma	20 %	腟壁裂傷・血腫，頸管裂傷，子宮破裂	縫合止血，修復
Tissue	10 %	胎盤遺残	除去
Thrombin	わずか	凝固異常疾患，DIC	補充療法

まず素早くチェックすること

1　子宮収縮の状態：双手圧迫や子宮底部のマッサージによる子宮収縮の確認.

2　バイタルサイン：shock index（SI）＝脈拍数 / 収縮期血圧による出血量推定.

3　腹腔内出血の有無：子宮破裂の否定.

4　循環状態の安定.

Notes

・産褥期出血では短時間に多量に出血するため，外出血量測定は不可能であり，外出血以上に出血している可能性もあるため，出血量を SI を用いて推定し管理する.

これで診断確定！

1　子宮収縮不全：子宮が柔らかく，子宮底部が触れにくいことが多い.

2　胎盤遺残：エコーで子宮内に高輝度と低輝度の混在した腫瘤（mass）が認められる.

3　癒着胎盤：臍帯牽引により子宮底が下降する．エコーの併用では胎盤付着部位の陥凹がみられる．また無理な牽引は子宮内反症の原因となり，用手的な無理な剥離は大出血をひきおこす.

4　子宮内反症：疼痛が強く，子宮底が触れにくい．クスコ診では子宮の内腔が反転して認められる．経腹エコーでは子宮底部は陥凹した像がみられる．

5 完全子宮破裂：子宮底部の確認が困難であり，腹腔内に出血の貯留を認める．

6 羊水塞栓症：複数の子宮収縮剤の投与でも子宮収縮が得られず，急激なDICを伴う場合には疑う．

ERでの治療

1 止血処置としての双手圧迫：腟内に片手を挿入し，他方を子宮底部にあて，子宮全体を双手で圧迫することにより子宮内腔の血管を圧迫して止血する．子宮内バルーンタンポナーゼを考慮する．

2 静脈ライン確保：SIが1.0以上では，できれば2本の静脈ラインを確保する．

3 子宮収縮促進．

1）子宮マッサージ．

2）子宮収縮薬の投与．

・アトニン®-O 5単位もしくは10単位を細胞外液補充液500 mLに混和し，まず全開で投与．

・その後同様の点滴を250 mL/時で継続する．

・上記にて効果がみられない場合にはメチルエルゴメトリン0.2 mg IV，ただし血管収縮作用があるため，高血圧，心血管イベントのある場合は禁忌．

4 抗ショック療法：静脈ラインを確保し，輸液により循環動態を安定化させる．バイタルサインのチェックを行い，酸素投与を行う．SIが≧1.5で輸血を考慮する．

5 動脈塞栓術（trans-arterial embolization：TAE）：血管造影で出血部位を確認し，塞栓物質により塞栓を形成させ止血する．

6 子宮内反症では子宮整復を試みる：整復困難な場合にはニトログリセリン，リトドリンを投与し，子宮を弛緩させた後に整復を試みる．

D 妊娠高血圧症候群（pregnancy-induced hypertension：PIH）

ポイント

①妊娠中に高血圧と蛋白尿を示す一連の疾患である．病態は血管内皮障害に起因している．
②子癇発作（けいれん）をおこすことがある．
③ DIC を併発することがある．
④ HELLP 症候群では心窩部痛を伴うことがある．

まず素早くチェックすること

1 バイタルサイン，尿量の確認．
2 血液検査，尿検査（尿蛋白）．
3 心窩部痛．
4 けいれんの有無．
5 肺水腫の有無：聴診，エコー，胸部 X 線検査．
6 胎児 well-being の評価：胎児心拍モニタリング，胎児エコー（胎児発育，羊水量，血流評価）．
7 HELLP 症候群：血算（血小板の減少），生化学検査（肝酵素の上昇，腎機能障害）．

これで診断確定！

1 妊娠前になかった高血圧の出現，高血圧の悪化，蛋白尿の出現が確定診断となる．
2 他に原因のない妊娠中のけいれんは，子癇である可能性が高い．

ER での治療

1 けいれん．
 1）気道確保．
 2）抗けいれん薬．
 ・マグネゾール®（硫酸マグネシウム）：初期量として 2 ～ 4 g IV（15 分間かけて），以後 1 g/時 DIV．治まらない場合には症候性けいれんを考慮しながら，
 ・セルシン®，ホリゾン®（ジアゼパム）：5 mg IV．
2 降圧．高血圧．
 1）アプレゾリン®（ヒドララジン）20 mg IV，妊娠中の第 1 選択（胎盤循環維持のエビデンスあり）．
 2）ニカルジピン®（ニカルジピン）1 μg/kg/分 DIV（短期的緊急

避難的使用）．投与時には胎盤血流の急激な減少をおこすことがあるので，胎児心拍モニタリングにて監視する．

3）分娩後はCa拮抗薬を使用する．アダラート®CR（ニフェジピン）（10 mg）3 T 分3 PO．

3 尿量減少：PIHでは血液濃縮状態にあることが多く，過度の利尿はさらなる血液濃縮を惹起する可能性があるので慎重に投与する．

4 抗DIC療法．

E 女性の下腹痛（妊娠関連疾患を除く）

ポイント

①卵巣嚢腫茎捻転，ショック症状を伴う卵巣出血など緊急手術を要する疾患かどうかを鑑別する．

②骨盤内炎症疾患（子宮付属器炎などを含む）は基本的には保存的治療であるが，卵管卵巣膿瘍を形成している場合には手術適応となることがある．卵管卵巣膿瘍が破裂すると敗血症のリスクが高くなる．

まず素早くチェックすること

1 妊娠反応．

2 バイタルサイン：ショック状態の把握，感染の評価．

3 卵巣嚢腫の検索：性状評価．

4 腹腔内の液体貯留の評価．

これで診断確定！

1 卵巣嚢腫茎捻転．

1）エコーで卵巣嚢腫を認め，同部に圧痛がある場合には疑う．CT，MRIでは，血流障害のため被膜の浮腫や内部の出血所見を認めることがある．

2）存在と同部の圧痛，自発痛．

3）緊急手術が回避できるならば，悪性疾患を除外した後に，術中迅速診断を考慮して予定手術とすることが望ましい．

2 卵巣嚢腫破裂（卵巣出血）．

1）性交後に症状が出現することが多い．

2）腹腔内に液体貯留を認める．

3 骨盤内炎症疾患．

1）大症状：下腹部の圧痛，付属器圧痛，子宮頸部移動痛．

2）小症状：発熱（38.5℃以上），帯下増加，赤沈亢進，CRP.
3）クラミジア感染症では上腹部に及ぶこともある.

ERでの治療

1 卵巣囊腫茎捻転では手術療法が唯一の治療法である.
2 卵巣囊腫破裂で，出血多量によるショックとなっている場合は，輸血も含めた抗ショック療法を行い，止血目的で手術療法となる.
3 骨盤内炎症疾患では抗菌薬による治療が選択される.

出血や下腹部痛のある妊娠初期

市販の妊娠反応検査の精度がよくなり，まだ経腟超音波検査で胎囊が見えない妊娠初期に受診される方が増えている．何も症状がなければ2週間後での再診で胎囊と胎児心拍がみえてひと安心というところであるが，出血や下腹部痛のある患者さんでは頭を悩まされる．流産，異所性妊娠を疑い，血中hCG値測定を実施，500 IU/L前後で，胎囊はやはり見えず，左（ひだり）に黄体，左（ひだり）を痛がる．2週間後といいたいところだが，症状があるので異所性妊娠は除外したい．血中hCG値が2,000 IU/Lに達すれば胎囊は100％確認できるはず，血中hCG値の2倍加時間は48時間，これから考えると2,000 IU/Lに達するのは4日後．少し幅を見て，胎囊が見えて来るであろう5日後に再診．胎囊は見えず，血中hCG値は300 IU/L．左（ひだり）下腹痛，出血は継続．不全流産の診断にて経過観察していると突然の下腹痛の連絡，診察すると腹腔内出血……左（ひだり）卵管妊娠の流産であった．このときの血中hCG値は30 IU/L．子宮内容除去で子宮内妊娠の確認をしておけばもう少し早く診断できたかもと次回への改善を誓った症例である．

（鈴木　真）

5 精神科救急疾患

A 過換気症候群

ポイント

①過換気症候群はERではよくみられるが，心理的原因のほかに身体疾患が基底にある場合も多く，注意を要する．
②治療としてのペーパーバッグ法は現在では推奨されていない．

まず素早くチェックすること

呼吸状態，手足の痺れ感の有無．

これで診断確定！

1 病歴を丁寧にとる．
2 心電図，血液検査，胸部X線検査．
3 鑑別を要する身体疾患：脳炎，喘息，肺梗塞，低血糖，狭心症，代謝性アシドーシス，低酸素血症．
4 動脈血ガス分析検査が重要：CO_2分圧の低下，呼吸性アルカローシスが認められれば確定．
5 パニック発作を併存している場合が多いので注意を要する（DSM-5の診断基準を参照）．

ERでの治療

1 重大な異常ではないことを告げながら，不安感・恐怖感を和らげるべく支持的・受容的対応に努める．
2 可能な場合は「ゆっくり」「浅く」呼吸するよう指導する．息を吸ったあとで数秒間「息こらえ」を促す．血液中のCO_2分圧を上昇させるという意図を持つ．
3 上記処置施行後も過換気発作が治まらず内服も困難な場合：ホリゾン®（ジアパゼム）（10 mg）1 A IM.
4 過換気発作は治まったが発作後の不安が強い場合：デパス®（エチゾラム）（0.5 mg）1 ～ 2 T あるいはソラナックス®（アルプラゾラム）（0.4 mg）1 ～ 2 T PO.

Notes

従来行われてきたペーパーバッグ法は現在では推奨されていない．CO_2分圧の上昇をコントロールできず，上げすぎて問題が生じることが指摘されるようになったためである．

入院・帰宅の判断

1 上記対応で落ち着き帰宅できる場合がほとんどである.

2 なかなか症状が軽快しない場合には精神科医にコンサルトするか，早急に精神科を受診するよう勧め，家族にも念を押すことが重要である.

B 抑うつ状態

ポイント

①軽度の抑うつ状態でERを受診する場合は少ない.

②不安・焦燥感が強く，希死念慮も認められるようなケースの鑑別とその対処法がもっとも重要な課題である.

まず素早くチェックすること

1 理学的検査，とくに神経学的異常所見がないか.

2 見当識障害や注意機能障害の有無.

これで診断確定！

1 この状態を呈する可能性のある身体疾患を除外する.

1）内分泌代謝疾患：甲状腺機能障害，副腎皮質機能障害など.

2）中枢神経疾患：Parkinson（パーキンソン）病，多発梗塞性認知症，Alzheimer（アルツハイマー）型認知症，慢性硬膜下血腫，脳腫瘍など.

3）その他：膠原病，インフルエンザ，膵炎.

2 病歴聴取，理学的検査，とくに神経学的所見の有無の確認.

1）検査としては血液検査，心電図，胸部X線検査，頭部CTないしMRI.

3 物質誘発性精神障害（乱用薬物，処方薬に起因）の確認.

1）病歴（精神科受診歴の有無も重要）.

2）使用薬，アルコールなどの中毒性物質の使用歴の確認が必須.

3）うつ状態をひきおこしうるおもな薬物：血圧降下薬（レセルピン），β遮断薬，ホルモン製剤（副腎皮質ステロイドホルモンなど），抗潰瘍薬（H_2遮断薬），免疫調整薬（インターフェロン），抗酒薬など.

4 以下，鑑別診断の対象となる狭義の精神疾患を検索する.鑑別診断には精神科受診歴を含めての病歴聴取と精神症状の確認が必要となる.

1）大うつ病.

大うつ病の簡単な鑑別診断方法：「抑うつ気分」と「興味・

関心の喪失」が認められた場合，90％のうつ病をスクリーニングできるといわれ，この2つが認められる場合にはDSM-5の診断基準を参考にして大うつ病と診断できる可能性がある．

2) 双極性気分障害におけるうつ状態．

3) 抑うつを伴う適応障害．

4) 統合失調症．

5 ERで救急医が正確な鑑別診断を行うことは難しく，可能ならば精神科医へのコンサルトが望ましい．

ERでの治療

1 身体に原因の認められるうつ状態への対応の第1は，原疾患の治療と原因として疑われる薬剤の中止ないし他薬への変更である．それ以上の介入はERでは行わず，後日精神科医にコンサルトする．

2 明確なうつ病と判断できれば，不安感が強い場合はジェイゾロフト®(セルトラリン)（25 mg)1 T夕分1 PO，意欲の低下が前面に立つ場合はサインバルタ®(デュロキセチン)(20 mg)1 T朝分1 POを処方する．また速効性がある抗不安薬であるレキソタン®(ブロマゼパム)（2 mg)1 Tやワイパックス®(ロラゼパム)（0.5 mg)1 Tを頓用で処方する．

3 不安・焦燥感が強い場合，リスパダール®内用液(リスペリドン)(1 mL)POも効果がある．

入院・帰宅の判断

1 通常は原因検索が終われば帰宅とし，後日当該科を受診するよう，本人および家族に伝えるだけでよい．

2 単に抑うつ的であるだけでなく，不安・焦燥感が強く希死念慮がある場合：精神科医へのコンサルトが必須であり，直接診察できるよう配慮する．何の配慮もせず帰宅させた場合，自殺企図に及ぶ可能性があり，精神科への入院治療が必要となることが多い．

C 興奮状態

ポイント

①興奮状態を呈してERを受診する患者は多い.
②興奮状態の患者は，意識水準の低下・動揺・変容あるいは幻覚・妄想などの異常体験により精神活動が急性に障害され，結果として病識を欠き現実検討能力が損なわれるため，行動面の異常を呈することが多い.
③状態像の観点からは，せん妄・意識変容状態，幻覚妄想状態，緊張病性興奮の頻度が高く，躁状態や激越うつ病といった感情病圏の状態でも症状が増悪するとこの状態を呈しうる.

まず素早くチェックすること

1 意識水準の低下および動揺の有無を鑑別することが診断的意義からも治療的視点からも重要である.
[器質性因子の評価→薬剤性因子の評価→狭義の精神疾患の鑑別]という作業がもっとも忠実に求められる状態像である.

2 バイタルサインの確認，最低限の神経学的診察(とくに見当識障害や注意機能障害の有無の確認)を行うとともに，頭部CT，血液検査，髄液検査を速やかに施行する.

これで診断確定！

1 上記診察および諸検査で意識変容状態(せん妄や夢幻－錯乱状態)や器質症状性精神障害(脳炎，頭蓋内占拠性病変，脳挫傷，内分泌疾患，膠原病など)を除外する.

2 狭義の精神疾患の鑑別：下記のような疾患が対象となる.
1) 統合失調症(緊張病性興奮，幻覚妄想状態).
2) 短期精神病性障害など統合失調症以外の精神病性障害.
3) 双極性気分障害の躁状態あるいは激越うつ病.
4) アルコール・覚醒剤などの乱用薬物あるいは治療薬による薬物惹起性の精神障害.

3 鑑別診断には薬物使用歴や精神科受診歴を含めた病歴聴取と精神症状の確認が必要であり，ERのみで正確な鑑別診断を行うことは難しく，できれば精神科医にコンサルトする.

ERでの治療

1 リスパダール®内用液1～2 mL PO. 吐き出すようなら 2 へ.
2 セレネース®(ハロペリドール) (5 mg)1 A IV，2 Aまでは施行可能．これも無効なら，サイレース®(フルニトラゼパム)1 A を生理食塩水 100 mL に入れて，パルスオキシメーターで呼吸状態を監視しながらゆっくりと DIV.

入院・帰宅の判断

1 一過性の興奮状態であれば帰宅も可能だが，現実問題として ER から直接帰宅できる場合は少ない．
2 身体疾患に起因する場合は当該科に入院させる必要がある．
3 身体疾患に起因する場合以外で興奮状態がなかなか治まらず，過去に何度も同様の事態がおこっている場合は，精神科病棟か精神科病院へ入院を要請する．
4 各自治体の救急医療システムを熟知し，必要に応じて利用できる体制を日頃から意識して作っておく必要がある．

D アルコール離脱症候群

ポイント

①アルコール離脱症候群は早期離脱症候群(1 〜 2 日目)と後期離脱症候群(2 〜 5 日目)の二峰性からなる．
②早期離脱症候群は振戦，イライラ感，悪心や頻脈，発汗などの自律神経症状から形成され，後期に移行せずこの症状のみで 7 日以内に収束する例は 40 % 程度あるといわれている．
③後期離脱症候群の中に含まれる最重度の離脱症状が振戦せん妄である．
④重要な離脱症状の 1 つであるけいれん発作は，最終飲酒後 7 〜 38 時間で 90 % が出現するといわれている．

まず素早くチェックすること

1 振戦，悪心や頻脈，発汗などの自律神経症状の有無．
2 意識障害の有無．

これで診断確定！

1 飲酒歴の確認．断酒からどの程度時間が経過しているか．
2 過去に離脱せん妄をひきおこしたことがあるか．
3 精神運動興奮や小動物幻視などの幻覚症状がそろえば振戦せん妄と診断する．
4 症状は断酒後2日目にもっとも強く，4〜5日目までに改善．

ERでの治療

1 ベンゾジアゼピン系薬剤：ホリゾン®2.5 ～ 5 mg×2 IV，内服可能ならワイパックス®(1.5 mg)3 T 分 3 PO．この場合は呼吸状態にも注意する．

2 幻覚や精神運動興奮が強ければ，セレネース®5 mg IV(1 ～ 2回)，使用法に関しては精神科医へのコンサルトが望ましい．

3 ビタミン欠乏に注意して，ブドウ糖投与前にアリナミン®F(フルスルチアミン)5 ～ 10 mg IV を施行する．

4 アルコール離脱けいれんがおこる場合があるが，多くは1 ～ 3 回の発作であり，重積発作に至らない限り抗けいれん薬の投与は不要である．

入院・帰宅の判断

アルコール離脱症候群の治療は一律に入院治療とするわけではなく，外来で済むものは外来でという趨勢である．

1) 軽度(ないし中等度まで)の離脱症状で，身体状況が良好で，患者の治療協力や家族などの支持が期待でき，離脱けいれん発作や振戦せん妄の既往がなければ外来での離脱治療が可能．ワイパックス®(1.5 mg)3 T 分 3 PO とアリナミン®F(5 mg) 3 T 分 3 PO を処方し，いったん帰宅後，精神科への通院治療を勧める．

2) それ以外のケースでは入院治療が望ましい．
離脱せん妄や離脱けいれんがおこっている場合は身体管理の必要もあり，入院治療が必要．症状そのものは発症後 4 ～ 5 日で治まり，一般病院でも対応可能である．
著しい不穏興奮状態を呈する場合は，精神科病院や精神科病棟をもつ総合病院への依頼を考慮する．

E 幻覚妄想状態

ポイント

①幻覚妄想状態は精神運動興奮を伴う場合が多い．
②鑑別診断上のもっとも大きな問題は意識障害の有無であり，意識障害が存在すれば，せん妄・意識変容状態に分類して身体検索の水準を上げる．[器質性因子の評価→薬剤性因子の評価→狭義の精神疾患の鑑別]という作業が求められる状態像の 1 つである．

まず素早くチェックすること

1 バイタルサインの確認，最低限の神経学的診察(とくに見当識障害や注意機能障害の有無)を行う．

2 頭部CTあるいはMRI，血液検査，髄液検査を必要に応じて速やかに施行する．

これで診断確定！

1 診察および諸検査で，意識変容状態(せん妄・夢幻－錯乱状態)や器質症状性精神障害(脳炎，頭蓋内占拠性病変，脳挫傷，内分泌疾患，膠原病など)を除外する．

2 狭義の精神疾患の鑑別：下記のような疾患が対象となるが，いずれの場合もERでの確定診断は困難である．ただし，精神科通院歴を含む病歴の確認，乱用薬物や治療薬の確認，理学的所見，血液検査などは診断上有力な根拠となる．

1) 統合失調症．
2) 非統合失調症性の精神病性障害(短期精神病性障害など)．
3) 精神病症状を伴う双極性気分障害や大うつ病．
4) アルコール精神病，覚せい剤精神病など物質誘発性精神障害．

ERでの治療

1 リスパダール®内用液1～2 mL PO.

2 1を吐き出すようなら，セレネース®(5 mg)1 A IV，2 Aまで施行可能．

入院・帰宅の判断

1 いずれの場合でも精神科医への連絡が必要である．

2 精神科医に連絡がとれない場合：

1) 問題行動が出現しており家族も疲弊している場合には入院が必要と判断し，近隣の精神科病院や精神科救急システムを利用する．
2) 器質症状性精神病の場合は，病棟をもつ総合病院精神科が望ましい．

「精神保健福祉法」について

精神科領域における基本法規であり，患者の権利擁護を主たる目的としている．ER を受診し，その精神症状の重さのために自病院の精神科病棟や他の精神科病院に入院を依頼せざるを得ない場合にはこの法規が適用される．ER 臨床上は最低限，以下のことを押さえておく必要がある．

・非自発的入院，措置入院と医療保護入院について
措置入院（29 条）は「精神障害のために自傷他害の恐れが強い」場合に都道府県知事の命令によって精神保健指定医 2 名の診察が行なわれ，2 名の診断が「要措置」と一致した場合に認められる入院形態で，保護者や扶養義務者の意志は考慮されない．それに対し，医療保護入院（33 条）は精神障害のためにただちに入院治療の必要があるが，本人に病識が乏しく入院に応じてくれない場合に，精神保健指定医が家族等（配偶者，親権者，扶養義務者，後見人または保佐人）の同意で入院させる場合をいう．ただし，この 2 つの入院形態のどちらを選択するかは形式的に行なわれるものではなく，うつ病の自殺企図の場合のように，自傷が明確であっても同意能力に問題のない家族が同伴している場合には医療保護入院が選択される．

・保健所や精神科救急システムの利用について
精神科への連絡や診察が可能である場合にはその指示に従うが，もし相談が不可能な場合には，病院が所在する地域の精神科救急システムや保健所に連絡する必要がある．夜間休日の場合でも担当者に連絡は可能であり，常日頃からその実態を把握しておく必要がある．

・精神保健指定医について
他の科の専門医資格とは異なり，学会認定ではなく厚生労働省による認定であり，精神疾患を病む患者の，人間としての権利擁護に精通した精神科専門医という意味合いをもち，非自発入院の診察や患者の行動制限の判定に当たっては不可欠の資格である．

（小石川比良来）

6 整形外科救急疾患

A 総論

ポイント

①よく患部を触れて疼痛部位を明らかにしてからX線写真を撮影する．とくに小児や高齢者では訴えと異なる部位を損傷していることがよくある．

②X線写真はできれば健側も撮影する．健側と比較することで骨折や脱臼の発見が可能となり，整復時の参考にもなる．

③とくに見逃しやすい骨折として，手の舟状骨骨折や大腿骨頸部骨折がある．X線検査で不明な場合もある〔不顕性骨折(occult fracture)〕．

④骨折がある場合や疑わしい場合には外固定を行う．外固定は患部に隣接する2関節を含めた2関節固定で良肢位にて行う(図1)．腫脹による区画症候群(compartment syndrome)を考え，包帯を強く巻かないこと．前腕屈筋群の区画症候群でVolkmann(フォルクマン)拘縮が生じる．

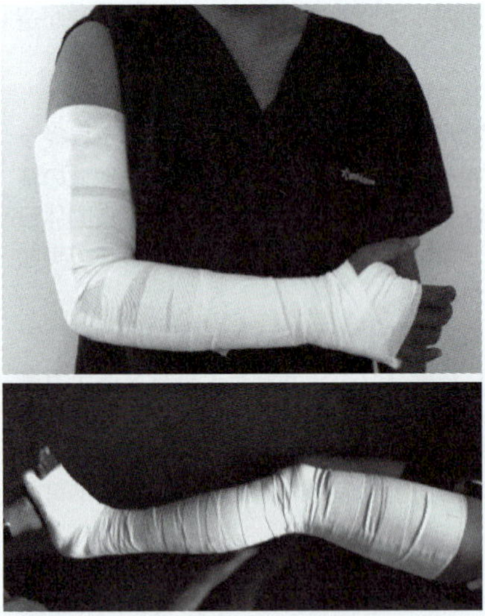

図1 良肢位と外固定

B 肩関節脱臼

ポイント

①前方脱臼がほとんどである.
②脱臼時は上肢を動かせないため，X 線撮影は肩関節正面と scapular Y をオーダーする.
③整復のコツはリラックスさせて力を抜かせること．脱力不能時には鎮静下や麻酔下に整復する.
④若年者では反復性への移行も多く，初回脱臼整復後の後療法が重要である.

まず素早くチェックすること

1 肩関節脱臼歴の有無．反復性であれば脱臼を防止する手術の適応もある.
2 腋窩神経麻痺(肩関節外側の知覚鈍麻など)の有無.
3 腋窩動・静脈損傷の有無.
4 肩関節外側の空虚感(脱臼).
5 肩関節前下方での骨頭の触知(前方脱臼).

これで診断確定！

X 線検査所見：肩関節正面，斜位(図 2).

ER での治療

1 徒手整復：いろんな整復法があるが，ゼロポジションで上肢を牽引する方法(図 3)が容易で疼痛も与えない.
2 初回脱臼の整復後は三角巾固定とし，反復性脱臼への移行

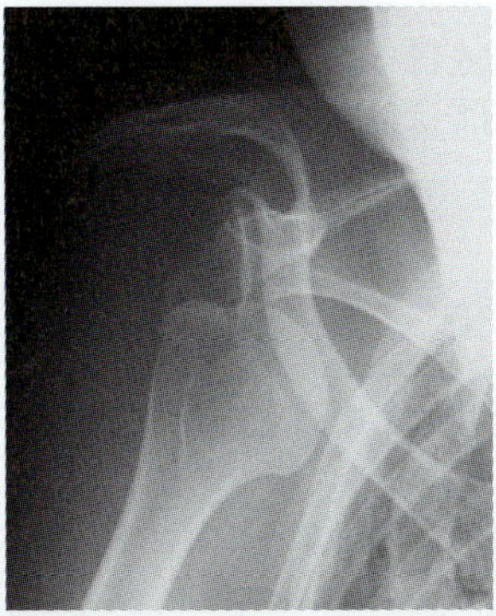

図 2 肩関節前方脱臼
骨頭の前下方への転位を認める.

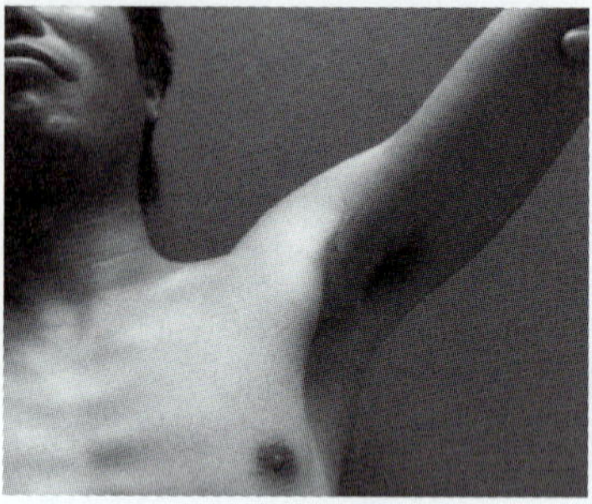

図3 ゼロポジション法
腕を真横から前方30°で150°外転させた位置で牽引する.

を防ぐために整形外科受診を指示する.

3 反復性となっている場合も，手術で治療可能なため整形外科受診を指示する.

C 上腕骨近位端骨折

ポイント

①高齢者が多い.
②外科頸骨折が多い.

まず素早くチェックすること

1 腋窩神経麻痺(肩関節外側の知覚鈍麻など)の有無.
2 腋窩動・静脈損傷の有無.

これで診断確定！

X線検査所見：肩関節正面，scapular Y.

ERでの治療

1 転位の小さい骨折は三角巾固定を行う.
2 転位の大きな骨折や脱臼合併例では整形外科医へコンサルトする.

D 上腕骨骨幹部骨折

ポイント

①直達外力での骨折と，投球や腕相撲などでの捻転力による骨折がある.
②橈骨神経麻痺(手関節背屈不能など)を合併することが多い.

まず素早くチェックすること

橈骨神経麻痺の有無.

これで診断確定！

1 骨折部での動揺性.
2 X線検査所見：上腕骨正面，側面像.

ERでの治療

大きく転位していることが多く，整形外科医へコンサルトする.

E 上腕骨顆上骨折

ポイント

上腕骨遠位端の骨折でもっとも多く，小児に多発する.

まず素早くチェックすること

神経障害の有無.

これで診断確定！

X線検査所見：(肘関節正面，側面像).

ERでの治療

1 転位がなければ上腕から手までのギプスシーネ固定. Volkmann拘縮を念頭におき，包帯はきつく巻かないこと.
2 転位があれば手術が必要であり，整形外科医へコンサルトする.

F 肘内障

ポイント

①5歳未満の小児に多く，6歳以降は減少する.
②外傷歴がなく，腫脹などの炎症所見がない.
③親には上肢を牽引しないように指導し，成長するにつれて脱臼しなくなることを説明して安心させる.

まず素早くチェックすること

1 上肢の牽引歴.
2 腫脹・変形・皮下出血の有無(外傷の否定).

これで診断確定！

1 外傷歴・腫脹・変形などがなく,上肢を動かそうとしない.
2 X線検査所見：(肘関節正面, 側面像)骨折なし.

ERでの治療

徒手整復：母指で橈骨頭を押さえながら前腕を回外, 肘を屈曲させる.

G 橈骨遠位端骨折

ポイント

転倒時に手より着地し受傷.

まず素早くチェックすること

1 神経損傷の有無(疼痛のため運動は困難であり, 知覚で判断する).
2 橈骨遠位端部の疼痛・変形・腫脹.

これで診断確定！

X線検査所見：手関節正面, 側面像.

ERでの治療

1 転位が小さければ, 上腕から手までのギプスシーネ固定.
2 転位が大きければ整形外科医へコンサルトする.

H 手根骨・中手骨骨折

ポイント

①舟状骨骨折はX線検査で発見が難しいので, 両側の5方向撮影が必要である. それでも不明な不顕性骨折が多い.
②舟状骨骨折ではsnuff box(橈骨の遠位で, 長母指伸筋腱と短母指伸筋腱の間の窪み)に圧痛を認める.

まず素早くチェックすること

受傷機転：手を着いた場合には舟状骨骨折や橈骨遠位端骨折, 壁を殴った場合には中手骨骨折を考える.

これで診断確定！

X線検査所見：舟状骨では両側舟状骨4または5方向撮影, 中

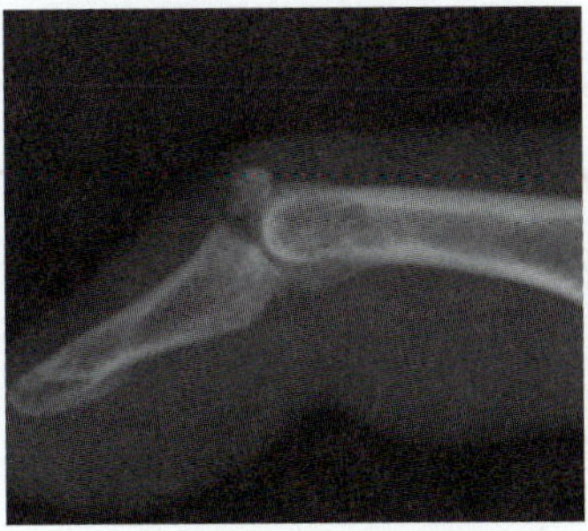

図 4 骨性槌指
側面像で末節骨伸筋腱付着部の剥離骨折を認める.

手骨では手正面，斜位像.

ERでの治療

舟状骨では上腕から手までのギプスシーネ固定，中手骨では前腕から手までの固定を行う.

I 槌指（mallet finger）

ポイント

①ほとんどが突き指で生じ，DIP 関節伸展が不能.
②末節骨の伸筋腱付着部の骨折によるもの（骨性槌指）と，伸筋腱断裂によるもの（腱性槌指）がある.

これで診断確定！

1 DIP 関節伸展不能.
2 X 線検査所見：指 DIP 関節正面，側面像（骨性槌指，図 4）.

ERでの治療

DIP 関節過伸展位でのアルフェンスシーネ固定を行う.

J 大腿骨近位部骨折（頸部骨折，転子部骨折）

ポイント

①高齢者が転倒した場合には必ず疑うこと.
②認知症のある高齢者では他部位の疼痛を訴えることがあるので，股関節の圧痛や運動時痛がないか確認すること.
③ X 線写真で不明な不顕性骨折が多い.
④必ず恥坐骨骨折もチェックすること.

まず素早くチェックすること

股関節部の圧痛や運動時痛.

これで診断確定！

X 線検査所見：両側股関節正面，軸位像.

ER での治療

1 循環血液量の減少や脱水があれば補液を行う.
2 整形外科へコンサルトする.
3 基本的に牽引は不要である.

K 膝蓋骨骨折

ポイント

①膝蓋骨骨折では関節血腫が貯留する.
②膝を屈曲すると骨折部が離開する.

まず素早くチェックすること

1 膝関節伸展不能(程度によっては可能なことがある).
2 膝蓋骨の骨折間隙の有無.

これで診断確定！

1 関節穿刺にて血性で脂肪滴が浮いている(関節内骨折を示唆).
2 X 線検査所見：膝蓋骨正面，側面，スカイライン 60°.

ER での治療

1 膝関節穿刺(図 5).
2 膝関節伸展位で，大腿から下腿までギプスシーネまたはニーブレースで固定する(足関節をまたぐ必要はなく，接地荷重してもよい).

L 足関節骨折

ポイント

①転倒や転落で受傷.
②距骨の外側偏位を伴う脱臼骨折となることが多い.

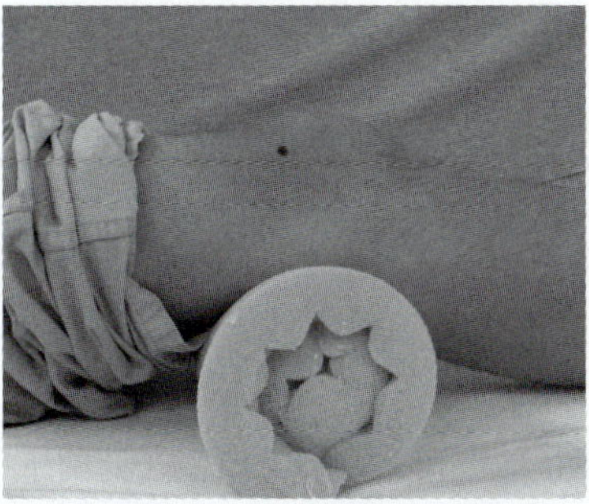

図 5 膝関節穿刺

膝関節穿刺は膝蓋骨骨折や脛骨近位端骨折では関節血腫により関節包が広がっているため比較的容易である．基本は膝蓋骨上縁の高さで膝蓋骨と大腿骨の間隙から刺入する．間隙が触知しにくい時は膝の下に枕を入れて大腿四頭筋の緊張を緩めるのもよい．穿刺には 50 mL のような大きなものより 20 mL 程度のシリンジを用いた方が吸引が容易である．

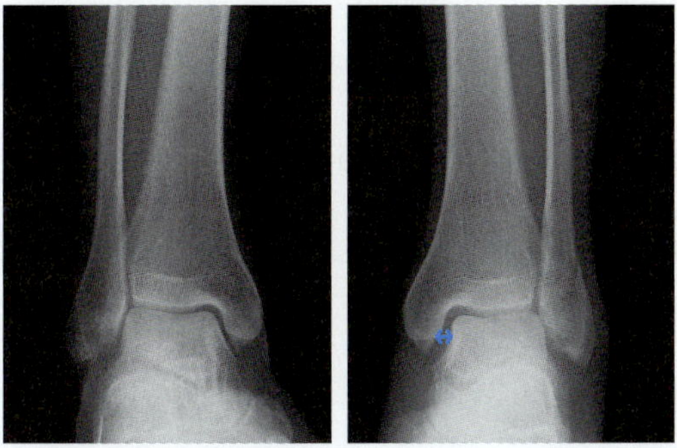

図 6 足関節脱臼骨折

外果骨折のために距骨は外側偏位し，内側の裂隙が拡大している．

まず素早くチェックすること

内果，外果の圧痛．

これで診断確定！

X 線検査所見：両側足関節正面，側面（健側と比較して脱臼の有無をみるため）（図 6）．

ER での治療

1. 骨折の転位が小さい場合は，下腿から足部までギプスシーネ固定を行う．
2. 骨折，脱臼の程度が重いものは整形外科にコンサルトする（脱臼整復のために直達牽引や創外固定が必要）．

M アキレス腱断裂

ポイント

①基礎病変として腱の変性があるため，30 歳以降に多発する.
②球技やラケット競技で発生頻度が高い.
③歩行可能だがつま先立ちは不可能.

これで診断確定

1 断裂部の陥凹がある.
2 Thompsontest（トンプソン・テスト） 陽性（腹臥位にて下腿三頭筋の把持で足関節の底屈なし）.
3 エコー.

ER での治療

尖足位（足関節底屈位）で下腿から足部のギプスシーネ固定を行う.

N 足根骨・中足骨骨折

ポイント

高所からの転落による踵骨骨折や，足をひねった際に生じる第 5 中足骨基部骨折が多い.

まず素早くチェックすること

1 踵骨骨折では胸腰椎移行部の圧迫骨折を合併することが多いので，腰背部痛を確認する.
2 受傷機転.

これで診断確定！

X 線検査所見：踵骨では側面，軸位，Anthonsen（アントンセン） 撮影の 3 方向，中足骨では足部の正面，斜位の 2 方向を撮影する．踵骨骨折では胸腰推の 2 方向（正面，側面）で圧迫骨折の有無をチェックする.

ER での治療

下腿から足部のギプスシーネ固定を行う.

表 1 Gustilo 分類

I	創の大きさ < 1 cm，軟部組織損傷が軽度
II	1 cm < 創の大きさ < 10 cm，軟部組織損傷が中等度，粉砕骨折
IIIa	創の大きさ > 10 cm，軟部組織損傷が重度，創の被覆が可能
IIIb	創の被覆に植皮や皮弁を要する
IIIc	患肢温存のために再建を必要とする大きな血管損傷を伴う

O 開放骨折

ポイント

①創がある場合には開放骨折を念頭におく．
②開放骨折では骨折部は不潔と考えて，不用意に整復しないこと．

まず素早くチェックすること

1 Gustilo（ガスティロ）分類：開放創のサイズ，汚染度，神経・血管損傷の有無で分類（表 1）．
2 受傷からの経過時間．
3 受傷場所．

これで診断確定！

1 創部からの出血に骨折部から出た脂肪滴が浮いていれば開放骨折と考える．創部からゾンデなどの異物を挿入しないこと．
2 X 線検査所見．

ER での治療

1 整形外科医にコンサルトする（Gustilo 分類を伝える）．
2 抗菌薬の投与：Gustilo type I，II では第 1，2 世代セフェム系，type III ではさらにアミノグリコシド系を追加する．
3 土で汚染された開放骨折は，沈降破傷風トキソイド 0.5 mL IM，テタノブリン®（抗破傷風人免疫グロブリン）250 IU IM を行う．

参考文献

・Gustilo, RB, et al. : The management of open fractures. *J Bone Joint Surg Am* 1990; 72: 299-304

（中谷知薫）

X

救急医療におけるその他の手技・知識

1 救急医療における高気圧酸素療法

A 減圧障害

ポイント

①最大潜水深度と潜水時間から窒素負荷状態を把握する(Q値[1]算出).
②重症度を把握し，緊急再圧の必要性を判断する.

病態

1 スキューバダイビングなど高気圧下で体内に蓄積した生理的不活性ガスが減圧に伴い過飽和状態となり，気泡が組織や血管内に形成されて減圧症(decompression sickness：DCS)が発症する.

2 一方，動脈ガス塞栓症(arterial gas embolism：AGE)は，減圧時に肺が何らかの原因で過膨張になり，気泡が肺の毛細血管に入り，肺静脈→心臓→動脈を介して末梢組織で気泡による塞栓症状を呈する．AGEは潜水終了まもなくの発症が多く，意識障害を伴いやすいが，DCSと鑑別困難な場合があり，AGEとDCSの両者を総称して減圧障害(decompression illness：DCI)という.

3 再圧が遅れると，気泡による物理的な組織傷害や血管閉塞による虚血などの一次的障害に加え，二次的影響として虚血再灌流障害(ischemia reperfusion injury)が生起して，白血球，内皮細胞，血小板が活性化し，凝固・線溶系，補体が賦活化され，重症かつまたは治療に抵抗性となる.

これで診断確定！

1 定まった診断基準はない.

2 CTやMRI検査の評価は限定的である.

3 その他にも診断に決定的な検査はない．①潜水と発症のタイミング，②減圧障害に矛盾しない症状，③減圧症では窒素ガスの過剰負荷が必要，以上の3項目を総括して診断する．減圧障害(潜函病)用の問診票[2]を活用する.

4 再圧による改善や，航空機搭乗などの気圧低下により増悪がみられれば診断可能である．検査としての再圧はないため，実際は診断的治療となる.
発症は大部分が潜水終了後6時間以内であるが，低圧曝露(航空機など)をきっかけとして48時間後でも発症するこ

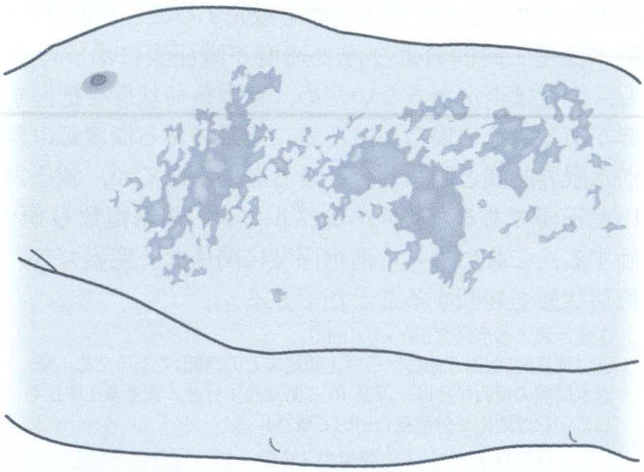

図 1 大理石斑

瘙痒感を伴う紅斑で始まり，その後発疹は色が深まって不規則に広がり斑状となり，周囲が暗紫色で内側の皮膚はやや蒼白となる．

とがある．

5 以下の場合は重症例として緊急の再圧治療を考慮する．
バイタル不安定，SpO_2 93 % 以下，意識障害，運動障害，知覚障害，眩暈，息切れ，血痰，胸痛，腰背部痛，大理石斑(図 1)，潜水終了 2 時間以内の発症．
腰背部痛,大理石斑は脊髄型減圧症の予兆である場合がある．

6 内耳型減圧症は，回転性眩暈と聴力低下をきたすが，潜水による気圧外傷として発症する外リンパ漏と鑑別が必要である．潜水時 pop 音の有無，窒素ガス負荷状況，発症タイミング等で判断する．なお，浮上時の気圧変動による回転性眩暈(alternobaric vertigo)は，耳管通気不良による中耳圧の相対的圧上昇によるもので症状は一過性であり，治療の対象ではない．

7 肺に気泡の影響が出た場合には，肺型減圧症(チョークス)として発症するが，息切れ，チアノーゼ，胸痛，咳は，潜水による肺水腫(あるいは浸漬性肺水腫)と同じ症状であり，判別は困難な場合がある．潜水深度が浅く，潜水時間も短く，体の中に溶け込んでいる窒素ガス量が少ないときには，チョークスは考えにくく，水温が低い環境で強度の運動など心臓血管系に負担がかかるような場合は，潜水による肺水腫の可能性が高く，その場合は一晩で回復することが多い．どちらか鑑別がつかない場合は，予後を考慮するとチョークスとして再圧治療を優先することが推奨される．

8 潜水深度・時間および浮上速度が減圧表に添ったものでも，発症は否定できないため，窒素負荷状態を把握する必要がある．その場合，減圧表に記載のある深度毎の無減圧潜水限界時間と照らし合わせる必要があるが，減圧表がないと不便であるため，ヘンプルマンの曝露指数 Q 値[1]で評価する．これにより，潜水深度に関係なく窒素ガスの過剰負荷状態を判断することができる．

Q 値＝最大潜水深度(m) × $\sqrt{t\,(\mathrm{min})}$

〔t は滞底時間(潜水始めから浮上開始までの時間)であるため，総潜水時間の情報からは，深度 10 m あたり 1 分と，安全減圧停止をしていれば更に 3 分を差し引いて概算〕

Q 値(m)	窒素ガス負荷	減圧症の可能性
200 以上	過大	あり
200 ～ 150	相当な	ありえる
150 ～ 100	ある程度	否定できない
100 以下	少ない	ほぼない*

＊：ただし動脈ガス塞栓症は否定できない．

9 既往歴，内服薬をチェックして，潜水との関連や潜水以外の他の疾患の可能性を検討する．

気管支喘息：動脈ガス塞栓症の可能性．

自然気胸：潜水中の再発による動脈ガス塞栓症の可能性．

糖尿病：低血糖発作の可能性 潜水ではインスリン必要量が変化．

COPD，虚血性心疾患，脳血管障害：中高年齢層では特に留意．

椎間板ヘルニア，てんかん等．

ERでの治療

1 DCI の基本的な治療は，可能な限り即時に再び環境圧を上げるという再圧と高気圧環境下の酸素投与である〔高気圧酸素治療(hyperbaric oxygen therapy：HBO)〕(図 2)．神経症状を伴うものや時間経過とともに症状が進む場合は，速やかに多人数用高気圧酸素治療装置(第 2 種装置)を有する施設に搬送する必要があるが，場合により一人用高気圧酸素治療装置(第 1 種装置)で治療しなければならないことがある．

2 搬送時は，バイタル変動に注意し，高濃度酸素マスク〔非再呼吸式マスク(nonrebreather reservoir mask)〕で 15 L/分の

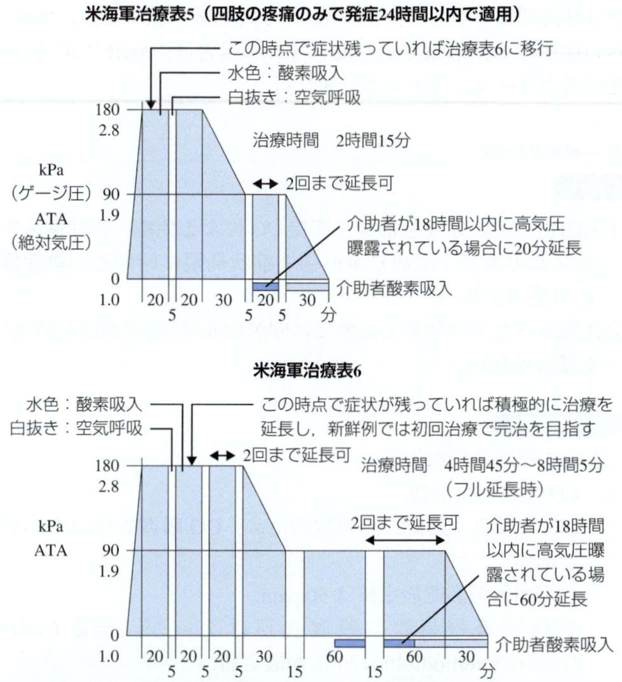

図2 再圧治療表（減圧障害に使用される高気圧酸素治療表）

酸素を吸入させ，環境の気圧が低くならない搬送方法および経路（高度 300 m 以下）をとる必要がある．

3 潜水による利尿作用に加え，DCI の病態により脱水に陥るため，等張輸液（乳酸リンゲル液もしくは生理食塩水）を持続点滴して 0.5 mL/kg/時間の尿量を確保するように輸液管理するが，肺型 DCS では肺の毛細血管内皮障害があり肺水腫状態となっているため，過剰の輸液には注意が必要である．

4 抗凝固薬，血栓溶解薬，抗血小板薬はルーチンに使用すべきではないが，下肢の不全麻痺がある場合には低分子ヘパリン投与により深部静脈血栓症及び肺塞栓を予防することが推奨される．

治療後の経過観察

治療後の再燃があるため，症状が完全消失しても原則として一晩は経過観察する．航空機搭乗は72時間後が望ましい．疼痛のみの症例でも，治療開始が遅れている場合は，MRIによる骨壊死のスクリーニングを6週間後に行う．

B 一酸化炭素中毒

ポイント

① COHb形成による低酸素＋直接COによる免疫・炎症性メカニズムの病態：血液COHb値と症状発現に時間差，重症度との相関が悪い．
②大気圧下高濃度酸素の治療では間欠型発症（高次脳機能障害）を減らせない．

これで診断確定！

以下の3原則に留意する．

1 CO曝露の可能性．
COは無色，無臭，無刺激のため，CO曝露の確認が必要である．
- 住宅用警報装置設定値は50 ppm．
- 業務用警報装置の設置義務はないが，推定COHb（carboxyhemoglobin）20％が設定値．
- 曝露時間と濃度は事後にデータ取り出し可能（ガス供給会社を通じて）．
- 開放式ガス湯沸器，ガスストーブの燃焼排ガス基準は300 ppm以下，それ以外のガス器具は1,400 ppm以下．ただし酸素18％以下で不完全燃焼が進みCOが急増．
- 車排ガス：1万～5万ppm，爆発：60万ppm，木材燃焼：12万ppm．

2 血液COHb上昇の確認．
COHb上昇：非喫煙者3％以上，喫煙者10％以上．
- 半減期を考慮する．換気量により多少変動あり．
空気：300分，大気圧純酸素：74分，2.5気圧酸素：23分．
- パルスCOオキシメーター（SpCO）利用は，病院搬送前のCO曝露判断，トリアージに有用．精度を考慮し，病院到着後は採血COHbで必ず確認する．
- 呼気CO：非喫煙者15 ppm以上，喫煙者55 ppm以上（過小評価の可能性）．
- 静脈血COHbでも一酸化炭素中毒診断目的には使用可．

3 CO 中毒に矛盾しない症状

CO 中毒に矛盾しない症状(特異的な症状はない．“cherry red”の皮膚色は稀)．

・頭痛，めまい，悪心，嘔吐，混乱，胸痛，息切れ，意識障害．

ERでの対応

1 診断前処置：大気圧下高濃度酸素投与：nonrebreather reservoir mask 15 L/分．

COHb 3 % 以下かつ無症候となるまで(通常 6 時間)．安全で即応できるが，遅発性脳症を減らすことはできない．

2 ER 評価

1）神経学的評価，曝露歴聴取：時間・発生源・他の被害者？

2）動脈血ガス分析：COHb・酸素需要・代謝性アシドーシス．

・動脈血ガス分析器については，CO オキシメータがない古いタイプでは，見せかけの酸素飽和度が表示されるため注意が必要，また，通常のパルスオキシメータでは，COHb と oxyhemoglobin を識別できない波長を使っているため，表示される酸素飽和度 SpO_2 はあてにならない．

3）心機能評価：心電図・CK-MB．

4）自殺企図の場合：アルコール・薬物血中濃度，定性：Triage DOA™．

3 家屋の火災による CO 中毒で，動脈血ガス分析にて pH 7.20 以下もしくは乳酸 10 mmol/L(90 mg/dL)以上である場合は，シアン化合物中毒を考慮してヒドロキソコバラミン 5 g を生食 200 mL に溶解して 15 分以上かけて DIV する．

高気圧酸素治療（HBO）救急適応の判断

1 治療目的：病態の早期改善と遅発性脳症の予防．

2 重症一酸化炭素中毒：COHb 値の高低にかかわらず．

一過性 or 遷延性の意識消失，異常な神経学的症候，心機能障害，重度のアシドーシス．

3 遅発性脳症ハイリスクグループ：60 歳以上，24 時間以上の曝露(含む間歇曝露)，COHb 25 % 以上．

4 重症例では，2.8 ATA・90 分の HBO(図 3)を 1 日 2 ～ 3 回，もしくは米海軍治療表 6 を行い，翌日からは 2.8 ATA・90 分の HBO を 1 日 1 回継続し，少なくとも 3 日間は行う．

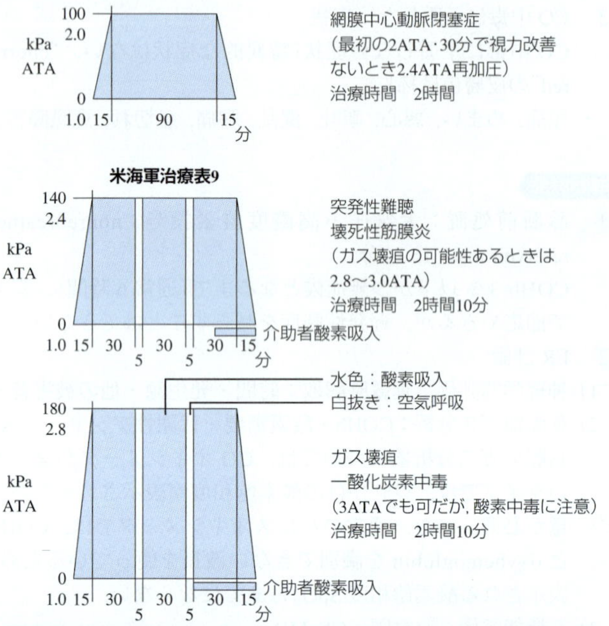

図3 高気圧酸素治療表

治療後の経過観察

1 脳MRI，高次脳機能検査(MMSE)：HBO治療直後，2週間後，6週間後．

2 曝露後1〜2週間を過ぎたあたりから数か月後に，記憶障害，失認や失行などの精神・神経障害〔遅発性脳症(間歇型CO中毒)〕に注意する．

C 突発性難聴

ポイント

コルチ器は代謝レベルが高く，多くの酸素を必要とするにもかかわらず供給される血管が少ない．コルチ器に直接供給される血液は基本的には必要最小限となっており，蝸牛内を流れるリンパ液(外リンパと内リンパ)へ酸素が拡散することにより音を感じる細胞の酸素化がなされている．急性感音性難聴（突発性難聴）では外リンパの酸素分圧が著明に低下しているため，コルチ器の細胞が修復不可能な状態となる前に酸素を供給する必要がある．

ERでの対応

1 外リンパ漏は，HBOにより増悪するため治療前に鑑別する．

2 2.4 ATA・90分のHBO〔米海軍治療表9（図3）〕を1日1回，5日間実施し，オージオ評価して改善傾向が認められなくなるまで，5回毎のHBO治療を継続する．

3 改善効果の限界となる発症から1カ月を目処に治療終了を検討する．

D 網膜中心動脈閉塞症

ポイント

網膜組織は最も酸素消費が高いため，90分以上の虚血状態に耐えられない．網膜中心動脈閉塞症では短時間で不可逆的な障害をきたしやすく失明に至るため，発症後可及的速やかに高気圧酸素治療が必要であり，動脈閉塞の原因と程度によるが，発症から24時間を越すとほとんど回復は望めない．大気圧下の高濃度酸素吸入で反応がない場合にはただちに高気圧酸素治療を行い，治療に反応した場合，最初の72時間以内に起きるとされる閉塞した動脈の再開通まで，補助的に酸素を投与する．

ERでの対応

1 大気圧下高濃度酸素投与：nonrebreather reservoir mask 15 L/分 15分．

2 1 で反応あれば，15分酸素呼吸→45分空気呼吸後視力チェックを繰り返し，蛍光眼底造影検査にて開通が確認され，2時間の空気呼吸で視力が安定するまで継続し，この間欠的酸素投与療法は最大96時間までとする．

3 最初の15分間の酸素投与に反応しない場合，救急HBOの適応．

4 2.0 ATAに加圧しHBO開始．

5 眼圧降下剤，網膜血管拡張剤投与も可であるが，加圧優先．最初の30分以内に視力が改善した場合は2.0 ATAを維持して90分間でHBOを終了.

6 2.0 ATA・30分で改善しない場合，2.4 ATAに再加圧〔米海軍治療表9(図3)〕.

7 2.4 ATA・30分で改善しない場合，2.8 ATAに再加圧し，最初の20分で改善しない場合，米海軍治療表6(図2)を考慮する．米海軍治療表6で改善がみられない場合，HBOを継続せず大気圧下高濃度酸素投与にするか，2.8 ATA・90分のHBOを1日に2回行うか検討する.

8 HBO治療にて視力回復があった場合，HBO治療終了後は頻回の視力モニタリングと大気圧下の間欠的高濃度酸素投与.

E 軟部組織感染症

ERでの対応

1 Clostridiumガス壊疽：α，θ toxin産生を止めるためできるだけ早くHBO 3 ATA・90分，初日は1日3回，2～5日は1日2回．toxin産生と菌生育が止まるまで.

1) α toxinの産生抑制は組織 PO_2 > 250 mmHgで得られるためHBOは必須である.

2) HBO，手術，抗菌薬の三者は治療の基本であるが，壊死組織のデブリードマンは，HBOの合間に行い，壊死組織と生存組織の境目が明瞭になってから実施する.

2 壊死性筋膜炎：HBO 2.4 ATA・90分，最初の数日間は1日2回．デブリードマンされた部位の新たな壊死の進展がなくなり，感染がコントロールされるまで継続する．Clostridiumガス壊疽が疑われる場合には，治療圧2.8～3.0 ATAにして，初日は3回行う.

1) HBOは標準的外科処置の補助的治療であり，取って代わるものではない．期待効果として，①局所の低酸素による多形核白血球貪食能低下の改善，②白血球接着分子(integrin)の抑制，③抗菌薬の菌細胞膜通過を増強，がある.

2) グループA，C，G β溶血性連鎖球菌が50～90％に検出されるが，半数以上に一つか二つ以上の混合感染があり，相乗作用により劇症化するといわれ，Fournier(フルニエ)壊疽ではEnterobacteriaceae，グループD連鎖球菌，Bacteroides fragilisのような嫌気性菌など複数の混合感染がおきやすい.

参考文献

1) Hempleman HV：History of decompression procedures. In：Bennett PB, et al (eds), Physiology and Medicine of Diving, 4th ed. W.B. Saunders, 1993：361-375

2) 亀田京橋クリニック．（http://www.kameda-kyobashi.com/common_system/file/decompression.pdf）

3) U.S. Navy Diving Manual. Revision 6, Naval Sea Systems Command Publication NAVSEA 0910-LP-106-0957. April 2008

4) Weaver LK；Undersea and HyperbaricMedical Society (UHMS)：Hyperbaric Oxygen Therapy Indications 13th Edition. Best publishing company, 2014

（鈴木信哉）

2 災害医療

ポイント

①異常な自然現象や人為的な原因により社会的に物的，人的被害が発生する中で，被害の大きさが対応能力を超えた時をいう．
②対応：不均等の是正．助けが必要なところに余裕があるところから支援する．

種類

1 自然災害：地震，台風，津波，洪水，干ばつ．
2 人為災害：列車事故，航空機事故，船舶事故，大火災，爆発，化学，放射線テロ，戦争難民．
3 複合災害：土砂崩れ，異常気象．
4 特殊災害：核，生物，化学災害．

分類

1 短期型(地震，台風）／長期型(洪水，干ばつ)．
・短期型：外科的疾患．
・長期型：内科的疾患．
2 局地災害(事故）／広域災害(地震，洪水)．
・局地災害：周辺環境は正常．
・広域災害：面として破壊．

CSCATTT

1 管理運営．
C：COMMAND&CONTROL, COOPERATION(指揮と連携)
S：SAFETY(安全)
C：COMMUNICATION(情報伝達)
A：ASSESSMENT(評価)
2 医療支援．
T：TRIAGE(トリアージ)
T：TREATMENT(治療)
T：TRANSPORT(搬送)

地域災害における病院対応

1 管理運営．
1) C：COMMAND&CONTROL
・院内に災害対策本部を設置し災害宣言をする(図1)．

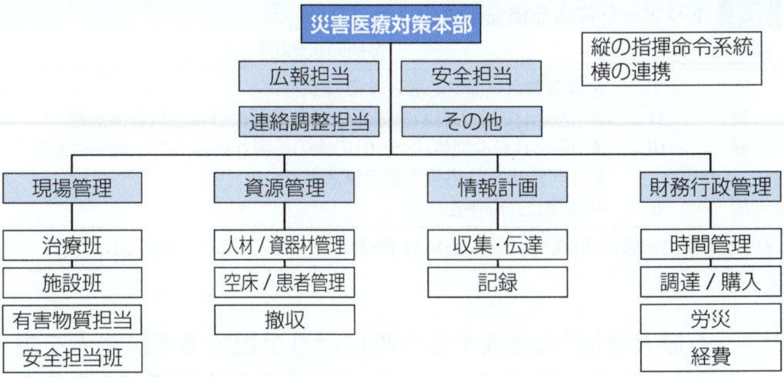

図 1　病院内災害における組織図（例）

（JADMS 委員会：日本集団災害医学会セミナー 災害医療概論．17）

2）S：SAFETY
・院内安全情報を収集し安全を確保する．

3）C：COMMUNICATION
・災害医療情報システムと地域災害対策本部に連絡を取り情報収集を行う．
・院内に情報発信．

4）A：ASSESSMENT
・地域災害状況評価．
・院内損害状況評価．

2　医療．

1）T：TRIAGE
・地域から来る患者のためのトリアージポストを設置する．
・受付で患者登録を行う．
・トリアージ施行．

2）T：TREATMENT
・トリアージされた治療優先順位に沿って応急処置．
・治療．

3）T：TRANSPORT
・搬送トリアージに沿って搬送が必要な患者を被災地外に搬送する．

3　地域災害での地域組織．

トリアージ

1　トリアージ（表 1）．

トリアージは多くの患者がいるときに，“最大多数に対す

表1 トリアージによる優先順位のカテゴリー

識別色	区分	傷病の状態の目安
赤	I	迅速な救命処置を必要とする傷病者
黄	II	赤(区分 I)の後の外科的処置や救急処置が許容される傷病者
緑	III	赤(区分 I)および黄(区分 II)の後の処置が許容され，軽微な処置で対応可能または処置不要の傷病者
黒	0	呼吸停止，心停止

(日本集団災害医学会(監)，ほか：DMAT 標準テキスト．へるす出版，2011：42)

る最大幸福”を達成するために行う手段である．患者を選別しグループ化することにより，効率よく診療ができ最大多数の患者の命を救うことができる．

トリアージは基本的に次の優先順位区分を付け，トリアージタッグを傷病者に装着する．

- I／赤／迅速な救命処置を必要とする傷病者．
- II／黄／赤の後の外科的処置や救急処置が許容される傷病者．
- III／緑／赤および黄の後の処置が許容され，軽微な処置で対応可能または処置不要な傷病者．
- 0／黒／呼吸停止，心停止．

トリアージの方法

トリアージを効率よく行うために，2段階のトリアージを行う．一次トリアージで短時間にふるい分けを行い，二次トリアージでより詳細なトリアージを行う．

1 一次トリアージ．

一次トリアージは START 法(simple triage and rapid treatment)で行う(図2)．

一次トリアージは多数傷病者を短時間にふるい分けしなければならないときに使う．

生理学的な指標で4つの群に分ける．目的はできるだけ早く赤を見つけ出すことである．

1) ステップ1：歩行可能者の排除．

〈赤〉を見つけるために一番動きやすい歩ける人を1か所に集め，〈緑〉のトリアージタッグをつける．一般災害において最も多い，歩行でき緊急の処置が必要でない軽症者を排除することでより重傷者を見つけやすくする．

2) ステップ2：呼吸の有無．

呼吸の有無を確認する．次に生命維持に最も重要な指標で

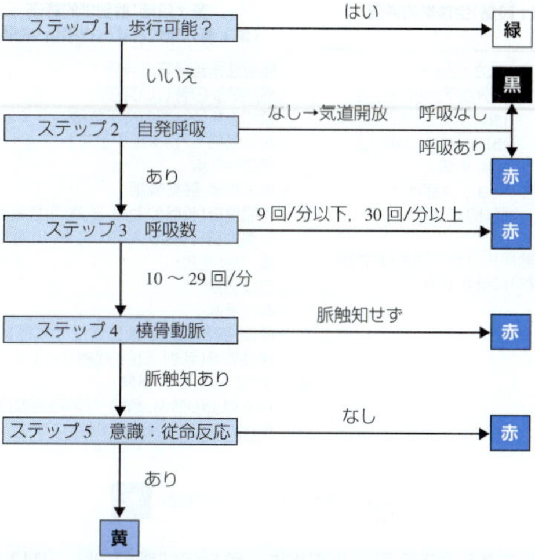

図2 START法

（二宮宣文，ほか(編)：トリアージ―日常からトリアージを考える．荘道社，2014：58）

ある呼吸の有無をチェックする．BLSのように10秒間観察する必要はなく，呼吸を感じない，胸郭運動がみられない場合は呼吸停止と判断し，ただちに用手的気道確保を行う．用手的気道確保にて呼吸が再開しなければトリアージ〈黒〉とする．気道確保にて呼吸が再開すればトリアージ〈赤〉とする．

3）ステップ3：呼吸回数．

呼吸がある患者は，呼吸回数を数える．1分間に9回以下，30回以上は呼吸異常としてトリアージ〈赤〉とする．呼吸回数10回以上29回以下は呼吸正常と判断し，次のステップである循環評価に進む．呼吸の数え方は10秒数え6倍すれば1分間の呼吸数になる．

4）ステップ4：循環の評価．

循環の評価は橈骨動脈の触知で行う．橈骨動脈触知できなければ循環動態異常と判断しトリアージ〈赤〉とする．橈骨動脈可能であれば，次の意識レベルの評価に進む．

5）ステップ5：意識レベルの評価．

意識レベルは従命で判断する．従命に従わなかったらトリアージ〈赤〉とする．従命に従うことができれば，呼吸，循

第1段階：生理学的評価

・意識	JCS2 桁以上
・呼吸	9/分以下, 30/分以上
・脈拍	120/分以上, 50/分未満
・血圧	sBP90 未満, 200 以上
・SpO_2	90% 未満
・その他	ショック症状 低体温(35℃以下)

注)心肺停止であれば黒(救命困難群)に分類する.

第2段階：解剖学的評価（第1優先順位とすべき損傷・病態例）

- 開放性頭蓋骨陥没骨折
- 外頸静脈の著しい怒張
- 頸部または胸部の皮下気腫
- 胸郭動揺, フレイルチェスト
- 開放性気胸
- 腹部膨隆, 腹壁緊張
- 骨盤骨折(骨盤の動揺, 圧痛, 下肢長差)
- 両側大腿骨骨折(大腿の変形, 出血, 腫脹, 圧痛, 下肢長差)
- 四肢切断
- 四肢麻痺
- 頭部, 胸部, 腹部, 頸部または鼠径部への穿通性外傷(刺創, 銃創, 杙創など)
- デグロービング損傷
- 15% 以上の熱傷, 顔面・気道熱傷の合併など

JPTEC™ の全身観察の項目に準拠

いずれかに該当すれば, 緊急治療群 赤

図3 二次トリアージ：生理学的・解剖学的評価法②（PAT）
(二宮宣文, ほか(編)：トリアージ─日常からトリアージを考える. 荘道社, 2014：63)

環, 意識レベルに問題なしと判断しトリアージ〈黄〉とする.

2 二次トリアージ(図3).

二次トリアージは, 生理学的評価と解剖学的評価(physiological and anatomical triage：PAT 法)を行う. 主に医師が病院前や現場救護所で, 受傷機転や災害弱者を考慮に入れて行う. 当然一次トリアージより丁寧に診察を行い判断する.

1) 第1段階：生理学的評価.

血圧計, 酸素飽和度モニターなどを使用して行うことが望ましい. 次に解剖学的評価も必ず行う.

2) 第2段階：解剖学的評価.

トリアージのための評価であり, 気道確保と出血の圧迫止血以外の処置は行わない. 全身観察の基本は視診, 聴診, 触診, 打診である.

・頭：外表を視診して変形や打撲痕などの外傷がないかを確認し, 出血の有無を確認する. このときに耳出血, 鼻出血, 口腔内出血を見逃さない. 上顎, 下顎の外傷の有無を確認する. 開放性頭蓋骨陥没骨折は優先順位をつける.

・頸部：視診にて気管の偏移, 血腫, 頸静脈の怒張を確認するとともに後頸部の痛みをチェックする. 後頸部の痛みは

頸損を疑い頸椎カラーを装着する．頸静脈の怒張は緊張性気胸，心タンポナーデを疑い．ドレナージを考慮する．

・胸部視診で左右の胸郭の動きと左右差，努力性呼吸，表面の外傷を確認する．聴診は腋下で左右の呼吸音と深さを確認する．触診では，左右の胸郭を触り肋骨骨折の有無と皮下気腫の圧雪感の有無を確認する．ここでは重症度の高い，緊張性気胸，開放性気胸，フレイルチェスト，大量血胸の有無を確認する．

・腹部：視診で外表面の打撲痕，膨隆があるか確認する．触診で圧痛と部位，筋性防御を確認する．腹腔内出血などを伴う内臓損傷では腹部膨隆，圧痛，筋性防御，腹壁緊張を伴うことが多い．

・骨盤：視診で外表の打撲痕や腫脹を確認する．下肢長に差があれば骨盤骨折や大腿骨頸部骨折を疑う．触診は出血を助長させることがあるので1回だけ行う．腸骨稜内側圧迫，恥骨結合圧迫での圧痛の有無を用手的診断で行う．

・大腿部，四肢：視診で大腿部の変形，腫脹なども確認する．触診は片方ずつ行い，骨折音がしないかを確認する．高齢者は転倒で股関節頸部骨折を起こしやすいので十分留意する．下肢，上肢も変形腫脹がないか確認する．触診は感覚障害の有無を確認し，また手の離握手，足の足背などが従命に従えるかどうかを確認する．両側大腿骨骨折は〈赤〉である．四肢の麻痺の確認は必ず行う．

・神経学的チェック：最後に行う．意識レベル，瞳孔径，瞳孔対抗反射，麻痺の有無を確認する．

3）第3段階　受傷機転確認（表2）．

受傷機転を確認する．体幹部の挟圧，1肢以上の挟圧（4時間以上），爆発，高所墜落，異常温度環境，有毒ガス発生，汚染（NBC）の項目があれば〈黄〉以上の区分として十分注意する必要がある．

4）第4段階　災害時要援護者（表3）．

災害時用援護者は以下である．これらに該当する傷病者は黄色に区分した方がよい．

① Children（幼小児），② Handicapped person（障害者），③ Elderly people（高齢者），④ Chronically ill（慢性基礎疾患のある傷病者），⑤ Tourist（旅行者・外国人），⑥ Pregnant（妊婦）

表2 二次トリアージ：生理学的・解剖学的評価法③（PAT）

第3段階：受傷機転による対応

	傷病状態および病態
受傷機転	・体幹部の挟圧 ・1肢以上の挟圧(4時間以上) ・爆発 ・高所墜落 ・異常温度環境 ・有毒ガス発生 ・汚染(NBC)

＊特に第3段階の受傷機転で重症の可能性があれば，一見軽症のようであっても準緊急治療群(II)以上の分類を考慮する．

(二宮宣文，ほか(編)：トリアージ―日常からトリアージを考える．荘道社，2014：66)

表3 災害時要援護者の扱い

災害時要援護者に注意し，

Children	：幼小児
Handicapped person	：障害をもった人
Elderly people	：高齢者
Chronically ill	：慢性基礎疾患のある傷病者
Tourist	：旅行者(外国人)
Pregnant	：妊婦

を考慮して，必要に応じて分類することがある．

(二宮宣文，ほか(編)：トリアージ―日常からトリアージを考える．荘道社，2014：66)

参考文献

・二宮宣文，ほか(編)：トリアージ―日常からトリアージを考える．荘道社，2014
・日本集団災害医学会セミナー（JADMS)テキスト．

(二宮宣文)

XI

付録

1 皮膚のデルマトーム

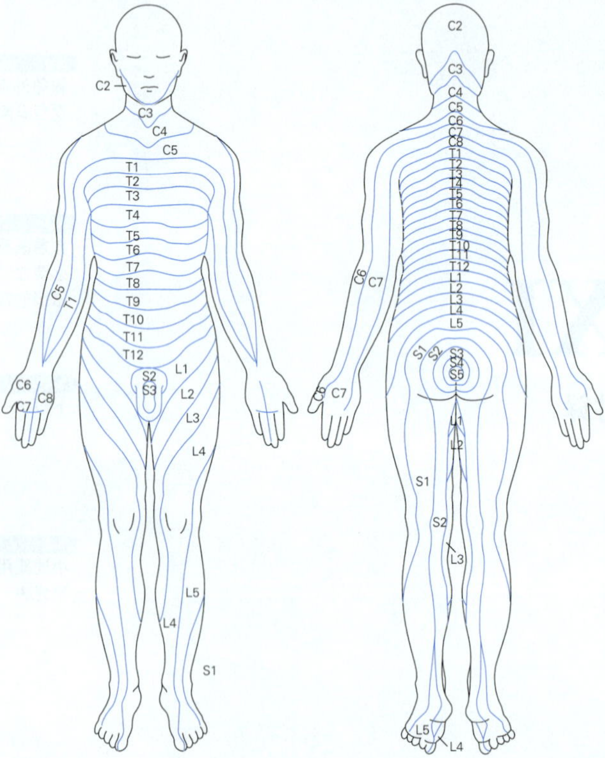

（今本俊郎）

2 救急外来でのグラム染色

A 抗菌薬の選択

グラム染色を用いて，エンピリカルに抗菌薬を選択することが目標となる(表1).

B 染色方法

染色液はネオB&Mワコー®を使用．他のグラム染色セットを利用するときは添付の解説書を利用する．

1 検体をスライドグラスに塗布し乾燥させる(ドライヤーの冷風も使用可能).
2 スライドグラスをエタノールに60秒間つける(固定).
3 クリスタルバイオレット液(青)をかけて30秒待つ.
4 スライドグラス裏面から水洗し，スライドグラスに2%ルゴール液(黒)をかけて30秒待つ.
5 スライドグラス裏面から水洗し，アセトン・エタノール混合液(透明)をかけてスライドグラスを軽く振動させて脱色する(クリスタルバイオレットが浮き上がってこなくなるまで).
6 スライドグラス裏面から水洗し，サフラニンレッド(赤)をかけて30秒待つ.
7 水洗後，余分な水分をペーパータオルでこすらずに拭き取る.

表1 グラム染色から選択される抗菌薬

グラム染色		抗菌薬(商品名)	
GPC	cluster	セファメジン	MRSAを疑えばバンコマイシン
	chain	ペニシリンG，ビクシリン	ペニシリン耐性ならバンコマイシン
	GPDC	ペニシリンG	PRSPを疑えばバンコマイシン
GNR	腸内細菌群(太め)	ロセフィン	ESBL疑えばメロペン
	緑膿菌(細め)	モダシン，マキシピーム，ゾシン	
	Haemophilus(小さい球菌様桿菌)	ロセフィン	
Polymicrobial	嫌気性菌の混合感染(検体が臭い)	ユナシン-S	緑膿菌を疑えばマキシピーム ESBL疑えばメロペン
菌がみえない	ウイルス，マイコプラズマなど	ジスロマック	ウイルスでは抗菌薬は効かない

ESBL：基質特異性拡張型βラクタマーゼ，GNR：グラム陰性桿菌，GPC：グラム陽性球菌，GPDC：グラム陽性双球菌，MRSA：メチシリン耐性黄色ブドウ球菌，PRSP：ペニシリン耐性肺炎球菌

表 2 Geckler 分類

	白血球(好中球)	扁平上皮細胞
1	< 10	> 25
2	10 ～ 25	> 25
3	> 25	> 25
4	> 25	10 ～ 25
5	> 25	< 10
6	< 25	< 25

8 乾燥(ドライヤーの温風を使用してもよい).

※ 薬液は「クルアサ」の順番で，クリスタルバイオレット→ルゴール→アセトン・エタノール→サフラニンレッド.

C 鏡検

1 喀痰：Geckler(ゲックラー) 分類(表 2)を用いて，弱拡大で喀痰の質をみる．4 または 5 であれば評価できる.

2 尿：細菌や白血球はあるか.

3 関節液：細菌があるか．非感染性の関節炎(結晶性関節炎，変形性関節症など)でも時に白血球はみえる．また，グラム染色でも尿酸やピロリン酸カルシウム(CPPD)結晶がみえることがある.

4 無菌検体では細菌がみえなくても感染症を否定しない．後に培養陽性となることもある.

グラム染色を救急外来初療室に

当院はいたる場所にグラム染色をする場があります．当院の文化とも言えるでしょう．私自身，初期研修医時代にグラム染色を日常診療の一環として教わり，グラム染色に救われてきました.
便中にいるgull-wing型GNRを見つけてガッツポーズをしたり，髄液のグラム染色でGPDCを見て驚愕したり，不明熱の患者の尿中のGPCより感染性心内膜炎を見つけることができたり，並べていけばキリがありません．グラム染色をするのにかかる時間は5分程度です．しかし，5分かけて私たちに与えてくれる情報量は非常に多いのです.
グラム染色を救急外来の傍らに置きたくなってきませんか？あなたの救急診療を一つレベルアップさせてくれること間違いありません.

(今本俊郎)

3 救急医療に必要な法律的知識

A 届出・通報・報告の義務

一般医師の届出義務は30近くあるが，ここでは救急に従事する医師が関わるものについて何点か紹介する(表1).

表1 医師の届出義務等（抜粋）

届出義務	届出先	届出期限	根拠となる法規
異状死体	所轄警察署	24時間以内	医師法
食中毒患者	保健所長	ただちに	食品衛生法
麻薬中毒者	知事	速やかに	麻薬および向精神薬取締法
結核患者	保健所長	ただちに	感染症法
一～五類感染症患者，新感染症	保健所長→知事	一～四類感染症，新感染症：診断後ただちに 五類感染症：診断後7日以内	感染症法
被虐待児症候群	福祉事務所もしくは児童福祉相談所	速やかに	児童虐待防止法
高齢者虐待	市町村	速やかに	高齢者虐待防止法
医療法上の医療事故	医療事故調査・支援センター	遅滞なく	医療法

※医師法21条は，「医師は，死体又は妊娠四月以上の死産児を検案して異状があると認めたときは，二十四時間以内に所轄警察署に届け出なければならない」と定める.
同条の「検案」とは，医師が「死因等を判定するために死体の外表を検査すること」をいい，自己の診療していた患者であるか否かを問わない(最高裁判決平成16(2004)年4月13日刑集58巻4号247頁)．また，「異状」とは，「法医学的にみて，普通と異なる状態で死亡していると認められる状態であることを意味すると解される」，「診療中の患者が，診療を受けている当該疾病によって死亡したような場合は，そもそも同条にいう異状の要件を欠く」とされる(福島地裁判決平成20(2008)年8月20日医療判例解説16号20頁).
少なくとも，死亡患者等について死体の外表異状の有無をみる必要があり，その有無を診療録等に記載する必要がある．なお，日本法医学会の異状死ガイドラインでは，異状死体を「確実に診断された内因性疾患で死亡したことが明らかである死体以外の全ての死体」と定義している．「平成27年度版死亡診断書(死胎検案書)記入マニュアル」では，従前版と異なり，『「法医学的異状」については，日本法医学会が定めている「異状死ガイドライン」等も参考にしてください.』との記載は削除された.

※配偶者からの暴力によって負傷し，または疾病にかかったと認められる者を発見したときは，その者の意思を尊重し，その旨を配偶者暴力相談支援センターまたは警察官に通報することができる(義務ではない).

※麻薬に指定されているもの：モルヒネ，ヘロイン，コカイン，LSD，MDMA，THC(テトラヒドロカンナビノール)

※覚せい剤中毒患者の場合は，覚せい剤取締法上は通報義務，届出義務はない.

※届出等の義務と医師の守秘義務との関係
医師は，正当な理由なく職務上取り扱ったことについて知り得た人の秘密を漏らしたときは，6カ月以下の懲役または10万円以下の罰金に処せられる(刑法134条1項)．ただし法令上，届出等が命ぜられ，あるいは許されている場合は，届出等は「正当な理由」があるとして守秘義務には反しない．覚せい剤中毒患者の場合も，法律上通報等する義務はないが，通報したとしても正当行為として守秘義務には反しないといえる(最決平成17・7・19).

※届出義務と個人情報保護法との関係
法令上，届出等が命ぜられ，あるいは許されている場合は，「法令に基づく場合」として本人の同意なく警察に届出等をしても個人情報保護法違反にはあたらない(同法16条3項1号，23条1項1号)．法令の定めがない場合における警察通報等について緊急的な行為として許容されるかは事例による.

※医療事故調査制度
医療法上の「医療事故」は，「提供した医療に起因し，又は起因すると疑われる死亡又は死産であって，当該管理者が当該死亡又は死産を予期しなかったものとして厚生労働省令で定めるもの」をいう.

B 死亡診断書と死体検案書

救急医療現場では，死亡診断書を書くべきか死体検案書を書くべきか，また異状死体かどうかを判断するのが難しいことがある．図1のアルゴリズムで判断する．

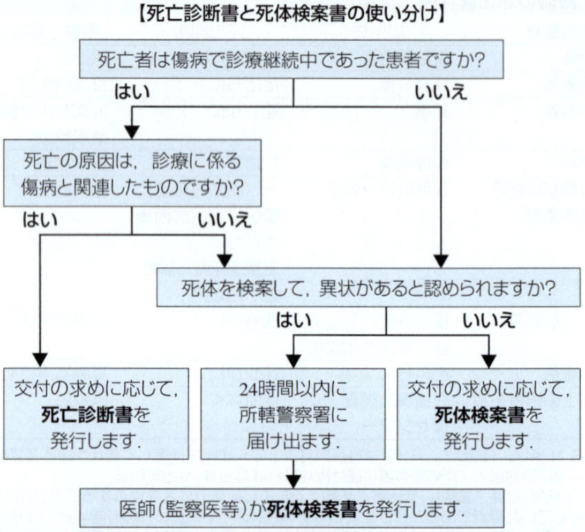

図1 死亡診断書と死体検案書のアルゴリズム
（厚生労働省：平成27年度版死亡診断書（死体検案書）記入マニュアルより）

C 患者に関する情報や資料の警察への提供

1 情報や試料の提出：救急では犯罪や交通事故患者を診察した場合，警察から捜査目的で傷病者からの血液や尿そして衣類等の任意提出を求められることがある．しかし，患者の承諾がないまたはできない場合(患者の意思を代弁できる家族などがいない場合等)，捜査機関が法的手続きを踏まない限り，医師は患者の情報や試料を警察に安易に提出すべきではない．

2 採血・採尿：医師は，捜査機関から，捜査の必要性を根拠に，患者の採血・採尿資料の提出が求められても，患者が承諾しなければ，強制的に採血・採尿(および提出)してはならず，裁判所の令状に基づいて実施すべきである．
もっとも，医療上の必要がある場合は，患者の承諾がなく採血・採尿することも許容されるのは当然である．提出については前述の通りである．

3 死体検案時の採血・採尿：家族の承諾の下，脳出血を調べるための後頭窩穿刺や腰椎穿刺を行う．血中アルコール濃度や COHb 濃度を採取する際も，検査目的を家族に説明し承諾を得てから行う．

D 解剖についての知識

解剖には以下の 3 種類がある．

1 系統解剖：目的は解剖実習で，本人の意思と遺族の承諾が必要．正常解剖ともいう．

2 病理解剖：対象は明らかな病死体で，遺族の承諾が必要．目的は死因の確定，病巣部位の確認など．

3 法医解剖："異状な死体"に対して行われる．法医解剖には司法解剖(刑訴法に基づく解剖で犯罪による死亡の疑いのある死体に対して行われる．年約 9,500 件実施)，行政解剖(死体解剖保存法 8 条に基づき犯罪に関係のない死体につき行われ，監察医解剖ともいう．年約 7,600 件実施)，承諾解剖(同法 7 条に基づき行う解剖．年約 1,800 件実施)，新法解剖(死因・身元調査法に基づく解剖．年約 1,400 件実施)の 4 種類がある．

E 宗教上の理由による輸血拒否の対応

患者が宗教上の理由により輸血を拒否する意思を有している場合の対応は，病院全体で方針を定めることが重要である．最高裁は，輸血しないとの説明下における術中輸血した事案において，患者が自己の宗教上の信念を理由に「輸血を伴う医療行為を拒否するとの明確な意思を有している場合，このような意思決定をする権利は，人格権の一内容として尊重され(る)」(最判平成 12・2・29)と判断している．本件は輸血したことに対する損害賠償を認容したのではなく，事前説明と異なって本人に秘して輸血したことが「輸血を伴う可能性のあった手術を受けるか否かについて意思決定をする権利を奪った」とされた．なお，未成年者に対する輸血も予め院内規程を設けておくとよい．

参考文献

・厚生労働省：平成 27 年度版死亡診断書(死体検案書)記入マニュアル．(http://www.mhlw.go.jp/toukei/manual/dl/manual_h27.pdf)

(水沼直樹)

4 トリアージ

トリアージ(triage)は，二つの目的で使用されている．一つは災害時，多数の人に最善の医療行為を行うために治療の優先順位をつけることである．もう一つは，救急外来を訪れる患者に対し，緊急治療のニーズを決定するために初期評価を行い，緊急度・重症度によって順位づけをすることである．

救急外来に来院した患者に対して行う院内トリアージについて詳しく述べる．日常的な救急医療では，おもに救急外来で看護師による院内トリアージが行われている．一般的にトリアージナースとよばれており，救急外来を受診し順番待ちをしている患者のなかから，もっとも緊急性の高い患者に治療の優先順位を与え，適切な時間内に適切な診療エリアに移動させることを目的としている．

当院でのトリアージ判定は，カナダで10年以上運用され，すでに北米などで導入が進んでいるCTAS(Canadian Triage and Acuity Scale)を元に，日本の実情を考慮して構築された，CTAS2008日本語版/JTAS(Japan Triage and Acuity Scale)プロトタイプを参考に行っている．トリアージ判定は，I 蘇生，II 緊急，III 準緊急，IV 低緊急，V 非緊急の5段階に分類されている(表1)．

トリアージプロセス(図1)としては，①患者到着時視覚による迅速な重症感の評価，②感染性疾患のスクリーニングなど感染管理の実施，③問診で来院時主訴や既往歴などを確認する，④バイタルサインによる生理学的評価を行う，⑤症状に基づき焦点を絞った解剖学的評価を行う，⑥JTASを参考にしながらトリアージ判定をする，⑦診療場所および待機場所を選定する，⑧一定時間経過後に再評価，が行われる(表1)．

トリアージナースが院内トリアージを行う目的は，患者の重篤化を回避し，健康回復へ早期からの支援を可能とすることである．また，待合室において患者が安全に安心して待っていられ

表1 緊急度レベルと再評価

緊急度レベル	再評価までの時間
レベルI：蘇生レベル	継続
レベルII：緊急	15分
レベルIII：準緊急	30分
レベルIV：低緊急	60分
レベルV：非緊急	120分

(日本救急医学会，ほか(監)：緊急度判定支援システムJTAS2012ガイドブック．へるす出版，2012より改変)

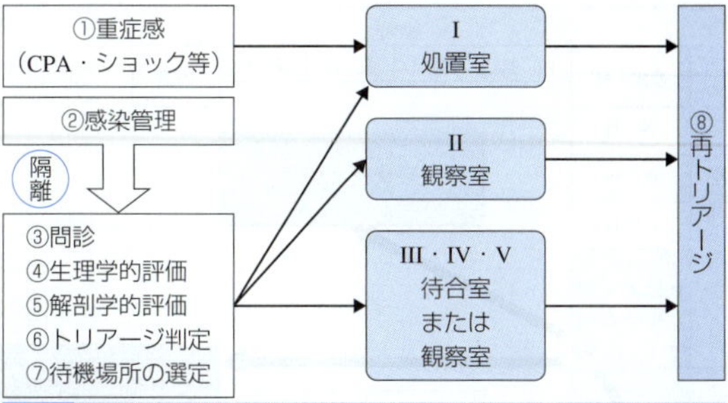

図 1 トリアージプロセス

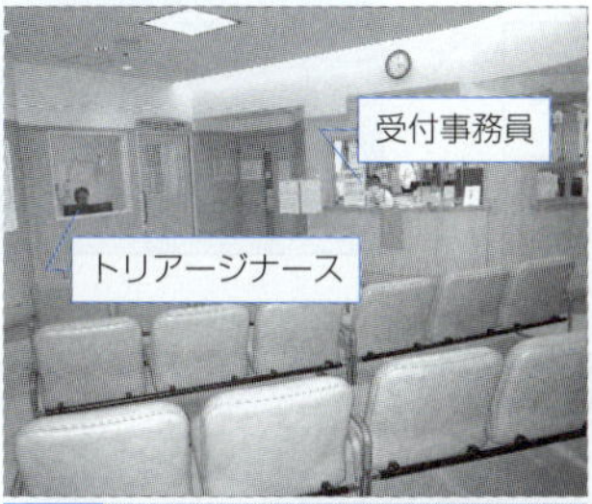

図 2 外来待合室

患者が来院すると，まず受付をする．続いてトリアージナースが患者をトリアージルームに呼び入れる．

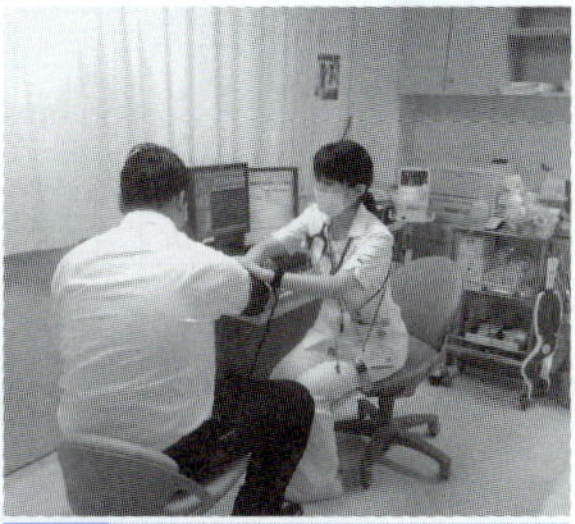

図 3 トリアージルーム

問診，バイタルサインなどを実施し，緊急度・重症度判定を行う．

る環境を提供することである．そのため，当院ではトリアージシステムを活用しトリアージを行っている．当院の院内トリアージの流れは以下の通りである．①来院した患者は受付で問診票を記載する(図 2)，②救急事務によりカルテが作成される，③トリアージルームにてトリアージナースが患者を呼び入れトリアージを行う(図 3)，④トリアージの判定結果で患者は各エリアで診察または待機(図 4)，⑤トリアージナースが電子カルテに記録を残す，⑥待っている患者に対してトリアージルームから患者の表情の観察や不安の軽減に努める(図 5)．

参考文献

・日本救急医学会，ほか(監)：緊急度判定支援システム．へるす出版，2010：4

・奥寺　敬(編著)：救急外来トリアージ実践マニュアル．メディカ出版，2010：8-19

・奥脇和男，ほか：[特集]みんなが知りたかった！ 隣の施設の院内トリアー

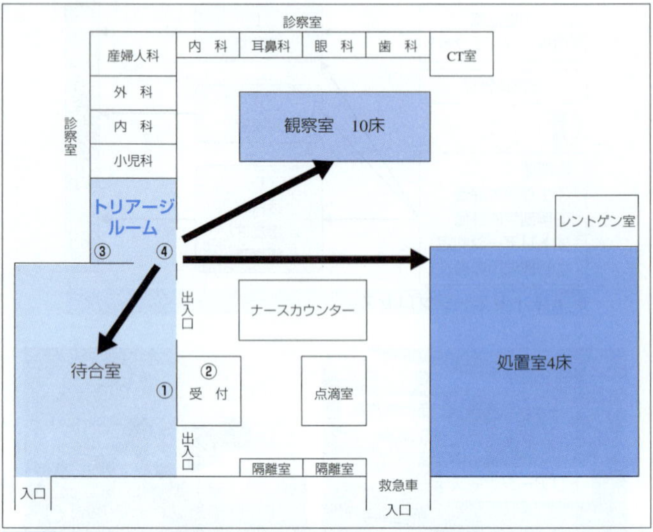

図4 患者の待機場所・診察ブース

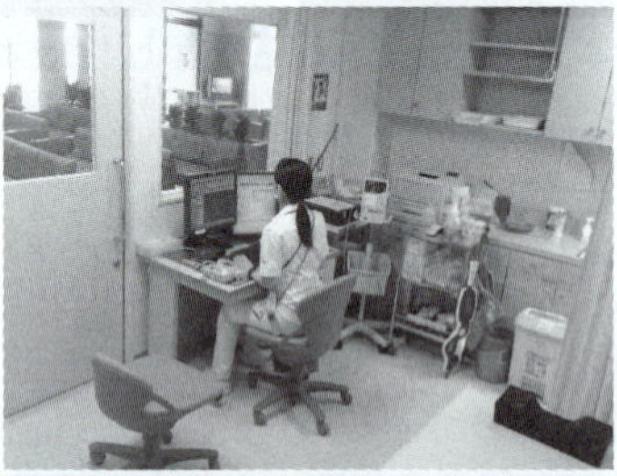

図5 トリアージルームから患者を観察する

ジの成功の秘密．Emergency Care 2014；27：18-22

（奥脇和男）

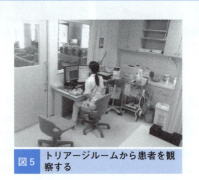

5 小児薬用量早見表

蘇生			
Asystole/PEA	ボスミン®(アドレナリン)	0.01 mg/kg	1 A を 10 mL にして 0.1 mL/kg IV 気管内投与は 0.1 mg/kg
VF/PulselessVT	ボスミン®		Asystole/PEA 参照
	アンカロン®(アミオダロン)	5 mg/kg	3 回まで
	リドカイン静注用	1 mg/kg	DIV：20 ～ 50 μg/kg/秒 気管内投与は 2 ～ 3 mg/kg
頻脈性不整脈 QRS 幅が狭い	トリノシン®S(アデノシン三リン酸)	0.1 mg/kg	最大 6 mg IV 2 回目は 0.2 mg/kg(最大 12 mg)
頻脈性不整脈 QRS 幅が広い	アンカロン®		VF/Pulseless VT 参照
	アミサリン®(プロカインアミド)	15 mg/kg	30 ～ 60 分かけて DIV
徐脈性不整脈	ボスミン®		Asystole/PEA 参照
	アトロピン注	0.02 mg/kg	2 回まで可．最小 0.1 mg/ 最大 0.5 ～ 1.0 mg/回(迷走神経反射・AV ブロックが疑われる場合)IV
その他	カルチコール®(グルコン酸カルシウム)	60 ～ 100 mg/kg	1 mL/kg を，低 Ca 血症を伴う心停止時は緩徐に IV(3 分くらいかけて)
	メイロン®(炭酸水素ナトリウム)	1 mL/kg	蒸留水で 2 倍に希釈→ 2 mL/kg を緩徐に IV
RSI(rapid sequence intubation)			
	アトロピン注		徐脈性不整脈参照
	ドルミカム®(ミダゾラム)	0.1 ～ 0.2 mg/kg	
	マスキュレート®(ベクロニウム)	0.1 mg/kg	
ショック			
血圧は維持されている	カコージン®注(ドパミン)	2 ～ 20 γ(μg/kg/分)	中心静脈カテーテルから DIV
温ショック(末梢冷感なし)	ノルアドレナリン®	0.1 ～ 2 γ(μg/kg/分)	中心静脈カテーテルから DIV
冷ショック(末梢冷感あり)	ボスミン®	0.1 ～ 1 γ(μg/kg/分)	中心静脈カテーテルから DIV
	ドブタミン注	2 ～ 20 γ(μg/kg/分)	中心静脈カテーテルから DIV
カテコラミン不応	ハイドロコートン®(ヒドロコルチゾン)	2 mg/kg	最大 100 mg IV
細菌性髄膜炎疑い	デカドロン®(デキサメタゾン)	0.15 mg/kg	初回抗菌薬投与の 15 分前～同時に IV
	メロペン®(メロペネム)	40 mg/kg/回	血液培養採取後，ER で抗菌薬治療を開始する 髄液採取は初回 IV 後でも可
	ロセフィン®(セフトリアキソン)	60 mg/kg/回	血液培養採取後，ER で抗菌薬治療を開始する 髄液採取は初回 IV 後でも可
敗血症疑い(3 カ月未満の発熱：髄膜炎/敗血症疑)	ロセフィン®		細菌性髄膜炎疑い参照
	ビクシリン®(アンピシリン)	50 mg/kg/回	血液培養採取後，ER で抗菌薬治療を開始する 髄液採取は初回 IV 後でも可
発熱			
	カロナール®，アルピニー®坐剤(アセトアミノフェン)	10 ～ 15 mg/kg	6 ～ 8 時間あけて 3/日まで PO
けいれん			
	ホリゾン®(ジアゼパム)	0.3 ～ 0.5 mg/kg	希釈不可．1 ～ 2 回まで可 IV
	ドルミカム®	0.1 ～ 0.3 mg/kg	点鼻／舌下／注腸投与／ IV ／骨髄可 難治性の場合は 0.1 ～ 0.3 mg/kg/時持続投与も
	ホストイン®(フォスフェニトイン)	22.5 mg/kg	10 ～ 30 分かけて DIV 胃腸炎関連けいれんにも有効
	ラボナール®(チオペンタール)	3 ～ 5 mg/kg	難治性の場合は 3 ～ 5 mg/kg/時で DIV も

けいれん			
胃腸炎関連けいれんで考慮	テグレトール®（カルバマゼピン）	5 mg/kg	PO／胃管から投与
クループ			
	ボスミン®吸入	0.2 mL を吸入	生理食塩水 2 mL で希釈して吸入する 20～30 分で反復可
	デカドロン®	0.15～0.6 mg/kg	IV／IM 用量は体重と重症度で増減する
喉頭蓋炎			
	ロセフィン®		細菌性髄膜炎疑い参照
気管支喘息			
	ベネトリン®吸入（サルブタモール）	0.2～0.4 mL/回	生理食塩水 2 mL で希釈して吸入する 20～30 分で反復可
	ソル・メドロール®（メチルプレドニゾロン）	1～1.5 mg/kg	
	プレドニン®（プレドニゾロン）	1～1.5 mg/kg/日　分 3	帰宅させるときに処方可 苦味があり，内服困難なこともある
	デカドロン®	1 mL/kg/日　分 2	帰宅させるときに処方可 冷やしたほうが飲みやすくなる
上記治療に反応しない大発作	アスプール®液，プロタノール®（イソプレナリン）	5～10 mL/回	5～10 mL を生理食塩水 500 mL に混入して 8 時間かけて吸入．酸素・モニター必須　プロタノール® 1 A/kg 代用可（最大 40～50 A）
アナフィラキシー			
	ボスミン®	0.005～0.01 mg/kg	IM／緊急でなければ SC 症状に応じて 5～15 分後に反復可
	ソル・メドロール®		気管支喘息参照
	ガスター®（ファモチジン）	0.5～1 mg/kg	
	クロール・トリメトン®（クロルフェニラミン）	0.35 mg/kg	多くは 2～5 mg で体重はそれほど考慮しない
糖尿病性ケトアシドーシス			
	ヒューマリン®R（ヒトインスリン即効型）	0.1 単位 /kg/時から開始	DIV 乳幼児では 0.025～0.05 単位 /kg/時から
鎮静			
	ドルミカム®		けいれん参照
	ラボナール®	2～3 mg/kg	最大 5～10 mg/kg IV
鎮痛			
	ペンタジン®（ペンタゾシン）	0.3～0.5 mg/kg	IV／IM
	フェンタニル注射液	2～4 μg/kg	1～4 μg/kg/時 DIV 可
低血糖			
	20 % ブドウ糖	2.5 mL/kg	IV
小児の輸液			
初期輸液	生理食塩水	10～20 mL/kg/時	ショック時は 20 mL/kg ずつ急速 IV 3 回まで 心原性ショックが疑われるときは 5～10 mL/kg を DIV
維持輸液	ヴィーン®D（酢酸リンゲル液）あるいはソルデム®3（3 号液）	投与量：4×体重＋2×（体重－10）＋1×（体重－20）mL/kg/時 医原製低 Na 血症がおこり得るため，糖加細胞外液補充液を用いることもある	

（市河茂樹）

和文索引

あ

い

う・え・お

か

き

す

せ

そ

た

ち

つ・て

と

な・に

E

F

G

H

I・J

K・L

M

N・O

P

Q・R

S

T

U・V

W・X・Y・Z

その他

亀田総合病院
KAMEDA-ER マニュアル
改訂第3版

ISBN978-4-7878-2203-1

2016年 4月20日 改訂第3版 第1刷発行
2017年 8月21日 改訂第3版 第2刷発行

2008年 2月29日 初版 第1刷発行
2010年 9月30日 第3刷発行

2011年11月30日 改訂第2版第1刷発行
2013年 7月19日 第3刷発行

監修者 葛西 猛
編集者 不動寺 純明
発行者 藤実 彰一
発行所 株式会社 診断と治療社
〒100-0014 東京都千代田区永田町 2-14-2 山王グランドビル 4 階
TEL 03-3580-2770（営業） 03-3580-2750（編集）
FAX 03-3580-2776
E-mail：eigyobu@shindan.co.jp（営業）
hen@shindan.co.jp（編集）
http://www.shindan.co.jp/
装丁 株式会社ジェイアイ
印刷・製本 広研印刷株式会社